国家卫生和计划生育委员会"十二五"规划教材

全国高等医药教材建设研究会"十二五"规划教材

全国高等学校教材

供卫生检验与检疫专业用

卫生检验检疫实验教程：
卫生理化检验分册

主　编　高　蓉

副主编　徐向东　邹晓莉

编　者　(以姓氏笔画为序)

王　丽(包头医学院)

刘国良(吉林大学)

李永新(四川大学)

杨慧仙(南华大学)

肖　琴(中山大学)

吴　磊(武汉科技大学)

邹晓莉(四川大学)

陈漫霞(广东药学院)

周　颖(复旦大学)

赵鸿雁(南京医科大学)

贾　燕(重庆医科大学)

徐向东(河北医科大学)

高　蓉(南京医科大学)

燕小梅(大连医科大学)

秘　书　赵鸿雁(兼)

人民卫生出版社

图书在版编目（CIP）数据

卫生检验检疫实验教程：卫生理化检验分册/高蓉
主编 . —北京：人民卫生出版社，2015
ISBN 978-7-117-20220-6

Ⅰ.①卫⋯　Ⅱ.①高⋯　Ⅲ.①卫生检验-医学院校-
教材 ②卫生检疫-医学院校-教材　Ⅳ.①R115 ②R185

中国版本图书馆 CIP 数据核字（2015）第 017790 号

人卫智网	www. ipmph. com	医学教育、学术、考试、健康，
		购书智慧智能综合服务平台
人卫官网	www. pmph. com	人卫官方资讯发布平台

卫生检验检疫实验教程:卫生理化检验分册

主　　编：高　蓉
出版发行：人民卫生出版社（中继线 010-59780011）
地　　址：北京市朝阳区潘家园南里 19 号
邮　　编：100021
E - mail：pmph @ pmph. com
购书热线：010-59787592　010-59787584　010-65264830
印　　刷：北京盛通数码印刷有限公司
经　　销：新华书店
开　　本：787×1092　1/16　印张：16
字　　数：399 千字
版　　次：2015 年 3 月第 1 版　2025 年 1 月第 1 版第 8 次印刷
标准书号：ISBN 978-7-117-20220-6
定　　价：29.00 元

打击盗版举报电话：010-59787491　E-mail：WQ @ pmph. com
（凡属印装质量问题请与本社市场营销中心联系退换）

全国高等学校卫生检验与检疫专业
第2轮规划教材出版说明

为了进一步促进卫生检验与检疫专业的人才培养和学科建设,以适应我国公共卫生建设和公共卫生人才培养的需要,全国高等医药教材建设研究会于2013年开始启动卫生检验与检疫专业教材的第2版编写工作。

2012年,教育部新专业目录规定卫生检验与检疫专业独立设置,标志着该专业的发展进入了一个崭新阶段。第2版卫生检验与检疫专业教材由国内近20所开办该专业的医药卫生院校的一线专家参加编写。本套教材在以卫生检验与检疫专业(四年制,理学学位)本科生为读者的基础上,立足于本专业的培养目标和需求,把握教材内容的广度与深度,既考虑到知识的传承和衔接,又根据实际情况在上一版的基础上加入最新进展,增加新的科目,体现了"三基、五性、三特定"的教材编写基本原则,符合国家"十二五"规划对于卫生检验与检疫人才的要求,不仅注重理论知识的学习,更注重培养学生的独立思考能力、创新能力和实践能力,有助于学生认识并解决学习和工作中的实际问题。

该套教材共18种,其中修订12种(更名3种:卫生检疫学、临床检验学基础、实验室安全与管理),新增6种(仪器分析、仪器分析实验、卫生检验检疫实验教程:卫生理化检验分册/卫生微生物检验分册、化妆品检验与安全性评价、分析化学学习指导与习题集),全套教材于2015年春季出版。

全国高等学校卫生检验与检疫专业第2轮规划教材目录

前　言

　　本书是人民卫生出版社为全国高等学校"卫生检验与检疫"专业(四年制)出版的 17 本规划教材之一。在第一轮教材中,实验附于理论教材之后。2013 年 8 月,人民卫生出版社在成都召开了卫生检验与检疫专业第二轮教材修订编审会。会议决定:为了建立与理论教学有机结合,以能力培养为核心,分层次的实验教学体系,对各门检验课程的实验内容进行整合,在第二轮教材修订中,独立编写《卫生检验检疫实验教程:卫生理化检验分册》。2013 年 12 月,在广州召开了卫生检验与检疫专业规划教材主编人会议,会议明确了卫生检验与检疫专业规划教材编写的指导思想、原则、特色和大纲。2014 年 3 月,在石家庄召开了本书的第一次编委会议,会上传达了广州会议的精神,明确了教材的编写思路和要求,确定了编写大纲、任务分工和进度安排等。本教材初稿完成后,经编委分工互审。2014 年 7 月在山东蒙山召开了定稿会,各编委对稿件进行了认真仔细的阅读,提出了许多中肯的意见。经再次修改,于 2014 年 9 月完成了本教材的定稿。

　　本实验教材既服务于专业理论教材,又具有相对独立的体系。在编写形式上,我们遵循"从低到高,从基础到综合再到创新"的认知发展规律,将内容分为"基础性实验""综合性实验"和"设计性实验"三大部分,力求培养学生扎实的实验基础、全面的动手能力和锐意的探索精神。

　　本书是在学生掌握了分析化学和仪器分析基本理论基础上开设的理化检验专业课实验教材。内容与理论专业课教材呼应,涵盖食品、水、空气、生物材料和化妆品理化检验。在实验的选择上,本着体现"代表性、先进性、实用性"的原则,检测方法尽量参考最新国家标准,注重仲裁法,同时也包含相关最新研究成果及社会热点物质检测方法。在实验的布局上,综合考虑各种样品前处理技术和检测仪器在各篇中的比重。考虑到各个学校实验条件有所不同,一些实验项目和方法列出多种以供选择。鉴于卫生检验领域样品的多样性和复杂性,本书还介绍了实验室样品前处理过程中常用的各种小型仪器和装置。

　　本书在编写过程中得到了南京医科大学公共卫生学院、河北医科大学公共卫生学院、山东大学公共卫生学院、四川大学公共卫生学院和广东药学院公共卫生学院的大力支持,在此表示衷心的感谢。

　　本书是卫生检验与检疫专业本科生规划教材,同时可供从事食品质量与安全、环境监测和医学检验等理化检验技术方面的工作人员参考。

　　由于编者学识水平及实践经验有限,书中难免存在错误或疏漏之处,敬请各校师生和广大读者批评指正。

高　蓉　徐向东　邹晓莉

2014 年 11 月

目　录

第一部分 绪 论

§1 卫生检验与检疫专业理化实验基础知识

一、 卫生检验与检疫理化实验的目的与要求

卫生检验与检疫专业是一门十分重视"操作能力"的学科。这种"操作能力"既包括扎实的基本实验技能,还包括能够独立完成实验的综合能力,自己动脑、动手设计实验,开发新的检验方法以及从事初步科研活动的能力。本教材将卫生检验与检疫专业所需的实验"操作能力"的训练融入基础性实验、综合性实验和设计性实验中,希望学生通过本教材的实验训练,掌握这项技能。

卫生检验与检疫专业理化课包括食品理化检验、空气理化检验、水质理化检验、生物材料理化检验和化妆品理化检验部分。每门课程涉及的样品都有其自身的特性,同时在一些测定方法上又具有一定的联系。学生通过这些实验项目的训练,不仅要掌握不同样品自身特殊指标的检测方法,还要掌握理化检验通用的样品前处理和检测的原则与方法。

1. 基础性实验的目的与要求 基础性实验的任务是培养学生掌握实验的基本方法和技能,掌握由感性到理性的科学思维方法,培养良好的科学素质,培养学生运用掌握的基础知识、基础实验方法和技能进行科学研究的能力。教学内容具有基础性、入门性和规范性的特点。

本书基础性实验是学生在掌握了分析化学理论和实验基础之上,在理化实验方面需要掌握的基本技能。涵盖了食品、水、空气、生物材料四门检验学科中必须掌握的基础检测方法与指标。要求学生对这些指标及其检测方法完全掌握,从而具备扎实的实验基本技能。

2. 综合性实验的目的与要求 综合性实验是在基础性实验基础上,培养学生运用所学的理论知识和基本实验技能解决实际问题的能力。

本书所列实验中检测样品涉及食品、水、空气、生物材料和化妆品。每个综合性实验均包含了从样品采集与保存、样品处理、试剂配制、样品测定到实验报告书写的全过程。通过这些技能的综合训练,使学生具备独立完成卫生检验领域常见样品检测全过程的综合能力。

3. 设计性实验的目的与要求 设计性实验是在综合性实验的基础上培养学生综合运用知识的教学实验方法。学生在教师的指导下,根据给定的实验目的和实验条件,自己设计实验方案、选择实验方法、准备实验器材、拟定实验操作程序,独立进行实验并对实验结果进行分析处理。通过形式不同的设计性实验,可以充分发挥学生理论联系实际的能力、思维能力和创新能力。通过设计性实验的完成,锻炼学生查阅文献、提出问题、分析问题、解决问题

的能力。

本书介绍了设计性实验的基本方法,尝试编写了两个设计性实验示例,旨在通过这两个示例对学生设计性实验项目的选择及实施起到抛砖引玉的作用。

二、专业术语和规定

本书在编写过程中参考了国家标准和行业标准,涉及食品、水、空气、生物材料和化妆品等不同领域。由于各个标准的表述方法不尽相同,特别对本书中使用的专业术语定义如下。

1. 称取 用天平进行的称量操作,其准确度要求用数值的有效位数表示,如称取"10.0g"指称量准确至 ±0.1g;"10.00g"指称量准确至 ±0.01g。"准确称取"指称量准确度至 ±0.0001g。

2. 量取 用量筒或量杯取液体物质的操作。

3. 吸取 用移液管、刻度吸量管取液体的操作。

4. 定容 容量瓶中用纯水或其他溶剂稀释至指定刻度的操作。

三、试剂的要求

1. 实验用水 实验中所使用的水均为纯水,应符合 GB/T 6682—2008《分析实验室用水规格和试验方法》的规定(表 1-1)。纯水可以由蒸馏、重蒸馏、亚沸蒸馏和离子交换等方法制得,也可采用复合处理技术制取。有特殊要求的纯水,则在具体实验中另做说明。

表 1-1 实验室用水要求

指标名称	一级水	二级水	三级水
pH 范围(25℃)	—	—	5.0 ~ 7.5
电导率(25℃)$\mu S/cm$	≤0.1	≤1	≤5
电阻率 $M\Omega \cdot cm$(25℃)	≥10	≥1	≥0.2
可氧化物质含量(以 O 计)(mg/L)	—	≤0.08	≤0.40
吸光度(254nm,1cm 光程)	≤0.001	≤0.01	
可溶性硅(以二氧化硅计)含量(mg/L)	≤0.01	≤0.02	
蒸发残渣(mg/L)	—	≤1.0	≤2.0

(1)一级水用于有严格要求的实验,如高效液相色谱、气相色谱、色谱-质谱联用实验等。可用二级水经石英设备蒸馏或离子交换混合床处理后,再经 0.2μm 微孔滤膜过滤制取。

(2)二级水用于无机痕量分析等实验,如原子吸收光谱法,可用多次蒸馏或离子交换等方法制取。

(3)三级水用于一般化学分析试验。可用蒸馏或离子交换等方法制取。

2. 实验中未指明用何种溶液配制时,均指水溶液。

3. 实验中未指明规格的试剂均为分析纯试剂。

4. 实验中未指明具体浓度的盐酸、硫酸、硝酸、氨水等均为市售浓试剂,以 HCl(ρ_{20} = 1.19g/ml)、H_2SO_4(ρ_{20} = 1.84g/ml)等的密度表示。附录1为常用酸碱试剂的规格和配制方法。

四、 溶液浓度的表示方法

1. 物质 B 的浓度 又称物质 B 的物质的量浓度,是物质 B 的物质的量除以混合物的体积。常用单位:mol/L。用符号"$c(B)$"表示:

$$c(B) = \frac{n_B}{V}$$

2. 物质 B 的质量浓度 物质 B 的质量除以混合物的体积。常用单位:g/L,mg/L,μg/L。用符号"$\rho(B)$"表示:

$$\rho(B) = \frac{m_B}{V}$$

3. 物质 B 的质量分数 物质 B 的质量除以混合物的质量。无量纲,可用% 表示浓度值,也可以用 mg/kg、μg/g 等表示。用符号"$\omega(B)$"表示:

$$\omega(B) = \frac{m_B}{m}$$

4. 物质 B 的体积分数 物质 B 的体积除以混合物的体积。无量纲,常用% 表示浓度值。用符号"$\varphi(B)$"表示:

$$\varphi(B) = \frac{V_B}{V}$$

5. 体积比浓度 两种液体分别以 V_1 与 V_2 体积混合。凡未注明溶剂名称时,均指纯水。两种以上特定液体与水相混合时,应注明水。如 HCl(1 + 2),甲醇 + 四氢呋喃 + 水 + 高氯酸 = (250 + 450 + 300 + 0.2)。

五、 实验室质量控制

实验室质量控制包括建立质量保证体系、有效的检测方法、实施规定的分析质量控制程序等。本书主要从实验室检测方法的性能方面简述。

实验室在承担新的分析项目时,应对该项目的分析方法进行方法的性能论证。包括方法的特异性、检出限、定量限、准确度、精密度、标准曲线和测定范围、空白值和干扰因素等,以此了解和掌握分析方法的原理、条件和特征。

1. 空白试验 空白试验应在每次分析样品时同时进行,系指除不加试样外,采用完全相同的分析步骤、试剂和用量(滴定法中标准滴定液的用量除外),进行平行操作所得的结果。实验结果用于扣除试样中试剂本底、实验室内污染控制和计算检验方法的检出限。

2. 检出限 分析物能够被检测到的最小含量。通常把 3 倍空白值的标准偏差(测定次数 $n \geqslant 20$)相对应的质量或浓度称为检出限。

3. 定量限 分析物能够被定量的最小浓度,系指在特定的检测条件下,达到一定的准确度和精密度时,检测样品中分析物的最低浓度。通常把 10 倍空白值的标准差(测定次数 $n \geqslant 20$)相对应的质量或浓度称为定量限。

4. 准确度 准确度是反映方法系统误差和随机误差的综合指标。检验准确度可以采用以下方法:①使用标准物质进行分析测定,比较测定值与标准值,其绝对误差或相对误差应符合方法规定的要求;②测定加标回收率(向实际样品中加入标准,加标量一般为样品含量的 0.5 ～ 2 倍,且加标后的总浓度不应超过方法的测定上限浓度值),回收率应符合方法规定的要求;③对同一样品用不同原理的分析方法测试比对。

5. 精密度　精密度描述了测定数据的离散程度,反映了分析方法或测量系统随机误差的大小,常用标准偏差和相对标准偏差来表示。精密度和准确度在实验设计时可以同时进行。通常的做法是:以空白溶液、标准溶液(浓度可选在校准曲线上限值的 0.1 倍和 0.9 倍)、实测样品和加标样品等几种溶液进行,每种溶液均作平行双样,每天测定 1 次,测定 6 天,以使所得结果随着时间的变化有重复性。对所得数据进行统计处理,计算批样内、批样间标准偏差和总标准偏差,各类偏差值应不超过分析方法的规定值,并对所得实验结果进行评价。

6. 校准曲线　校准曲线是描述待测物质浓度或量与检测仪器响应值或指示量之间的定量关系曲线,分为"工作曲线"(标准溶液处理程序及分析步骤与样品完全相同)和"标准曲线"(标准溶液处理程序较样品有所省略,如样品预处理)。制作校准曲线时要注意以下几点。

(1)在测量范围内,配制的标准溶液系列,已知浓度点不得少于 6 个(含空白浓度),根据浓度值与响应值绘制标准曲线。

(2)制作校准曲线用的容器和量器,应经检定合格;校准曲线绘制应与批样测定同时进行。

(3)校准曲线的相关系数绝对值一般应大于 0.999,否则需分析方法、仪器、量器及操作等因素查找原因,改进后重新制作。

(4)使用校准曲线时,应选用曲线的最佳测定范围,不得任意外延。

(5)由于仪器本身存在漂移,需要经常进行再校准,如间隔分析已知浓度的标准样或样品校正。

7. 最佳测定范围　检测上限值是校准曲线部分的最高界限点对应的浓度值。当样品中待测物质的浓度值超过检测上限时,相应的响应值将不在直线部分的延长线上。校准曲线直线部分的最高界线点称为弯曲点。

最佳测定范围亦称有效测定范围,指在限定误差能满足预定要求的条件下,特定方法的测定下限至测定上限之间的浓度范围。在此范围内能够准确地定量测定待测物质的浓度或量。

最佳测定范围应小于方法的适用范围。对测定结果的精密度要求越高,相应的最佳测定范围越小。

(高　蓉)

六、 实验室卫生制度及安全规程

实验室是实验教学和科学研究的重要场所,根据实验内容不同,实验室功能各异,卫生检验与检疫主要分为理化检验和微生物检验两大类实验室。本部分主要对理化实验室进行介绍。

实验室安全是一切实验室工作正常进行的基本保证。实验室的安全事故往往是管理不善、措施不力、操作不当或认识不够所致。因此,从事实验教学、科学研究等实验活动的每个人必须全面系统地掌握实验室安全基本知识,避免实验室事故的发生。

1. 实验室安全守则

(1)实验室是开展实验教学、科学研究的场所,与实验无关人员不得入内,任何人进入实验室必须严格遵守实验室的各项规章制度和操作规程。

（2）实验室内严禁喧哗、乱扔垃圾、随地吐痰、吸烟和吃零食，保持实验室的整洁、安静，进入实验室必须穿工作服。

（3）未经实验室管理人员同意，不得擅自翻动或使用实验室内物品，不得将实验室仪器设备、附件、试剂等物品带出室外。

（4）严格规范剧毒化学品、有毒或刺激性气体、酸碱等腐蚀性物品的使用。剧毒化学药品应按实验室有关规定办好领用手续；操作有毒或有刺激性气体应在通风柜内进行，实验中不得把头伸进通风柜内；酸、碱等腐蚀性物质不得放在高处或实验试剂架的顶层。禁止裸手直接拿取上述物品，必要时，需佩戴护目镜和防毒用具操作。

（5）实验过程中，如被实验动物抓伤、咬伤或被化学试剂灼伤，应立即报告指导老师，进行适当的应急处理。实验结束后，应按有关规定将实验动物和标本做相应处置，不得乱扔和擅自拿走。

（6）爱护实验仪器设备，节约水电。发现安全隐患应及时向实验室管理人员报告，以便及时、妥善处理。

（7）增强环保意识，实验过程中的废液、废渣和其他废物应集中处理，不得任意排放。

（8）实验完毕，清洗实验用器具，实验器材、物品放回指定的位置，搞好实验室卫生，关好门、窗、水、电，经指导老师检查同意后，方能离开实验室。

2. 化学试剂的安全管理

（1）易燃易爆试剂的安全管理：易燃易爆化学试剂应储存在通风良好、阴凉、干燥的通风柜中，并在柜上明显的位置贴上"易燃、易爆"的醒目标志字样。隔绝火、热和电源，现场绝对不能有明火。根据贮存危险物品的种类配备相应的灭火器和自动报警装置。

（2）强氧化性试剂的安全管理：强氧化性化学试剂是指过氧化物或含有强氧化能力的含氧酸及其盐，如过氧化氢、硝酸钾、高氯酸、高锰酸及其盐。强氧化性化学试剂应存放在阴凉、干燥、通风处，室温不超过30℃，应与酸类、木屑、炭粉、硫化物、糖类等易燃物、可燃物或还原剂隔离。有条件时，氧化剂应分库或同库分区存放。

（3）有毒化学试剂的安全管理：有毒化学试剂指少量侵入人体就能引起局部或整个机体功能发生障碍，甚至造成死亡的试剂。一般用半数致死剂量（LD_{50}）或半数致死浓度作为衡量化学试剂毒性大小的指标。试剂的毒性分为剧毒、高毒、中毒、低毒、微毒五个等级，致死量在平均致死量或生物试验半数致死量以上者均属剧毒品，如氰化钾、氰化钠、三氧化二砷等。此类试剂应存放在专门的保险柜中，领用时需要 3 人以上在场，并详细记录领用人及领用数量。

（4）腐蚀性试剂的安全管理：腐蚀性化学试剂是指对人体和其他物品能因腐蚀作用而发生破坏现象，甚至引起燃烧、爆炸或伤亡的液体和固体试剂，如发烟硝酸、发烟硫酸、氨水、盐酸等。此类试剂应放置在抗腐蚀材料（如耐酸水泥或陶瓷）制成的料架上，于阴凉、干燥、通风处存放，温度应在30℃以下，且与其他试剂隔离。根据各品种的具体性质，分别采用相应的防潮、避光、防冻、防热等不同保护措施。

（5）低温存放试剂的安全管理：这类试剂需要低温存放才不致聚合、变质或发生其他事故。属于这一类的有苯乙烯、丙烯腈、甲醛及其他可聚合的单体、过氧化氢、氨水、硫酸钠结晶和碳酸铵等。存放的适宜温度为 10℃ 以下。

3. 化学试剂的安全使用

（1）要熟知常用试剂的理化性质，如浓度、溶解性、挥发性、沸点、毒性、杂质成分及其他化学性质。

（2）保护好试剂瓶的标签。万一标签脱落，应照原样贴牢；分装或配制的试剂应立即贴上标签；没有标签的试剂，在未查明前不得使用，非使用不可时，必须经鉴定确证后方可使用。

（3）取用试剂时，瓶盖不能随意放置，应放在干净的地方，盖里朝上。取用时使用清洁干燥的小勺和量器，取用后应立即盖好，以防试剂被其他物质玷污发生变质。取出的试剂不可倒回原装试剂瓶。

（4）易燃、易爆、腐蚀或刺激性、有毒试剂使用时，实验室人员应采取必要的防护措施，最好戴上防护眼镜和橡胶手套，实验应在通风柜中进行。使用过程中禁止振动、撞击，如有试剂洒落，应及时清理。实验结束后，反应剩余物倒入指定的废物缸中，由专人进行处理，并及时洗手、洗脸、洗澡、更换工作服，同时保持实验室的环境卫生。

4. 高压气瓶的安全使用

（1）高压气瓶必须分类分处保管，远离热源，与暖气片距离不小于 1m，与明火相距不小于 10m，避免暴晒和强烈振动，以免引起钢瓶爆炸；氧气瓶和可燃气瓶不能存放于同一室，一般实验室内存放气瓶量不得超过两瓶。

（2）高压气瓶必须装上减压阀，用以降低使用时压力并保持压力平稳。减压阀因钢瓶气种类不同而异，不能混用，安装时螺扣要旋紧，防止泄漏。

（3）高压气瓶必须经常检查。检查气体压力大小、有无漏气、开关阀和减压阀的开关情况等。瓶内气体不能全部用尽，一般要求残余压力为 0.05MPa 以上，可燃性气体要求 0.2 ~ 0.3MPa，否则导致再次充气时因空气、其他气体进入钢瓶而影响气体纯度，甚至发生危险；开启高压气瓶时，应先旋动开关阀，后开减压器；结束时应先关闭开关阀，放尽余气后，再关减压器。切不可只关减压阀，不关开关阀。操作时严禁敲打撞击高压气瓶，且操作人员应站在气瓶出口的侧面，缓慢操作，以免气流过急冲出发生危险。

（4）氧气瓶及其专用工具严禁与油类接触，操作人员绝对不能穿戴沾有各种油脂和油污或易感应产生静电的工作服和手套，以免引起燃烧或爆炸。

5. 实验室意外事故的紧急处理办法

（1）玻璃割伤：消毒、涂药前，检查伤口处有无玻璃碎片。若有，取出后再用消毒棉花和硼酸溶液或双氧水洗净伤口，涂上 2% 红汞或 2% 碘酒（两者不能同时使用）并包扎好。伤口过深者，可在伤口上方约 10cm 处用纱布扎紧，压迫止血，并立即送医院治疗。

（2）烫伤：伤势较轻者，涂擦 2% 苦味酸或烫伤软膏即可；伤势较重者，不能涂烫伤软膏等油脂类药物，可撒上纯净的碳酸氢钠粉末，并立即送医院治疗。

（3）烧伤：做到迅速熄灭身上火焰、立即冷疗、保护好创面，快速脱去着火衣服、水浇灌、卧倒等方法熄火，忌奔跑喊叫，防止增加头面部、呼吸道损伤；用冷水冲洗、浸泡或湿敷等方法立即冷疗创面；烧伤创面无需特殊处理，尽可能保留水疱皮肤完整性，勿撕去腐皮，用干净的被单进行简单包扎即可。创面忌涂抹有颜色的药物等物质，如甲紫、红汞、酱油等，也不要涂膏剂如牙膏等，以免影响对创面深度的判断和处理。轻度烧伤者可局部涂凡士林、5% 鞣酸、2% 苦味酸。烧伤面积达到一定程度须入院治疗。

（4）化学药品腐蚀伤：若为强酸或强碱腐蚀，首先应用大量清水冲洗，再分别选择相应的中和液洗涤，如强酸用饱和碳酸氢钠溶液或肥皂液，强碱用 5% 乙酸或 5% 硼酸溶液和柠檬汁等；若为酚类化合物灼伤，应先用酒精洗涤，再涂上甘油；若被液溴灼伤，应立即用 2% 硫代硫酸钠溶液冲洗至伤处呈白色；或先用酒精冲洗，再涂上甘油；若受伤部位是眼部，应先用抹布擦去溅在眼外的试剂,再滴入 1~2 滴橄榄油或液状石蜡,切不可用手揉眼。情况严重者,立即送医院治疗。

(5)火警:发生火警意外时,要求沉着冷静,切忌慌张,做到立即切断电源,打开窗户,熄灭火源,移开尚未燃烧的可燃物。火势不大时,根据起火或爆炸原因采取不同方法灭火并及时报告:①地面或实验台面着火,可用湿抹布或砂土扑灭;②反应器内着火,可用灭火毯或湿抹布盖住瓶口灭火;③有机溶剂和油脂类物质着火,可用湿抹布或砂土扑灭或用干粉灭火器灭火。火势严重时,必须立刻拨打火警电话 119。

(杨慧仙)

七、 卫生检验理化实验原始记录和实验报告的要求

实验报告应包括以下几个部分:实验名称、实验目的、实验原理、实验的简要步骤、数据处理、结果讨论或分析评价等,并附上原始记录。

1. 原始记录的要求及主要内容

(1)原始记录的要求

1)原始数据应及时、如实记录,不得随意更改。

2)原始记录应用签字笔或钢笔书写,不能用铅笔或圆珠笔书写。

3)原始数据记录中出现错误确需改正时,应采用杠改而不能涂改,在错误的文字或数字处画"\\",将正确内容书写在其右上角,并有改动人的签名。

(2)原始记录的主要内容

1)实验名称。

2)检测日期。

3)仪器名称及使用条件。检测所用的仪器名称、型号、主要部件(如高效液相色谱仪、气相色谱仪及离子色谱仪的色谱柱和检测器,原子吸收光谱仪的原子化器,质谱仪的离子源、电离方式、质量分析器等),以及使用时的仪器条件。

4)检测数据,包括以下两种数据。①相关数据:检测时的环境条件、称样量或取样量、定容体积、稀释倍数等。②实测数据,有四种方法可以得到。a. 滴定法:滴定空白与样品时滴定剂的起始读数与终点读数,最终滴定剂的消耗量。b. 重量法:器皿恒重记录以及器皿加样品烘烤或灼烧后的恒重记录。c. 分光光度法:标准系列各浓度或质量点,以及与其相对应的吸光度值和回归曲线的 3 个重要参数,a、b、r 或 r^2 值;空白、样品的吸光度值;标准曲线中相对应的样品的浓度或质量。d. 仪器法:除有定量的标准曲线、空白与样品的仪器响应值等数据和图谱外,还需有定性的所有数据(如保留时间等)。

2. 数据处理

(1)数据处理要求

1)列出待测项目分析方法的计算公式。

2)将数据代入计算公式。

3)计算出样品的检测结果。

(2)分析结果的表述

1)报告结果的有效数字位数:根据取样量、标准溶液浓度、量器和仪器的精度与测定方法的灵敏度等数据的有效数字位数来决定,不能任意增减位数。

2)可疑数据的取舍:离群值或可疑数据应如实记录,不得随意删减;对其进行统计检验后,方能进行取舍。

3)结果报告:若测定的是平行样,则报告平行样测定结果的算术平均值。若检测结果低于方法的检出限,可用"未检出"表述;若检测结果超出线性范围,应根据具体情况,将样品直接稀释或减小取样量重新处理后测定。

3. 结果讨论或分析评价

（1）针对实验目的,写出实验过程中的心得体会。

（2）针对实验结果,找出影响实验结果准确性的原因。

（3）对方法本身的适用性提出分析评价。

（李永新）

附：

卫生检验理化实验原始记录

第 页,共 页

样品名称:			检测日期: 年 月 日			
检测项目:			检测依据:			
检测仪器	名 称			型 号		
仪器条件						
实验条件						
室温: ℃						
标准曲线	标准应用液配制及浓度:					
	标准系列( )					
	响应值					
	回归方程	a =	b =	r 或 r^2 =		
样品测定结果	样品编号	平行双样	样品量（g）	响应值	样液含量（ ）	样品含量（ ）	均值( )
		1					
		2					
		1					
		2					
		1					
		2					
计算公式							

检验者: 任课老师:

§2 常用样品前处理仪器的使用与维护

一、超声波萃取仪

【仪器功能简介】

超声波萃取仪（ultrasound extraction instrument），亦称超声波提取仪，是指利用超声波辐射压强产生的强烈空化作用、机械振动、扰动效应、高加速度、乳化、扩散、击碎和搅拌作用等多级效应，增大物质分子的运动频率和速度，增强溶剂穿透力，从而达到加速目标分子进入溶剂，促进提取进行的装置。超声波萃取仪按结构不同可分为浴槽式和探针式两种。

【工作原理】

超声波是指频率为 20kHz～1MHz 的电磁波，本质是一种弹性机械振动波，需要通过介质才能传播。超声波能产生并传递强大的能量。超声波在传递过程中存在着正负压强交变周期，在正相位时，对介质分子产生挤压，介质密度增大；在负相位时，介质分子离散、稀疏，介质密度减少。在此过程中，溶剂和样品之间产生声波空化作用，导致溶液内气泡的形成、增长和爆破压缩，从而使固体样品分散，增大样品与萃取溶剂之间的接触面积，提高目标物从固相转移到液相的速率。

除空化作用外，超声波还具有机械振动、乳化、扩散、击碎等多级效应，有利于使内部目标分子转移，并充分和溶剂混合，促进提取的进行。超声波的凝聚作用可以使悬浮于气体和液体中的微粒聚集成较大的颗粒而沉淀。

超声波萃取仪是一种方便快速、高效、无污染的设备，整个过程是一种纯物理过程，安全可靠，不产生电磁波及辐射，对人体无害。浴槽式的超声波萃取仪常用作清洗器。

【使用方法】

1. 打开保护盖，在槽内加入适量水或溶剂，加水或溶剂的量应在液位线上、下端之间，放好上盖。

2. 将插头插入 220V/50Hz 电源插座上，按下"ON"键，启动开始，调节温度和时间。

3. 使用完毕后拔掉电源，倒掉清洗槽中的水或溶剂，擦干，存放在安全干燥的地方。

【注意事项】

1. 必须加入液体后才能操作。

2. 加水或溶剂不要过量，避免溢出侵入仪器内部。

3. 不得使用易燃液体以及强酸、强碱等化学试剂。

4. 在正常情况下，仪器连续工作 10～15 分钟后会自动升温，升温不会超过 70℃。

5. 操作完毕后拔下电源插头，避免长时间通电。

（高 蓉）

二、电子恒温水浴锅

【仪器功能简介】

电子恒温水浴锅（electronic constant temperature water bath）又称水浴箱，常用于试样的

恒温加热和蒸发等,是实验室常用的电热设备。当被加热的物体要求受热均匀,温度不超过100℃时,可以用水浴加热。常见的水浴锅有4孔、6孔、8孔,单列式及多列式等,上盖有多个同心的圆圈,适于放置不同规格的器皿。

【工作原理】

电子恒温水浴锅分两层,内层用铝板制成,槽底安装铜管,管内装有电炉丝,用瓷接线柱连通双股导线至控制器。控制器由电热开关及电路组成,外壳用薄钢板制成,内壁用隔热材料制成。控制器表面有电源开关、温度调控旋钮或按键和指示灯等,水箱下侧有放水阀门,水箱上侧可插温度计。

【使用说明】

1. 水浴锅应放在固定平台上,先将排水口的胶管夹紧,再将清水注入水浴锅箱体内(为缩短升温时间,亦可注入热水)。

2. 接通电源,通过面板控制按键或旋钮调节至设定的温度,开始加热;当水温上升到设定温度时,开始自动恒温。

3. 水浴恒温后,将装有待恒温物品的容器放于水浴中开始恒温。

4. 为了保证恒温的效果,恒温物品应略低于水浴锅的恒温水浴面。

5. 使用完毕后,取出恒温物,将温度设置归零,关闭电源,排出箱体内的水。

【注意事项】

1. 水浴锅应平放在固定平台上,电源插座要采用三孔安全插座,使用前必须接地线;使用完毕后,应将电源关闭,以保证使用安全。

2. 水槽内未加水之前,切勿接通电源开关,以防烧毁电热管。

3. 使用过程中,水位必须高于水槽搁板,水槽搁板水平处即为低水位警告处,如水位低于此处,应停止使用,加水至1/2~2/3高度处方可使用。

4. 注水时不可将水流入控制箱内,以防发生触电,使用后箱内水应及时放净,并擦拭干净,保持清洁从而延长使用寿命。

5. 最好用纯水,以避免产生水垢。

6. 使用时应要注意水浴锅有无渗漏。

(赵鸿雁)

三、 烘箱

【仪器功能简介】

烘箱(baking oven),又叫恒温箱、干燥箱,是用来加热烘干或干热灭菌样品的仪器设备。烘箱一般由箱体、电热系统和自动恒温控制系统三部分组成。烘箱按照性能可分为电热鼓风烘箱、热风循环烘箱、真空烘箱、红外线烘箱、防爆烘箱和精密烘箱等,按照外形可分为卧式和立式两种。

【工作原理】

烘箱的基本工作原理是利用电热丝隔层加热,利用热能传导和对流作用,对箱内物体进行干燥、恒温及热处理等操作。烘箱箱体由两层金属板构成,中间为隔热板,箱底装有电热丝起加热作用,箱内装有自动恒温装置,升温至指定温度时自行断电,温度降低时又重新工作。烘箱内部两侧一般开有通气孔,经鼓风机机械通风。

【使用方法】

1. 使用前应仔细检查烘箱状态是否正常。

2. 打开箱门,将需要处理的物品有序放入烘箱内,关好箱门。

3. 温度设定。根据所需烘烤温度设定,先按温控操作界面的功能键"SET"进入温度设定模式,按移位键配合加减键设定,完成后再次按下功能键"SET"确认。

4. 定时设定。根据需要处理样品的不同要求,选择适当的烘烤时间。

5. 开始升温,正常运行。

6. 使用结束后,切断电源,待箱内温度降到室温,取出物品。

【注意事项】

1. 烘箱外壳应接地良好,以确保安全。

2. 烘箱放置处要有一定的空间,四面离墙体要有一定距离。

3. 烘箱内物品排列不能过密,应留出一定的气体对流空间。烘箱底部不可放置物品,以免影响热风循环。

4. 严禁烘烤易燃、易爆物品,易产生粉末、粉尘物品,以及有挥发性和有腐蚀性的物品。

5. 烘箱使用完毕后应先切断电源,然后方可打开箱门。切记不能直接用手接触烘烤后的物品,要用专用的工具或带隔热手套取烘焙的物品,以免烫伤。

6. 使用烘箱时,温度不能超过烘箱的最高使用温度,一般烘箱温度限值为300℃。

7. 烘箱使用过程中应多注意观察,防止被烘干物品发生损坏。

8. 每次使用完毕后,应切断电源,并注意保持箱体内外干净。

（高　蓉）

四、真空干燥箱

【仪器功能简介】

真空干燥箱(vacuum drying oven),是将待干燥物料处于负压条件下进行干燥的一种箱体式干燥设备。真空干燥箱是专为干燥热敏性、易分解和易氧化物质而设计的,工作时可使工作室内保持一定的真空度,也可以向其内部充入惰性气体,对一些成分复杂的物品也能进行快速干燥。

【工作原理】

真空干燥箱外壳由钢板冲压折制、焊接成型。工作室采用碳钢板或不锈钢板折制焊接而成,工作室与外壳之间填充保温棉。工作室的内部有放试品的搁板,用来放置各种试验物品,工作室外壁的四周装有云母加热器。门封条采用硅橡胶条密封,箱门上设有供观察用的视镜。真空干燥箱的抽空与充气均由电磁阀控制,电器箱在箱体的左侧或下部,电器箱的前面板上装有真空表、温控仪表及控制开关等,电器箱内装有电器元件。它利用真空泵进行抽气抽湿,使工作室内形成真空状态,降低溶剂的沸点,加快干燥的速度。

真空干燥箱的基本结构如图 1-1 所示:

真空干燥箱区别于一般烘箱:真空干燥箱在负压下工作,氧含量少,可以减少或杜绝氧化反应。负压下溶剂的沸点降低,避免高温干燥损坏物料品质。若溶剂为有害或有价值

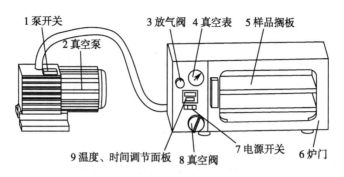

图 1-1　真空干燥箱结构图

的气体可以冷凝回收。但温度均匀性不好控制,如需控制均匀性必须做多层层板且独立加热。有的真空箱体带风机,先抽真空再充氮气加热,这样可以减少氧化,且通过鼓风保证均匀性,但是无法降低溶剂沸点。一般烘箱是通过电加热再加鼓风,用热空气换热使物料干燥。

【使用说明】

1. 将物料均匀放入真空干燥箱内样品架上,推入干燥箱内。

2. 关紧箱门、放气阀,箱门上有螺栓,可使箱门与硅胶密封条紧密结合。

3. 接通真空泵电源,开始抽气,依据真空泵的性能,抽到压力表为真空泵的合适值为准(如当真空表指示值达到 -0.1MPa 时)。

4. 抽完真空后,先关闭真空泵阀,后关闭真空泵电源,以防止真空泵机油倒流入工作室内,此时箱内处于真空状态。

5. 把真空干燥箱电源打开,选择所需的设定温度,箱内温度开始上升,当箱内温度接近设定温度时,加热指示灯忽亮忽灭,反复多次,一般 120 分钟内搁板层面进入恒温状态。

6. 当所需工作温度较低时,可采用二次设定方式,如所需工作温度 60℃,第一次可先设定 50℃,等温度过冲开始回落后,再第二次设定 60℃,这样可降低甚至杜绝温度过冲现象,尽快进入恒温状态。

7. 根据不同物品不同潮湿程度,选择不同的干燥时间,如干燥时间过长,真空度下降,需再次抽气恢复真空度,应先开启真空泵电源,再开启真空阀,再次将压力抽至要求的真空度,然后先关闭真空阀,再关闭真空泵。

8. 干燥完成后,应先关闭电源,打开放气阀,解除箱内真空状态,等待几分钟再打开箱门,取出物料。

【注意事项】

1. 真空箱外壳必须有效接地,以保证使用安全。

2. 真空箱应在相对湿度≤85% RH、周围无腐蚀性气体、无强烈震动源及强电磁场存在的环境中使用。

3. 真空箱工作室无防爆、防腐蚀等处理,不得使用其对易燃、易爆、易产生腐蚀性气体的物品进行干燥。

4. 真空泵不能长时间工作,因此当真空度达到干燥物品要求时,应先关闭真空阀,再关闭真空泵电源,否则真空泵油会倒灌至箱内。待真空度小于干燥物品要求时,再先打开真空泵电源后开真空阀,继续抽真空,以延长真空泵使用寿命。

5. 待干燥的物品如过湿,则在真空箱与真空泵之间最好加入过滤器,防止潮湿气体进入真空泵,造成真空泵故障。

6. 干燥的物品如干燥后变为小颗粒状,应在工作室内抽真空口加隔阻网,以防干燥物吸入而损坏真空泵(或电磁阀)。

（赵鸿雁）

五、匀浆机

【仪器功能简介】

匀浆机(homogenate machine)又称分散机,是一种用于将动植物组织粉碎并研磨成均匀浆糊状物的仪器。匀浆机一般由电动机、调速器、分散盘和匀浆杯组成。实验室常见的匀浆机可分为组织捣碎匀浆机、可调高速匀浆机、高效拍打式匀浆机和手持式组织匀浆机等。

【工作原理】

电动机通过转轴带动分散盘高速运转,高速运转的分散盘与容器内的物体之间产生强大的挤压、剪切、离心、高速碰撞及切割,使物体充分粉碎、分散、均质、悬浮、混合。

【使用方法】

1. 首先将电动机与分散盘连接的转轴节向上提,使之能卸下分散盘,拿出匀浆杯,将所需匀浆的物质和溶液加入匀浆杯,按原样装上匀浆杯和分散盘,分散盘的下端对准轴心,并盖紧杯盖。

2. 将定时器旋钮旋至指定时间位置。

3. 先将调速旋钮旋至最低,接通电源,打开电源开关,指示灯亮,再调节调速旋钮至所需的速度。作打浆搅拌之用时,中低速即可,作植物捣碎时应选用高速。高速捣碎时有明显噪声。

【注意事项】

1. 应将本机放置于平整紧固的台面上,以防止工作时振移。

2. 开机之前,应仔细检查仪器分散盘等装置是否牢固。匀浆杯放置时应与机上圆轴心对准,居中,四面无晃动。

3. 转轴节上下滑动较困难时,可滴数滴润滑油。

4. 为避免刀轴产生过量力矩,损坏机件,打碎瓶杯,调速器旋钮应置于零位上,再开机。调速时由慢至快。

5. 机器不宜空转。长时间高转速连续使用会损害电机,因此应注意间歇性工作。

6. 更换溶液时,应切断电源后再操作。

（高 蓉）

六、粉碎机

【仪器功能简介】

粉碎机(pulverizer)是一种将固体样品粉碎至要求尺寸的机械装置,常见的粉碎机可分为涡轮式粉碎机、气流涡旋微粉机、锤片式粉碎机、砂盘粉碎机、超微粉碎机和低温粉碎机等。

【工作原理】

粉碎机的基本工作原理是利用振动使介质产生振动冲击和介质回转,使样品得到正向撞击同时又得到剪切力,高速、高效地进行粉碎。实验室用的小型粉碎机由不锈钢上盖和下方粉碎室构成,螺扣式封闭,通过直立式电机的高速运转带动横向安装的粉碎刀片,在密闭的空间内对物料进行撞击、剪切式粉碎。粉碎效果均匀,适合干性物料。

【使用方法】

1. 开机准备 检查零件是否完好、牢固,特别是齿盘等高速运转部件。检查空转运行时是否正常,有无杂音等。

2. 加载物料 打开上盖,将干燥好的物体放入粉碎箱内,将盖关紧,旋紧摇摆固定旋钮。

3. 粉碎 启动运转。有的粉碎机也可以通过定时器启动。

4. 当运转的声音比较均匀时,说明物体已粉碎均匀成粉,即可关机。旋松摇摆固定旋钮,打开上盖,倒出粉末。

【注意事项】

1. 开机前的检查非常重要,需检查刀片的螺丝是否松动,确保粉碎机零部件完好、牢固。粉碎机应置于平整、稳固的工作台上。

2. 粉碎的物料不宜过大,应符合该型号粉碎机的使用要求,以防阻塞粉碎室。适宜于粉碎干燥物料,不宜加工潮湿和油脂物品。

3. 实际工作时,物体粉碎量一般不应超过粉碎机槽内容积的一半。

4. 开机时,若粉碎物卡住刀片,使电机不能正常运转,要立即关闭电源,防止电机损坏,清理后才能重新工作。

5. 粉碎机不宜长时间连续工作,每次不应超过 5 分钟,加工数量较多时,中间应暂停休息,防止电机轴承过热造成电机损坏。长时间使用后,若碳刷和刀片磨损严重,必须更换。

6. 工作中要随时注意塑料粉碎机的运转情况,若发现有杂音、轴承与机体温度过高,向外喷料等现象时,应立即停机检查,排除故障后方可继续工作。

7. 使用完毕要及时清理干净,防止对下一个样品造成污染。

（高 蓉）

七、离心机

【仪器功能】

离心机(centrifuge)是利用离心力,分离液体与固体颗粒或液体与液体混合物中各成分的机械装置。实验室用离心机主要用于将悬浮液中的固体颗粒与液体分开,或将乳浊液中两种密度不同又互不相溶的液体分开。

离心机的分类方法有很多种。通常按转速分为以下几种。

1. 低速离心机 一般转速小于 4000r/min,这种离心机的转速较低,最大离心力可达5000～6000g。主要用于颗粒不大的悬浊液和物料的脱水以及血浆、血清、细菌、细胞等的分离。

2. 高速离心机　这种离心机的转速较高,一般在 4000 ~ 30 000r/min,最大离心力可达 45 000g 以上。由于运转速度高,一般多配备温控装置。主要用于各种生物细胞、病毒、血清蛋白、有机物、无机物、乳状液、细悬浊液及胶体溶液等样品的分离、浓缩、提取。

3. 超高速离心机　转速在 30 000r/min 以上,最大离心力可达 600 000g 以上。为了准确控制温度,减少摩擦力,保证达到所需的超高转速,除了配备温控系统,还必须装有真空系统。主要用于分离超细颗粒的悬浊液和高分子胶体悬浮液和细胞碎片、大细胞器、微生物菌体、核酸等。

离心机也可按照对温度的要求分为:常温离心机和低温离心机。低温离心机已成为分子生物学研究中必需的重要工具,经常用于基因片段的分离、酶蛋白的沉淀和回收以及其他生物样品的分离制备实验中。

【工作原理】

当含有细小颗粒的悬浮液静置不动时,由于重力场的作用使得悬浮的颗粒逐渐下沉。粒子越重,下沉越快,反之密度比液体小的粒子就会上浮。微粒在重力场下移动的速度与微粒的大小、形态和密度有关,并且又与重力场的强度及液体的黏度有关。离心机利用离心转子高速旋转产生的强大的离心力,加快液体中颗粒的沉降速度,把样品中不同沉降系数和浮力密度的物质分离开。

离心力是衡量离心机最重要的参数之一。其大小与转子半径、转速及样品质量有关,也是离心机档次的区别标准之一。

离心力的计算公式:

$$F = r \times m \times \omega^2$$

式中,F 为离心力;r 为转子半径;m 为样品质量;ω 为角速度。

在有关离心机的实验中,国际标准通常用相对离心力 RCF(relative centrifugal field, RCF)来衡量,作为样本离心常用 RCF,以重力加速度 g(980.66cm/s^2)的倍数来表示;而在实际实验过程中,我们往往习惯用 rpm(revolution per minute,或 r/min)即每分钟转速来表示,两者的换算如下:

$$RCF = 1.119 \times 10^{-5} \times (rpm)^2 \times r$$

式中,RCF 为相对离心力(g);rpm 为转速(r/min);r 为转子半径(cm)。

由相对离心力的公式可看出,当转速相同时,离心半径越大产生的相对离心力就越大。因此在选择离心条件时,不能单纯依据离心转速,还必须关注离心机转子半径的大小,所以在不同类型的离心机之间,离心所需参数用相对离心力 RCF 表示才是科学的。

离心所需时间由混合液中粒子的密度,混合液密度和黏度以及转子半径和转速等多种因素决定。

混合液中粒子分离沉淀所需时间 T 由下式计算:

$$T = \frac{27.4 \times (\ln Rmax - \ln Rmin)\mu}{n^2 r^2 (\sigma - \rho)}$$

式中,T 为分离化合物所需时间;ρ 为混合液密度(g/cm^3);μ 为混合液黏度(P);n 为转速(r/min);r 为转子半径(cm);σ 为粒子密度(g/cm^3);R_{max} 为离心试液的底面至轴心的水平距离(cm);R_{min} 为离心试液的液面至轴心的水平距离(cm)。

在使用离心机时要根据离心机转头的大小,以及待离心物质的性质设置适当的离心速度和离心的时间,保证获得足够的 RCF,这样才能很好地进行样品的分离。

离心机的基本结构如图 1-2 所示。

【使用方法】

1. 离心机应放置在水平、坚固的地板或平台上,并力求使机器处于水平位置以免离心时造成机器振动。

2. 打开电源开关,按要求装上所需的与仪器配套的转头,认真安装牢固。将预先以托盘天平平衡好的样品放置于转头样品架上(离心筒须与样品同时平衡),关闭机盖。

3. 按功能选择键,设置各项要求:温度、速度、时间、加速度及减速度,带电脑控制的机器还需按储存键,以便记忆输入的各项信息。

4. 按启动键,离心机将执行上述参数进行运作,到预定时间自动关机。

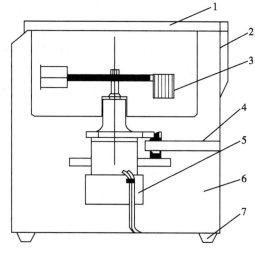

图 1-2 离心机结构示意图
1. 离心机盖;2. 铰链;3. 转子系统;4. 减震系统;5. 电机;6. 机壳;7. 机脚

5. 待离心机完全停止转动后打开机盖,取出离心样品。低温离心机需要用柔软干净的布擦净转头和机腔内壁的冷凝水,取下转头,待离心机腔内温度与室温平衡后方可盖上机盖。

【注意事项】

1. 机身应始终处于水平位置,外接电源系统的电压要匹配,并要求有良好的接地线。

2. 开机前应检查转头安装是否牢固,是否有异物掉入,设置的转速不可超过该转头的最大允许值。

3. 样品应预先平衡,使用离心筒离心时离心筒与样品应同时平衡。

4. 挥发性或腐蚀性液体离心时,应使用带盖的离心管,并确保液体不外漏,以免腐蚀机腔或造成事故。

5. 超速离心时,液体一定要加满离心管,加满后可避免因抽真空而引起的离心管变形。

6. 使用角转头时一定要加盖,如不加盖,离心腔内会产生很大的涡流阻力和摩擦升温,给离心机的电机和制冷机增加额外负担,将影响离心机的使用寿命。

7. 擦拭离心机腔时动作要轻柔,以免损坏机腔内温度感应器。

8. 每次操作完毕应做好使用记录,并定期对机器各项性能进行检修。

9. 离心过程中若发现异常现象,如异常噪声及振动,应立即关闭电源,报请有关技术人员检修,未找出原因前不得继续运转。

10. 对于需低温离心的样品,应先将空转头在 2000r/min 预冷一段时间,预冷时控制温度在 4℃左右,也可将转头放在冰箱中预冷数小时备用,离心杯可直接存放在冰箱中预冷。

11. 离心管选择注意事项。离心管可由许多种不同材料制成。各种离心管的拉力强度和伸长度都不同,耐酸碱、耐有机溶剂的性能也不同。选用时应按照所需离心物质的性质,对应离心管的性能正确选用。不同离心管的性能及应用范围如表 1-2。

表1-2 不同材质离心管的应用范围

材质	优点	缺点
玻璃离心管	管子透明,质地硬,可高压消毒,耐热,耐有机溶剂	不耐碱,易碎,绝对不能在高速、超速离心机上使用
不锈钢离心管	质地坚硬,不易碎	过重,转速不能超过最高转速的80%,易腐蚀
聚碳酸酯管(PC管)	管子透明,质地硬,可高压消毒,耐热	耐有机化学品性能差。遇氯仿、苯酚等易溶解。不耐碱
聚丙烯管(PP管)	可煮沸消毒,耐酸、碱、盐,	低温下易脆裂,忌高压消毒
聚乙烯管(PE管)	透明度比PP管好,适合于低温离心,耐酸、碱	低密度的PE管不能加热,高密度的PE管可以加热
多聚乙烯丙烯管(PA管)	强度高,耐酸、碱,120℃消毒30分钟不会破裂,为超速离心机优先选择的离心管	

（燕小梅）

八、氮吹仪

【仪器功能简介】

氮吹仪(nitrogen evaporator)又称氮气浓缩装置、氮气吹扫仪、氮气吹干仪等,是卫生检验检疫理化实验室常用的前处理装置之一,主要用于小量样品溶液的批量浓缩(图1-3)。氮吹仪浓缩样品简便快捷,能同时浓缩多个样品。样品溶液既可以吹蒸至干,再加入少量溶剂溶解定容;也可以直接浓缩至设定的体积,从而免除转移定容的麻烦。氮吹仪按加热槽形状分为方形和圆型氮吹仪;按加热方式分为金属干浴式和水浴式氮吹仪。

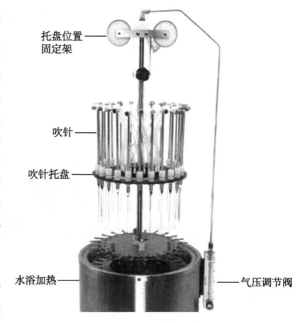

托盘位置固定架
吹针
吹针托盘
水浴加热
气压调节阀

图1-3 氮吹仪

【工作原理】

将需要浓缩的样品溶液置于离心管或试管中,用氮气快速、连续、可控地吹向样液表面,加速溶剂分子挥发,使溶液体积减小,从而达到浓缩的目的。气流吹蒸的过程可结合水浴加热,以提高浓缩效率,缩短所需时间。

【使用方法】

1. 打开水浴电源,设定合适的水浴温度,开始水浴加热。

2. 提升氮吹仪,将样品管安放在样品定位架上,并由支撑托盘托起。其中托盘和定位

17

架高度可根据样品管调整。

3. 打开氮气瓶,调节流量计控制流量,使氮气经输气管到达配气盘,配气后送往各样品位上方的针阀管。通过调整锁紧螺母上下滑动针阀管,调整合适的针头高度。打开并调节所用样品位的流量阀,使氮气经针头吹向样品管内液体,流速以样品表面吹起波纹、又不溅起为宜。

4. 将样品管放入水浴中,直至蒸发浓缩完成。

【注意事项】

1. 不适用于燃点低于 100℃的物质,如石油醚等。

2. 应在通风橱内使用,防止环境污染。

3. 加热时不能移动氮吹仪,以免烫伤。

4. 不要使用酸性或碱性物质,以免损毁仪器。

5. 使用前要确保针头的干净,否则容易引起污染。

(李永新)

九、 旋转蒸发仪

【功能简介】

旋转蒸发仪(rotary evaporator)是卫生检验与检疫理化实验室常用的一种实验仪器,主要用于在减压条件下连续蒸馏大量易挥发性溶剂,尤其适用于大体积(50~500ml)样品提取液的浓缩(图 1-4)。该法具有浓缩速度快、使用温度低、待测物损失少等优点。

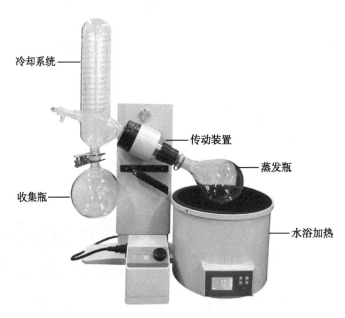

图 1-4 旋转蒸发仪

【工作原理】

将需要浓缩的样品溶液置于蒸馏烧瓶中,通过真空泵抽气使蒸馏烧瓶处于负压状态,同时结合水浴加热,使溶剂在较低的温度下快速挥发;蒸馏烧瓶以合适的速度旋转,使溶剂形成液膜,增大蒸发面积;另外,高效冷凝器可将热蒸气迅速液化,从而加快蒸发速度。

【使用方法】

1. 打开水浴电源,设定合适的水浴温度,开始水浴加热。

2. 将需要浓缩的样品溶液置于蒸馏烧瓶中,将蒸馏烧瓶安装于主机上,并调节至合适的高度。

3. 连接冷凝水。冷凝器上有两个外接头可用于连接冷凝水,底端一头接进水管,另一头接出水管,水速不宜过大。

4. 开机前,先将调速旋钮旋至最小,按下电源开关(指示灯亮),然后缓慢旋至所需转速。

5. 使用时,应先用真空泵抽气减压,再开动电机转动蒸馏烧瓶;蒸馏结束时,应先关闭电机,再通大气,以防蒸馏烧瓶在转动中脱落。

【注意事项】

1. 旋转蒸发仪的玻璃配件接装时,应轻拿轻放。蒸馏瓶装样前应先清洗干净,并擦干或烘干,必要时应冲洗整套玻璃装置。

2. 随机附 10ml、50ml、500ml 和 1000ml 等不同规格的蒸馏烧瓶,可根据待浓缩样品溶液的体积选择,溶液量一般以不超过烧瓶容积的 50% 为宜。

3. 水浴槽中应加入蒸馏水,以免槽内产生水垢,影响温控系统。通电前水浴槽中必须有水,严禁无水干烧。

4. 禁止使用有裂纹的蒸馏烧瓶。在蒸馏过程中,应调节合适的真空度和加热温度,防止烧瓶中的液体沸腾,造成样品损失。

5. 不宜用于含有不稳定化合物的溶液,如含过氧化物的乙醚溶液,有机叠氮化合物、乙炔化物及含硝基的化合物等,因这些物质在蒸发至干时可能发生爆炸。

6. 旋转蒸发过程必须在通风橱中操作,否则可能会有有机溶剂挥出,污染环境。

(李永新)

十、　真空离心浓缩装置

【功能简介】

真空离心浓缩装置(vacuum centrifugal concentrator)是理化和生物实验样品前处理过程中常用的一种样品浓缩仪器。由于其浓缩效率高,使用温度低,待测物损失少,又可同时处理多个样品而不会导致交叉污染,因此目前广泛适用于各类样品前处理,尤其适用于大批量小体积样品的浓缩。

【工作原理】

真空离心浓缩装置由真空泵、冷阱和离心浓缩仪三部分组成(图 1-5)。仪器综合利用离心力、加热和外接真空泵提供的真空作用来进行溶剂蒸发,达到去除溶剂、干燥或浓缩样品的目的。离心可消除溶液在真空条件下的爆沸与发泡等现象,并把样品沉淀至容器底部,减少样品损失。真空泵使系统处于真空状态,降低溶剂沸点,加快溶剂蒸发速率。冷阱可有效捕捉大部分对真空泵有损害的溶剂蒸汽,有效保护真空泵性能。

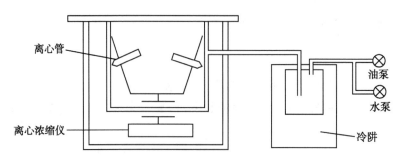

图 1-5 真空离心浓缩装置

【使用方法】

1. 选择合适的真空泵 抽真空时,根据样品溶液是有机相或水相来选择相应的真空泵。脱有机相溶剂时将连接线连接油泵,脱水相溶剂时将连接线连接水泵。更换真空泵时需同时更换真空泵连接管和电源接口。

2. 运行冷阱 打开冷阱,此时仪器面板上的指示灯逐个亮起,当指示灯全部亮起时则达到操作温度。

3. 工作参数的设置 打开离心浓缩仪电源,设置程序,选择合适的温度、加热时间和运行时间。

4. 运行仪器 打开离心浓缩仪盖,将需要浓缩的样品均匀对称地放入样品盘中,启动仪器。

5. 浓缩完成 浓缩完成后,停止仪器的运行,待转速为 0 且无真空后方可打开离心机盖,关闭离心浓缩仪电源和冷阱电源。实验结束后,用干净的湿抹布擦净有机玻璃盖内壁的冷凝液,并打开盖门散热。待仪器内温度降至室温时,方可合上盖门。

【注意事项】

1. 强腐蚀性的物质禁止使用真空离心浓缩仪。

2. 样品不能超出离心管体积的 1/3,经过配平后放入离心机内。

3. 定期用中性肥皂或洗涤剂清洁腔盖和密封垫。

4. 定期清洁冷阱腔并更换无水乙醇。

5. 定期给油泵换油。

6. 仪器使用后,要及时去除真空,否则会使油泵中的油倒吸。

(陆海华 高 蓉)

十一、 电热板

【仪器简介】

电热板(electric boiling plate)是实验室中常用的一种加热装置。其主要是使用电热合金丝作为发热材料,云母软板作为绝缘材料,外包以薄金属板(铝板、不锈钢板等)进行加热的一种实验室常见设备。根据需要将金属管状电热元件铸于铝盘、铝板中或焊接、镶嵌于铝盘、铝板之上即构成各种形状的电加热板。电热板可以对样品进行加热、消解、煮沸等处理,可以满足物理、化学、生物、环保、制药、食品、饮品、教学、科研等不同行业的化学实验室对试剂加热的需要。

【工作原理】

电热板的发热材料为电热合金丝,它的工作原理是基本的电热效应。电热板工作时,电流通过电热合金丝,电热合金丝就会发热,将电能转换为热能,并传导给外层的壳体。外层壳体采用不锈钢、陶瓷等材质,电热合金丝被封闭于电热板的内部,因此为封闭式加热,保证电热合金丝工作时的电流不会给使用者造成安全隐患。电热板结构示意图如图1-6。

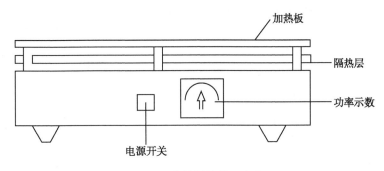

图1-6　电热板结构示意图

【使用方法】

1. 在使用电热板时,电热板应放置平稳,使用前应先清理加热面,放上待加热容器,然后接通电源,打开电源开关即可加热。

2. 通过旋动"功率旋钮"来调节加热功率。若有温度调节控制功能,则调节"温度控制旋钮"调节到所需温度。

3. 工作完毕,关闭开关,切断电源。

4. 长期不使用时,应清理加热面,并涂上一层防锈油,加盖纸张防锈。

【注意事项】

1. 整机应放置在较牢固的工作台面上或平整干燥的地面上,避免浸水,以影响它的绝缘性能。

2. 电源插座应有良好的接地措施以预防外壳感应带电。

3. 严禁在正常工作时在平板上覆盖易燃物品,易引起火灾。

（燕小梅）

十二、 电热套

【仪器功能简介】

电热套(electric heating-jacket)是实验室常用的一种加热仪器。由无碱玻璃纤维和金属加热丝编制的半球形加热内套和控制电路组成。电热套多采用球形加热,可使容器受热面积达到60%以上。控温采用计算机芯片做主控单元,具有测量精度高、控温准确,升温快、温度高、操作简便、经久耐用的特点,是做精确控温加热试验的最理想仪器。

【工作原理】

电热套由无碱玻璃纤维和金属加热丝编制的半球形加热内套和控制电路组成。通过改变电压的方式调整加热温度,常见电热套如图1-7。

【使用方法】

1. 插入220V电源,打开电源开关。

2. 将加入待加热样品的容器放入加热套,固定好。

3. 设置加热温度,注意不能超过最高控制温度,按下加热开关即开始加热。

4. 工作完毕切断电源,控温旋钮调至最低,关闭加热开关。

【注意事项】

1. 由于玻璃纤维生产时表面涂有一层油脂,第一次使用时要缓慢升温,升起白烟后关闭电源,烟散后再通电,反复几次,直至通电无烟后即可正式使用。

2. 整机应放置在较牢固的工作台面上或平整干燥的地面上的通风良好处。

3. 电源插座应有良好的接地措施以预防外壳感应带电。

4. 电热套不能用来取暖或干烧,因这样操作,会导致电热套烧毁。

5. 电热套长期不用时,请将其放在干燥无腐蚀气体处保存。

6. 使用结束应及时清理机器,不能留有水滴、污物残留。

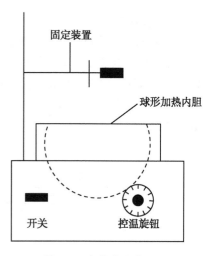

图1-7 电热套示意图

(燕小梅)

十三、 箱式电阻炉

【仪器功能简介】

箱式电阻炉(high temperature box type resistance furnace)又称马弗炉(muffle furnace),主要用于样品的熔解和灰化,温度可升至1000℃以上。箱式电阻炉的炉体由角钢及钢板焊接制成,炉膛采用耐火材料烧结成形,内有加热元件、温度测定、控制以及保温设备。马弗炉结构示意图见图1-8。

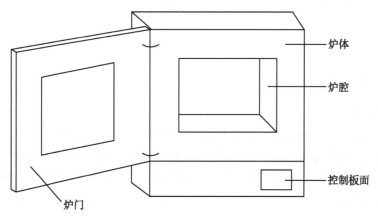

图1-8 箱式电阻炉结构示意图

【工作原理】

通常以硅碳棒为加热元件,直接安置于炉膛室内两侧,热利用效率高。保温材料通常使用保温砖和硅酸铝纤维棉,砌于炉膛与炉体之间,其导热系数小,可使炉膛蓄热量大,升温速度快,空炉的功率耗损和耗电量降低。炉内配有温度控制器和测温用的热电偶,可以调节至所需温度。

【使用方法】

通电前,首先检查电阻炉电气性能是否完好,接地线是否良好,并注意是否有断电或漏电现象。使用时,关上炉门,接通电源,打开电源开关,将温度设定到实验所需温度,当温度升至设定温度时,温度指示仪自动切断电源,停止加热。加热完毕,切断电源,待温度降低,打开炉门,取出物体。

【注意事项】

1. 当箱式电阻炉第一次使用或长期不使用后再次使用,必须进行烘炉:室温~200℃,打开炉门4小时;200~400℃,关闭炉门2小时;400~600℃,关闭炉门2小时;使用时,炉温不得超过箱式电阻炉最高使用温度上限,最好在低于最高使用温度50℃以下工作。

2. 热电偶不要在高温状态或使用过程中拔出或插入,以防外套管炸裂。

3. 取放物体时,开箱门前必须先断电,待炉膛温度降低,用长臂坩埚钳取出炉内烘烤的样品,取放时小心烫伤。

4. 经常保持炉膛清洁,及时清除炉内杂物;炉子周围不要放置易燃易爆及腐蚀性物品,禁止向炉膛内灌注各种液体及易溶解的金属。

5. 实验完毕后,关闭开关,切断电源,整理完毕现场后,方可离开。

6. 水蒸气对硅碳棒影响较大,因此必须隔绝水蒸气的侵入,样品放入之前需事先加热除去水分。

7. 高温电阻炉须由专人定期校准和维护。

(邹晓莉)

十四、 微波消解炉

【仪器功能简介】

微波消解炉(microwave digestion oven)也称微波消解仪,主要用于样品的消解,由炉体、门、微波加热腔、安全联锁装置、控制面板、电子控制线路、温控探头、消解反应罐、罐托盘等组成。微波消解仪结构示意图见图1-9。

【工作原理】

利用微波加热密封容器中的消解液,在高温高压条件下对样品进行消解,具有比传统消解更高的效率和更快的消化速度。

【使用方法】

称取适量试样置于消解罐中,加入适量的酸和消解所需试剂,盖好罐内盖和外盖,插好温控探头,放入炉中相应位置。关闭炉门,设定微波消解程序,按下"确认"按钮存储消解程序,再按下"运行"按钮即可开始样品消解。消解完成后,冷却5~10分钟,取出消化罐,继续冷却至室温。为了适合分析,通常还需在电热板上开盖使酸蒸发或转移至锥形瓶中使酸挥发。

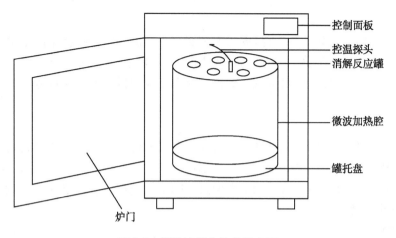

图 1-9 微波消解仪结构示意图

【注意事项】

1. 微波消解常用的消化试剂有硝酸、盐酸、氢氟酸和过氧化氢等,通过密封增压,这些试剂具有很强的消化能力。通常不推荐使用硫酸、高氯酸和磷酸。硫酸和磷酸挥发性小,微波消解常用的聚四氟乙烯消化罐,其最高使用温度为 260℃ 左右,在使用硫酸或磷酸时容易达到较高温度而损坏消化罐;使用高氯酸则极容易引起爆炸,特别是有机物含量较高时。

2. 微波消解不可直接用于易燃易爆样品(包括含有挥发性溶剂的样品)的消解;消解前,应充分摇匀消解液,勿使样品黏附于罐壁或浮在消解液面上,消化罐的罐盖要旋紧贴合,其外壁和温控探头要保持干燥;消解时应放于通风橱或者毒气柜中进行,确认炉门关闭,且必须在微波炉腔内装入消解罐,仪器不可以空载;当程序运行完毕后,需冷却 5~10 分钟再将消化罐取出,继续在通风橱中冷却 20 分钟左右,才能打开消化罐,避免消解液喷出;消解完毕后,要排尽微波炉腔体内的残余酸气,并清洁炉腔。

3. 微波消解炉所使用的聚四氟乙烯罐具有优良的化学稳定性,具有耐腐蚀性、润滑不易黏附、密封性和电绝缘性良好等优点,但仍需注意消化罐的清洗。通常在消化罐中加入硝酸,放入微波消解仪中,150℃消化 15 分钟,即可溶去罐内污物,再用纯水冲洗干净备用。

4. 微波消化罐容积通常不大,要根据说明书,不能加入超过规定的最高样品量(通常不超过 0.3g)和酸体积(所加消解试剂的总量最好不超过罐容积的三分之一)。

5. 消化罐不能用硬物刷洗以防留下划痕,造成密封不良;消解罐禁止在电炉明火加热使用,若要挥发酸性试剂,可以在电热板上 130℃ 以下加热,加热时打开外盖,敞口挥发。

(邹晓莉)

十五、 固相萃取装置

【仪器功能简介】

固相萃取法(solid phase extraction,SPE)是利用样品中被分离成分和其他成分与萃取柱中固定相的作用力不同而进行分离的方法。近年发展的固相萃取技术采用高效、高选择性的固定相,能显著减小溶剂用量,简化样品预处理过程,具有速度快、不会发生乳化、可实现自动化的优点。

【工作原理】

利用萃取柱中的固定相将液体样品中的目标化合物吸附,与样品基体和干扰化合物分离,然后再用洗脱液洗脱达到分离和富集目标化合物的目的。

溶剂通过固相萃取小柱的方式有自然重力、加压或抽气。凭借重力,溶剂可以通过萃取柱,但流速较低。使用注射器加压或吸滤瓶抽气可以增加溶剂的流速。

固相萃取可以离线或在线方式进行。离线固相萃取操作可以由自动化仪器来完成。自动固相萃取仪由柱架、注塞泵、储液槽、管线和试样处理器组成。在线固相萃取又称在线净化和富集技术,主要用于高效液相色谱分析。通过阀切换将固相萃取处理试样与分析统一在一个系统中。离线固相萃取示意图见图1-10。

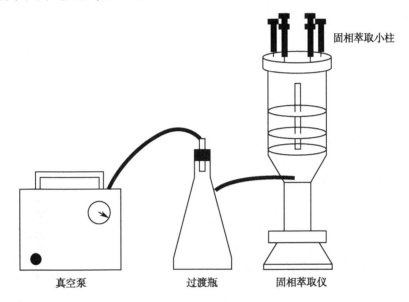

图 1-10　固相萃取示意图

【使用方法】

固相萃取操作有四个基本步骤:固定相活化、样品上柱、淋洗和洗脱。

1. 固定相活化　目的是创造一个与样品溶剂相容的环境并除去柱内的杂质。通常使用两种溶剂:初溶剂和终溶剂。初溶剂用于润湿和净化固定相,展开碳氢链,增加分析物作用表面积。终溶剂用于建立一个固定相环境以得到样品分析物的合适保留(柱平衡)。在样品上柱前活化的固相萃取柱必须保持湿润。

2. 样品上柱　将样品加入到固相萃取柱并迫使样品溶剂通过固定相的过程。固相萃取柱容量一般为固定相重量的1%～3%。样品的流速必须控制。

3. 淋洗(洗涤)　目的是除去固定相内不需要的样品成分或杂质,所用淋洗溶剂要略强于或等于上样溶剂。

4. 洗脱　将分析物质从固定相上洗脱下来,洗脱溶剂用量一般是 0.5～0.8ml/100mg 固定相。

【注意事项】

1. 加样前尽量不要干柱,如果吸附剂干燥会降低样品保留值;且柱子的干燥程度不一,会影响回收率的重现性。

2. 上柱操作中流速以 0.5～1ml/min 为宜,而柱活化和清洗操作则可调至 2～5ml/min。

3. 亲水性杂质可用水或含有低浓度有机溶剂的水溶液清洗;非极性或弱极性的杂质,可用单一或混合溶剂清洗,但应以不洗掉被测成分为前提。

(肖　琴)

十六、 固相微萃取装置

【仪器功能简介】

固相微萃取(solid phase microextraction,SPME)是在固相萃取基础上发展起来的一种新的样品前处理技术。与液液萃取、固相萃取相比,具有操作时间短、所需样品量小、不需萃取溶剂及重现性好等优点。固相微萃取简单、快速,集采样、萃取、浓缩、进样于一体。

固相微萃取的特点是无需溶剂直接提取水溶液和固体基质中的挥发性和半挥发性化合物;不同石英纤维满足多种应用需求;配合自动进样器使用,保证实验的精确度和准确性;可取代其他样品浓缩技术;每个石英纤维可以反复使用 50 次以上(最多达 200 次)。

固相微萃取可以分为直接固相微萃取和顶空固相微萃取。直接固相微萃取是将涂有高分子固相液膜的石英纤维直接插入样品溶液或气体样品中,对目标分析物进行萃取;经过一定时间达到分配平衡,即可取出进行色谱分析;该法适用于气体样品及洁净水样。顶空固相微萃取是石英纤维停放在试样上方进行顶空萃取,不与样品基体接触,避免了基体干扰,同时提高了分析速度;该法适用于挥发性物质的分析。固相微萃取示意图如图 1-11。

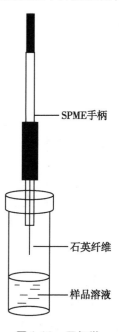

SPME手柄

石英纤维

样品溶液

图 1-11　固相微萃取示意图

【工作原理】

固相微萃取技术的核心是固相微萃取器。固相微萃取器由手柄(holder)和石英纤维(fiber)两部分组成。石英纤维是一根涂渍有不同吸附材料(固定相)的熔融石英纤维,一端接在内层细不锈钢管内,外套另一层不锈钢针管,石英纤维可在针管内伸缩。手柄用于安装石英纤维。遵循相似相溶原理,待测物在一定条件下被溶解或吸附在固定相中,并在固定相和样品介质中达到平衡。涂层上吸附的待测物的量与样品中待测物浓度线性相关。采用热解吸或溶剂解吸进样。

【使用方法】

1. 固相微萃取的关键在于选择石英纤维上的涂层(吸附剂)。要使目标化合物能吸附在涂层上,而干扰化合物和溶剂不吸附。一般的选择原则是目标化合物是非极性时选择非极性涂层;目标化合物是极性时选择极性涂层。

2. 当萃取被测物时,先将涂有固定相的石英纤维收回针管内,将针头插入样品瓶中,推进手柄,伸出石英纤维,使固定相浸入到样品溶液中或样品瓶的顶空中。

3. 萃取 2～30 分钟后,将石英纤维收回针管内,拔出针头,将其插入气相色谱仪的进样口中或高效液相色谱仪的解吸池中,推动手柄,伸出石英纤维,使采集的样品进入色谱柱内,便可直接对被测物进行分析。

【注意事项】

1. 将石英纤维轻轻推出,查看其是否完好。

2. 做样品以前需进行老化,老化时要低于它的最高使用温度。

3. 在使用石英纤维穿刺隔垫的时候,一定要将石英纤维收回针管内,待穿过隔垫后,再将石英纤维缓缓推出,采样结束后,也要先把石英纤维缩回针管内,再抽出。

4. 如果用的不是预穿孔的隔垫,先在隔垫上用针穿一个孔,再插入石英纤维,以避免针头弯折。

5. 推荐使用固相微萃取专用直型衬管,衬管内径在 0.75 ~ 1.0mm,并且固相微萃取时不要在衬管中放玻璃棉,否则会割伤石英纤维。

6. 在进行顶空或者浸入式萃取时,请根据不同石英纤维选择好溶剂,否则石英纤维会溶胀或者脱落。任何石英纤维都不能使用含氯溶剂。

（肖 琴）

十七、空气采样器

【仪器功能简介】

空气采样器(air sampler)是与空气收集器配套,能以一定的流量抽取空气样品的仪器,是用于环境和工作场所有害物质监测的重要仪器,主要由抽气动力装置和流量控制装置组成。空气采样器的种类很多,按采集方式可分为主动采样器和被动采样器;按采样方法可分为个体采样器和定点采样器;按流量不同,可分为大、中和小流量采样器;按使用场所可分为环境采样器、室内采样器和污染源采样器;按采集对象可分为气体(蒸气)采样器(大气采样器)、颗粒物采样器(如粉尘采样器)和空气微生物采样器。

【工作原理】

1. 主动型空气采样器　主动型空气采样器一般由流量计和采气动力系统(一般内置定时器)组成。其原理是通过动力系统,主动收集一定量的空气样,将有害物质吸收、吸附或阻留在空气收集器中,适合于检测空气中含量较低的有害物质。

(1)空气收集器:空气收集器是连接在空气采样器前,用于收集空气样品的装置,是空气采样系统不可或缺的一部分。不同的采样方法根据收集器不同,可以分为四种。

1)直接采样法:当空气中被测成分浓度较高或者所选用分析方法的灵敏度较高时,直接采集少量的气态污染物即可满足分析需要。常用的收集器有采样袋、注射器、真空瓶等。

2)液体吸收法:用液体吸收、溶解或过滤被测物质,用于气体、蒸气和部分气溶胶采样,主要用于定点采样。常用的吸收管有气泡吸收管、多孔玻板吸收管和冲击式吸收管。

3)固体吸附剂法:将固体吸附物装入一定粗细和长短的玻管中,使现场空气通过玻管时,被测物被吸附阻留。常用的吸附剂有颗粒状吸附剂(如硅胶、活性炭管、高分子多孔玻管和浸渍固体吸附剂等)、纤维状滤料(如定量滤纸、玻璃纤维滤纸、过氯乙烯滤膜等)和筛孔状滤料(微孔滤膜和聚氨酯泡沫塑料等)。

4)冷冻浓缩法:将采集器置于冷冻剂中,在低温下采集低沸点、易挥发物质。常用的冷冻剂有冰水、干冰和液氮等。

(2)流量计:流量计是一种指示被测流量和(或)在选定的时间间隔内流体总量的仪表,是空气定量采集的关键。空气采样器一般采用转子流量计、热式气体质量流量计和电子流量计测定空气流量。还可装配流量自动控制部件,当监测流量与规定的工作点流量的偏差超过一定范围,且持续一段时间,采样器会自行停止工作,以保证采样期间空气流量的稳定。目前采用的流量计有以下几种。

1)转子流量计:又称浮子流量计,是变面积流量计的一种,由一自下向上扩大的锥形管和一个置于锥形管内可以上下自由移动的转子(也称浮子)构成。浮子的重力是由流体动力承受的,从而使浮子可以在锥管内自由地上升和下降。玻璃转子流量计因其结构简单,价格低廉,在现场指示流量使用方便,是目前空气采样器中应用最广泛的一种流量计。缺点是易碎,需目测读数,存在较大视觉误差的可能性;出现误差不能修复,只能更换流量计。

2)热式气体质量流量计:利用上下加热器之间产生的温度差与流体的质量流量成比例来测定流量。其优点是流量显示以数字形式出现,误差较小,且不受温度、压力的影响;可显示累计采样体积;体积和配套电路较小,高低流量量程比很高(100:1),适用于各类空气采样器。缺点是出现误差需要定期校准,价格偏高。

3)差压式流量计:利用标准阻力件产生差压信号,用差压传感器测量校准。其优点是流量显示以数字形式出现,误差较小。缺点是体积和配套电路较大,较重,高低流量量程比高(10:1),主要适用于大流量的环境颗粒物空气采样器;出现误差需要定期校准,价格较高。

(3)采气动力系统:采气动力系统实际上是一个真空抽气系统,吸收现场空气使之通过采样器。通常有手抽桶、电动真空泵、刮板泵、薄膜泵、电磁泵、容积式叶片泵或其他抽气泵。电动真空泵抽气量大,可配置在大流量采样器上。刮板泵、薄膜泵、电磁泵抽气量较小,但重量较轻,携带方便,可配置在小流量采样器上。一般来说,动气设备的抽气负压越高,背压补偿范围越宽,流量越稳定,采样体积越准确。采用交、直流电提供采气动力。

2. 被动型空气采样器 又称无泵型采样器,是利用毒物分子扩散或渗透的原理设计制作的空气采样仪器,无需动力采样系统和流量计。因体积小、重量低,适用于个体采样和长时间采样。

【使用方法】

1. 采集器安装在主动型空气采样器的进气口。定点采样时,空气采样器可放置在活动的三角支架上;个体采样时,可采用主动或被动采样器,通常将采样器直接佩戴在被采样对象身上,保证收集器在呼吸带高度。

2. 按下主动型空气采样器的电源开关,设置采样时间,启动采样泵,调整流量,使流量指示到需要采集的流量要求,即可自动进行采样。到指定时间仪器自动停止采样。

3. 将被动型采样器佩戴或悬挂在劳动者呼吸带,打开被动型采样器的进气口即可采样。

4. 当空气中两种形式的有害物质共同存在时,可将采集器串联或对采集颗粒物的滤膜进行处理,以增加其吸附、吸收气体(蒸气)有害物质的功能,或对同一种采样器采用不同的收集器,分别采集气体(蒸气)和颗粒物。

【注意事项】

1. 按要求定期校准流量计、定时器。使用前进行检漏。

2. 空气采样器用交流电作电源时,应为 220V、50Hz,用直流电作电源时,应为 6~9V。若为充电电池,充电一次,应能在最高流量和最大阻力下连续运行 2~8 小时以上,并保持流量相对变化应小于 ±5%。严禁在爆炸气体环境中充电和使用。

3. 根据不同的采样目的和采样方法,选择合适的采集器、空气采样器和采样流量,正确连接采集器。确保采集器连接密合,恒流采样。

4. 正确连接吸收管及空气采样器,宜在空气采样器进气口处接上缓冲罐,然后连接吸收管,以有效防止液体吸收剂倒流至空气采样器,损害流量计和采样泵。若操作不慎,发生倒吸现象,可用无水乙醇清洗泵体,然后将仪器空载运转几分钟,待乙醇全部挥发后方可投入正常使用。

5. 在运输、使用过程中应尽量避免强烈的振动碰撞及灰尘、雨、雪的侵袭。

（龚 伟 高 蓉）

第二部分 基础训练实验

§1 食品理化检验篇

实验一 食品中水分的测定

食品中的水有游离水和结合水两种存在形式。水含量的多少,不仅直接影响食品的感官性状,也影响到各种营养素及有害物质的浓度。水还是微生物繁殖的重要条件。水分含量是国家卫生标准对某些食品的规定测量指标。

【实验目的】

掌握直接干燥法、减压干燥法、卡尔-费休法测定食品中水分的原理和相关计算;熟悉直接干燥法、减压干燥法、卡尔-费休法测定食品中水分的操作方法;了解测定食品中水分含量的意义及方法的适用范围。

（一）直接干燥法

【实验原理】

利用食品中水分的物理性质,在101.3kPa,温度$101 \sim 105℃$下采用挥发方法测定样品中因干燥减少的重量,包括吸湿水、部分结晶水和该条件下能挥发的物质,再通过干燥前后的称量数值计算出水分的含量。

【仪器与试剂】

1. 仪器 电热恒温干燥箱;扁形铝制或玻璃制称量瓶;干燥器;分析天平,感量为0.1mg。

2. 试剂

(1)盐酸溶液(6mol/L):量取50ml浓盐酸(优级纯),加水稀释至100ml。

(2)氢氧化钠溶液(6mol/L):称取24g氢氧化钠(NaOH,优级纯),加水溶解并稀释至100ml。

(3)海砂:取用水洗去泥土的海砂或河砂,先用6mol/L盐酸溶液煮沸0.5小时,用水洗至中性,再用6mol/L氢氧化钠溶液煮沸0.5小时,用水洗至中性,经105℃干燥备用。

(4)实验用水为三级水。

【实验步骤】

1. 固体样品 取洁净铝制或玻璃制的扁形称量瓶,置于$101 \sim 105℃$干燥箱中,瓶盖斜支于瓶旁边,加热1.0小时,取出盖好,置干燥器内冷却0.5小时,称量,并重复干燥至前后两次质量差不超过2mg,即为恒重。将混合均匀的试样迅速磨细至颗粒小于2mm,不易研磨的样品应尽可能切碎,称取$2 \sim 10g$(精确至0.0001g)试样,放入此称量瓶中,试样厚度不超过5mm,如为疏松试样,厚度不超过10mm,加盖,精密称量后,置101~105℃干燥箱中,瓶盖斜支于瓶旁边,干燥2~4小时后,盖好取出,放入干燥器内冷却0.5小时后称量。然后再放入101~105℃干燥箱中干燥1小时左右,取出,放入干燥器内冷却0.5小时后再称量。重复以上操作至前后两次质量差不超过2mg,即为恒重。

2. 半固体样品或液体样品 取洁净的称量瓶,内加10g海砂及一根小玻棒,置于101~105℃干燥箱中,干燥1.0小时后取出,放入干燥器内冷却0.5小时后称量,并重复干燥至恒重。然后准确称取5~10g(精确至0.0001g)试样,置于蒸发皿中,用小玻棒搅匀放在沸水浴上蒸干,并随时搅拌,擦去皿底的水滴,置101~105℃干燥箱中干燥4小时后盖好取出,放入干燥器内冷却0.5小时后称量。然后再放入101~105℃干燥箱中干燥1小时左右,取出,放入干燥器内冷却0.5小时后再称量。并重复以上操作至恒重。

【数据处理】

试样中水分的含量按照下式计算:

$$X = \frac{m_1 - m_2}{m_1 - m_3} \times 100$$

式中:

X ——试样中水分的含量,g/100g;

m_1 ——称量瓶(加海砂、玻棒)和试样的质量,g;

m_2 ——称量瓶(加海砂、玻棒)和试样干燥后的质量,g;

m_3 ——称量瓶(加海砂、玻棒)的质量,g。

水分含量≥1g/100g时,计算结果保留三位有效数字;水分含量<1g/100g时,计算结果保留两位有效数字。

【注意事项】

1. 直接干燥法适用于测定干燥温度下不易分解、不易被氧化和含挥发性物质较少的样品,如谷物及其制品、豆制品、卤制品、肉制品等。对容易分解或易焦化的样品,应采取较低的烘烤温度和较短的烘焙时间或采用减压干燥法进行测定。

2. 测定水分时,称量恒重是指一份样品连续两次称量之差不超过2mg。两次恒重值在最后计算中,取最后一次的称量值。

3. 黏稠的样品,如炼乳、糖浆、果酱等,制备样品时应加入精制的海砂以增大水分的蒸发面积。海砂应预先干燥恒重。

【思考题】

1. 干燥器有什么作用? 为什么经加热干燥的称量瓶要迅速放到干燥器内冷却后再称量?

2. 玻璃称量瓶和铝制称量瓶分别适用于哪类样品?

(二) 减压干燥法

【实验原理】

利用食品中水分的物理性质,在达到40~53kPa压力后加热至(60±5)℃,采用减压烘干方法去除试样中的水分,再通过烘干前后的称量数值计算出水分的含量。

【仪器与试剂】

真空干燥箱;扁形铝制或玻璃制称量瓶;干燥器,内附有效干燥剂;分析天平,感量为0.1mg。

【实验步骤】

1. 样品处理　粉末和结晶试样直接称取;较大块硬糖经研钵粉碎,混匀备用。

2. 测定　准确称取 2 ~ 10g(精确至 0.0001g)试样于已恒重的称量瓶中,放入真空干燥箱内,将真空干燥箱连接真空泵,抽出真空干燥箱内空气(所需压力一般为 40 ~ 53kPa),并同时加热至所需温度(60 ± 5℃)。关闭真空泵的活塞,停止抽气,使真空干燥箱内保持一定的温度和压力,4 小时后,打开活塞,使空气经干燥装置缓缓通入至真空干燥箱内,待压力恢复正常后再打开。取出称量瓶,在干燥器中放置 0.5 小时后称量,并重复以上操作至前后两次质量差不超过 2mg,即为恒重。

【数据处理】

按直接干燥法的公式计算试样中水分的含量。

【注意事项】

1. 减压干燥法适用于易分解、水分含量较多及挥发较慢的食品中水分的测定,如糕点、糖浆、蛋制品、淀粉制品、罐头食品、水果、蔬菜、味精等;不适用于添加了其他原料的糖果,如奶糖、软糖等试样测定,同时该法不适用于水分含量小于 0.5g/100g 的样品。

2. 本法采用了较低的干燥温度,避免了富含脂肪的样品中的脂肪在高温下氧化;可防止含糖量高的样品特别是含高果糖的样品在高温下脱水和炭化;也可防止含高温易分解成分的样品在高温下分解;低温干燥还可以避免某些食品在高温下由于表面蒸发过快,使食品表面形成一层结痂,内部的水分难以除尽的缺点。

3. 本法一般选择压力为 40 ~ 53kPa,选择温度为(60 ± 5)℃,实际应用中可根据样品的性质及干燥箱耐压能力的不同来调整压力和温度。

【思考题】

减压干燥法适用于哪些食物的水分测定? 为什么?

（三）卡尔-费休(Karl-Fischer)法

【实验原理】

根据碘能与水和二氧化硫发生化学反应,在有吡啶和甲醇共存时,1mol 碘只与 1mol 水作用,反应式如下:

$$C_5H_5N \cdot I_2 + C_5H_5N \cdot SO_2 + C_5H_5N + H_2O + CH_3OH \rightarrow 2C_5H_5N \cdot HI + C_5H_6N[SO_4CH_3]$$

卡尔-费休水分测定法又分为库仑法和容量法。库仑法测定的碘是通过化学反应产生的,只要电解液中存在水,所产生的碘就会和水以 1∶1 的关系按照化学反应式进行反应。当所有的水都参与了化学反应,过量的碘就会在电极的阳极区域形成,反应终止。容量法测定的碘是作为滴定剂加入的,滴定剂中碘的浓度是已知的,根据消耗滴定剂的体积,计算消耗碘的量,从而计量出被测物质水的含量。

【仪器与试剂】

1. 仪器　卡尔-费休水分测定仪;分析天平,感量为 0.1mg。

2. 试剂

(1)卡尔-费休试剂:称取 85g 碘于干燥的 1L 有瓶塞的棕色玻璃试剂瓶中,加入 670ml 无水甲醇,盖上瓶塞,摇动至碘全部溶解后加入 270ml 吡啶,混匀,置于冰水浴中冷却,通入干燥的二氧化硫气体 60 ~ 70g,通气完毕后塞上瓶塞,放置于暗处至少 24 小时后使用。也可购买市售试剂。

(2)无水甲醇(CH_3OH):优级纯。

【实验步骤】

1. 卡尔-费休试剂的标定(容量法) 在反应瓶中加一定体积(浸没铂电极)的甲醇,在搅拌下用卡尔-费休试剂滴定至终点。加入 10mg 水(精确至 0.0001g),滴定至终点并记录卡尔-费休试剂的用量(V)。卡尔-费休试剂的滴定度按下式计算:

$$T = \frac{M}{V}$$

式中:

T——卡尔-费休试剂的滴定度,mg/ml;

M——水的质量,mg;

V——滴定水消耗的卡尔-费休试剂的用量,ml。

2. 样品处理 可粉碎的固体试样要尽量粉碎,使之均匀。不易粉碎的试样可切碎。

3. 样品中水分的测定 于反应瓶中加一定体积的甲醇或卡尔-费休测定仪中规定的溶剂浸没铂电极,在搅拌下用卡尔-费休试剂滴定至终点。迅速将易溶于上述溶剂的试样直接加入滴定杯中;对于不易溶解的试样,应采用对滴定杯进行加热或加入已测定水分的其他溶剂辅助溶解后用卡尔-费休试剂滴定至终点。建议采用库仑法测定试样中的含水量应大于 10μg,容量法应大于 100μg。对于某些需要较长时间滴定的试样,需要扣除其漂移量。

4. 漂移量的测定 在滴定杯中加入与测定样品一致的溶剂,并滴定至终点,放置不少于 10 分钟后再滴定至终点,两次滴定之间的单位时间内的体积变化即为漂移量(D)。

【数据处理】

固体试样中水分的含量按式(1),液体试样中水分的含量按式(2)进行计算。

$$X = \frac{(V_1 - D \times t) \times T}{M} \times 100 \qquad (1)$$

$$X = \frac{(V_1 - D \times t) \times T}{V_2\rho} \times 100 \qquad (2)$$

式中:

X——试样中水分的含量,g/100g;

V_1——滴定样品时卡尔-费休试剂体积,ml;

T——卡尔-费休试剂的滴定度,mg/ml;

M——样品质量,mg;

V_2——液体样品的体积,ml;

D——漂移量,ml/min;

t——滴定时所消耗的时间,min;

ρ——液体样品的密度,mg/ml。

水分含量≥1g/100g 时,计算结果保留三位有效数字;水分含量<1g/100g 时,计算结果保留两位有效数字。

【注意事项】

1. 卡尔-费休法广泛应用于各种液体、固体及一些气体样品中水分含量的测定,它也常作为水分(特别是痕量水分)的标准分析方法,可用此法校正其他的测定方法。在食品分析中,能用于含水量从 1mg/kg 到接近 100% 的样品的测定,已应用于面粉、砂糖、人造奶油、可可粉、糖蜜、茶叶、乳粉、炼乳及香料等食品中的水分测定,也是测定脂肪和油品中痕量水分的理想方法。

2. 卡尔-费休法不仅可测得样品中的自由水,而且可测出结合水,即此法测得结果更客观地反映出样品中总水分含量。

3. 卡尔-费休试剂的有效浓度取决于碘的浓度,新鲜配制的试剂,由于各种不稳定因素,其有效浓度会不断降低。因此,新鲜配制的卡尔-费休试剂混合后需放置一定时间后才能使用,而且每次使用前均应标定。

4. 二氧化硫与吡啶挥发性极强,对人体的危害很大,操作时应在良好的通风条件下进行。样品中若含有强还原性物质(如维生素C),则不能用此法测定。

5. 固体样品细度以40目为宜,最好用粉碎机而不用研磨,以防止水分损失。

6. 卡尔-费休试剂对水分十分敏感,在配制、储存和使用时要特别注意防止从环境中吸湿;在滴定及存放试剂时都要经过装有干燥剂的系统才能与大气相通。

【思考题】

1. 卡尔-费休法测定水分的原理是什么?

2. 为什么要对卡尔-费休试剂进行标定,如何计算卡尔-费休试剂的滴定度?

3. 卡尔-费休法测定水分有哪些干扰因素,如何避免?

实验二　食品中灰分的测定
—— 灼烧重量法

食品经高温灼烧后所残留的无机物质称为灰分。灰分是表示食品中无机成分总量的一项重要指标。

【实验目的】

掌握灼烧重量法测定食品中灰分的原理和方法;熟悉灰分测定的实验操作技术;了解测定食品中灰分含量的意义。

【实验原理】

将一定量的样品经炭化后放入500~600℃高温炉内灼烧,使有机物质被氧化分解,以二氧化碳、氮的氧化物及水等形式逸出,而无机物质以硫酸盐、磷酸盐、硼酸盐、氯化物等无机盐和金属氧化物的形式残留下来,称量残留物的重量即可计算出样品中总灰分的含量。

【仪器与试剂】

1. 仪器　马弗炉;分析天平,感量为0.1mg;石英坩埚或瓷坩埚;干燥器,内有干燥剂;电热板;水浴锅。

2. 试剂

(1)乙酸镁溶液(80g/L):称取8.0g乙酸镁[$(CH_3COO)_2Mg \cdot 4H_2O$]加水溶解并定容至100ml,混匀。

(2)乙酸镁溶液(240g/L):称取24.0g乙酸镁[$(CH_3COO)_2Mg \cdot 4H_2O$]加水溶解并定容至100ml,混匀。

【实验步骤】

1. 坩埚的灼烧　取大小适宜的石英坩埚或瓷坩埚置马弗炉中,在(550±25)℃下灼烧0.5小时,冷至200℃左右,取出,放入干燥器中冷却30分钟,准确称量。重复灼烧至前后两次称量相差不超过0.5mg为恒重。

2. 称样　灰分大于10g/100g的试样准确称取2~3g(精确至0.0001g);灰分小于10g/

100g 的试样准确称取 3～10g(精确至 0.0001g)。

3. 测定

(1)一般食品:液体和半固体试样应先在沸水浴上蒸干。固体或蒸干后的试样,先在电热板上以小火加热使试样充分炭化至无烟,然后置于马弗炉中,在(550±25)℃灼烧 4 小时。冷却至 200℃ 左右,取出,放入干燥器中冷却 30 分钟,称量前如发现灼烧残渣有炭粒时,应向试样中滴入少许水湿润,使结块松散,蒸干水分再次灼烧至无炭粒即表示灰化完全,方可称量。重复灼烧至前后两次称量相差不超过 0.5mg 为恒重,按式(1)计算。

(2)含磷量较高的豆类及其制品、肉禽制品、蛋制品、水产品、乳及乳制品:称取试样后,加入 240g/L 乙酸镁溶液 1.00ml 或 80g/L 乙酸镁溶液 3.00ml,使试样完全润湿。放置 10 分钟后,在水浴上将水分蒸干,以下步骤同一般食品样品操作。同时吸取 3 份相同浓度和体积的乙酸镁溶液,做 3 次试剂空白试验。当 3 次试验结果的标准偏差小于 0.003g 时,取算术平均值作为空白值。若标准偏差超过 0.003g 时,应重新做空白值试验。按式(2)计算。

【数据处理】

试样中灰分的含量计算按照下式计算:

$$X_1 = \frac{m_1 - m_2}{m_3 - m_2} \times 100 \tag{1}$$

$$X_2 = \frac{m_1 - m_2 - m_0}{m_3 - m_2} \times 100 \tag{2}$$

式中:

X_1(测定时未加乙酸镁溶液)——试样中灰分的含量,g/100g;

X_2(测定时加入乙酸镁溶液)——试样中灰分的含量,g/100g;

m_0——氧化镁(乙酸镁灼烧后生成物)的质量,g;

m_1——坩埚和灰分的质量,g;

m_2——坩埚的质量,g;

m_3——坩埚和试样的质量,g。

试样中灰分含量≥10g/100g 时,保留三位有效数字;试样中灰分含量 <10g/100g 时,保留两位有效数字。

【注意事项】

1. 测定灰分取样量的多少应根据试样的种类和性质来决定。通常以灼烧后得到的灰分量为 10～100mg 决定样品的称取量。

2. 炭化是为防止灼烧时试样中水分的急剧蒸发而损失样品,避免含糖、蛋白质、淀粉多的样品高温下发泡溢出坩埚。炭化时要注意热源强度,防止产生大量泡沫溢出坩埚;只有炭化完全,即不冒烟后才能放入高温电炉中。对于发泡样品,炭化前可加数滴纯植物油或辛醇。

3. 灰化温度的高低和时间直接影响测定结果。各种食品灰化的温度和时间通常有所不同。必须根据食品的种类和性质采用合适的灰化温度。通常温度不能超过 600℃,否则会造成钾、钠、氯等易挥发成分的损失。

4. 把坩埚放入高温炉或从炉中取出时,要在炉口停留片刻,使坩埚预热或冷却,防止因温度剧变而使坩埚破裂。

5. 灼烧后的坩埚应冷却至 200℃ 以下再移入干燥器中,否则因过热产生对流作用,易造成残灰飞散,且冷却速度慢。冷却后干燥器内形成较大真空,盖子不易打开。从干燥器中取出冷却的坩埚时,开盖恢复常压时应让空气缓缓进入,以防残灰飞散。

【思考题】

1. 测定食品灰分有什么卫生学意义?

2. 处理好的样品,放在马弗炉之前,为什么要先进行炭化处理?

3. 灰化的温度过高或过低对测定有什么影响?

4. 含磷高的食品在测定灰分时为什么要添加乙酸镁溶液?

实验三 食品中粗脂肪的测定
—— 索氏提取法

脂肪是食物中具有最高能量的营养素,食品中脂肪含量是衡量食品营养价值高低的指标之一。在食品加工生产过程中,原料、半成品、成品的脂类含量对产品的风味、组织结构、品质、外观、口感等都有直接的影响,故食品中脂类含量是食品检验的一项重要指标。

【实验目的】

掌握索氏提取法测定脂肪的原理与方法;熟悉索氏提取法基本操作要点及影响因素;了解粗脂肪的概念和脂肪的存在状态。

【实验原理】

在索氏脂肪提取器中,以有机溶剂如乙醚、石油醚等提取食品中脂肪,称残留物的质量,即可测得样品的脂肪含量。

【仪器与试剂】

1. 仪器 索氏提取器(图2-1);电热鼓风干燥箱;铝碟(或扁平称量瓶);恒温水浴锅;分析天平,感量0.1mg;镊子;研钵;绞肉机;组织捣碎机;脱脂过滤纸袋及大头针。

2. 试剂 无水乙醚(不含过氧化物)或石油醚(沸程30～60℃)。

【实验步骤】

1. 样品制备

(1)固体样品:取有代表性的样品至少200g,用研钵捣碎、研磨、混匀,置于密闭玻璃容器内;不易捣碎、研细的样品应切成细粒,置于玻璃容器中。

(2)粉状样品:取有代表性的样品至少200g(如粉粒较大应用研钵研细),混合均匀,置于密闭玻璃容器内。

(3)糊状样品:取有代表性的样品至少200g,混合均匀,置于密闭玻璃容器内。

(4)固、液样品:按固、液比例,取有代表性的样品至少200g,用组织捣碎机捣碎,混合均匀,置于密闭玻璃容器内。

(5)肉制品:去除不可食用部分,取有代表性的样品至少200g,用绞肉机至少绞两次,混合均匀,置于密闭玻璃容器内。

2. 样品测定

(1)用镊子夹取事先用乙醚浸泡过的滤纸袋,放于铝碟中,置100～105℃的烘箱内烘至恒重,放入干燥器中备用。

(2)准确称取测过水分的干燥样品2g(未测水分的样品应先烘烤除去水分后才能进行

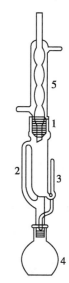

图2-1 索氏提取器

1. 浸提管;2. 虹吸管;3. 通气管;4. 接收瓶;5. 冷凝管

以下步骤),放入滤纸袋内,用大头针别好后称重。

(3)将封好的样品包放入索氏提取器的浸提管内,滤纸包的高度不能超过抽提筒的虹吸管。连接接收瓶,由抽提器冷凝管上端加入无水乙醚或石油醚至瓶内容积的2/3处,通入冷凝水,将接收瓶浸在水浴中加热,用一小团脱脂棉轻轻塞入冷凝管上口。水浴温度应控制在使提取液每6~8分钟回流一次为宜。抽提时间视试样中粗脂肪含量而定,一般样品提取4~12小时,坚果样品提取约16小时。提取结束时,用毛玻璃板接取一滴提取液,如无油斑则表明提取完毕。

(4)提取结束后,将滤纸袋取出,放回原称样铝碟内,待石油醚挥干后,置100~105℃的烘箱内烘至恒重。

【数据处理】

样品中粗脂肪的含量计算按照下式计算:

$$X = \frac{m_1 - m_2}{m} \times 100$$

式中:

X——样品中粗脂肪的含量,%;

m——样品的质量,g;

m_1——提取前滤纸袋加样品的质量,g;

m_2——提取后滤纸袋加样品的质量,g。

计算结果保留到小数点后一位。

【注意事项】

1. 因样品中含有少量脂溶性成分,如脂肪酸、高级醇、固醇、蜡质、色素等与脂肪混合在一起,因此采用索氏提取法测定的食品中的脂肪称为粗脂肪。

2. 通常选择的脂肪提取剂是无水乙醚或石油醚。乙醚的沸点低,溶解脂肪的能力比石油醚强,但乙醚可饱和约2%的水分,含水的乙醚也将同时提取出糖分等非脂类成分,所以采用无水乙醚做提取剂,被测样品必须事先烘干。石油醚与乙醚相比,具有较高的沸点,吸收水分少,使用时允许样品有微量水分。

3. 将滤纸袋放入提取器,加石油醚高度不能超过虹吸管顶端,否则上部脂肪不能提尽而造成误差。

4. 加石油醚时应该切断电源,以免爆沸,不能边加热回流边添加石油醚。

5. 提取时,冷凝管上口连接氯化钙管或塞一小团脱脂棉球,以防止乙醚挥发或空气中水分的进入。

6. 有机溶剂易燃,注意防火。

【思考题】

1. 索氏提取法提取的为什么是粗脂肪?

2. 简述索氏抽提器的提取原理及应用范围。

3. 潮湿的样品可否采用乙醚直接提取?为什么?

4. 使用乙醚作脂肪提取溶剂时,应注意的事项有哪些?为什么?

实验四 食品中粗蛋白含量的测定
—— 凯氏定氮法

蛋白质是食品的重要组成部分,也是重要的营养物质。测定食品中蛋白质的含量对于评价食品的营养价值、合理开发利用食品资源、指导生产、优化食品配方、提高产品质量具有重要的意义。

【实验目的】

掌握凯氏定氮法测定蛋白质含量的原理和方法;熟悉蛋白质换算系数及在蛋白质含量计算中的应用;了解蛋白质的消化和凯氏定氮装置的使用方法。

【实验原理】

蛋白质是含氮的有机化合物。食品样品与硫酸、硫酸铜和硫酸钾一起加热消化,使蛋白质分解,生成的氨与硫酸结合生成硫酸铵。然后在氢氧化钠作用下,经水蒸气蒸馏使氨游离,用过量硼酸溶液吸收后,再以硫酸或盐酸标准溶液滴定,根据酸的消耗量求得样品的总氮量,并换算成蛋白质的含量。反应方程式如下:

$$(NH_4)_2SO_4 + 2NaOH \rightarrow Na_2SO_4 + 2H_2O + 2NH_3 \uparrow$$

$$2NH_3 + 4H_3BO_3 \rightarrow (NH_4)_2B_4O_7 + 5H_2O$$

$$(NH_4)_2B_4O_7 + 2HCl + 5H_2O \rightarrow 2NH_4Cl + 4H_3BO_3$$

【仪器与试剂】

1. 仪器 天平,感量为 1mg;凯氏定氮装置,如图 2-2 所示;酸式滴定管。

2. 试剂

(1)硫酸铜($CuSO_4 \cdot 5H_2O$)。

(2)硫酸钾(K_2SO_4)。

(3)浓硫酸(H_2SO_4)。

(4)95% 乙醇(C_2H_5OH)。

(5)硼酸溶液(20g/L):称取 20g 硼酸(H_3BO_3),加水溶解后并稀释至 1000ml。

(6)氢氧化钠溶液(400g/L):称取 40g 氢氧化钠(NaOH),加水溶解后,放冷,并稀释至 100ml。

(7)硫酸标准溶液($c = 0.0250mol/L$)或盐酸标准溶液($c = 0.0500mol/L$)。

(8)甲基红乙醇溶液(1g/L):称取 0.1g 甲基红($C_{15}H_{15}N_3O_2$),溶于 95% 乙醇,用 95% 乙醇稀释至 100ml。

(9)亚甲基蓝乙醇溶液(1g/L):称取 0.1g 亚甲基蓝($C_{16}H_{18}ClN_3S \cdot 3H_2O$),溶于 95% 乙醇,用 95% 乙醇稀释至 100ml。

(10)溴甲酚绿乙醇溶液(1g/L):称取 0.1g 溴甲酚绿($C_{21}H_{14}Br_4O_5S$),溶于 95% 乙醇,用 95% 乙醇稀释至 100ml。

(11)混合指示液:A 液:2 份 1g/L 甲基红乙醇溶液与 1 份 1g/L 亚甲基蓝乙醇溶液临用时混合;B 液:1 份 1g/L 甲基红乙醇溶液与 5 份 1g/L 溴甲酚绿乙醇溶液临用时混合。

(12)实验用水为三级水。

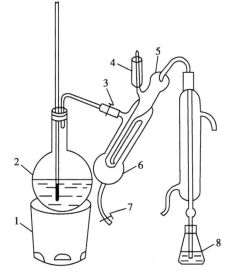

图 2-2 凯氏定氮装置

1. 电炉;2. 水蒸气发生器(2L 烧瓶);
3. 螺旋夹;4. 小玻璃杯及棒状玻璃塞;5. 反应室;6. 反应室外层;7. 橡皮管及螺旋夹;8. 蒸馏液接收瓶

【实验步骤】

1. 样品处理 称取充分混匀的固体试样 0.2 ~ 2g,半固体试样 2 ~ 5g 或液体试样 10 ~ 20g(相当于 30 ~ 40mg 氮),精确至 0.001g,移入干燥的凯氏定氮瓶中,加入 0.2g 硫酸铜、3g

硫酸钾及 5～10ml 硫酸(所有试剂要尽量加到凯氏定氮瓶的底部),轻摇后于瓶口插上小漏斗,将瓶以 45°角斜支于石棉网上,置通风橱内的电炉上加热消化。在消化开始时应控制火力,待内容物全部炭化,泡沫完全停止后,加强火力,并保持瓶内液体微沸,待瓶内液体呈蓝绿色并澄清透明后,再继续加热 0.5～1 小时。取下放冷,小心加入 20ml 水。放冷后,移入 100ml 容量瓶中,并用少量水洗涤定氮瓶 2～3 次,洗液并入容量瓶中,再加水至刻度,混匀备用。按同法做试剂空白。

2. 蒸馏 按图 2-2 安装好定氮蒸馏装置,注意保证蒸馏装置每个连接部位不漏气。向水蒸气发生器内装水至 2/3 处,加入数粒玻璃珠,加数滴 1g/L 甲基红乙醇溶液及数毫升硫酸,以保持水呈酸性,加热煮沸水蒸气发生器内的水并保持沸腾。

3. 吸收 向接收瓶内加入 20g/L 硼酸溶液 10.0ml 及 1～2 滴混合指示液 A 液或 B 液,并使冷凝管的下端插入液面下,根据试样中氮含量,准确吸取 2.0～10.0ml 样品消化稀释液由小玻璃杯注入反应室,以 10ml 水洗涤小玻璃杯并使之流入反应室内,随后塞紧棒状玻塞。吸取 400g/L 氢氧化钠溶液 10.0ml 倒入小玻璃杯,提起玻塞使其流入反应室,立即将玻塞盖紧,并加少量水于小玻璃杯内密封进样口以防漏气,开始蒸馏。反应生成的氨气通过冷凝管进入接收瓶内,蒸馏 10 分钟后移动蒸馏液接收瓶,使液面离开冷凝管下端,再蒸馏 1 分钟。然后用少量水冲洗冷凝管下端外部,取下蒸馏液接收瓶。

4. 滴定 尽快以 0.0250mol/L 硫酸标准溶液或 0.0500mol/L 盐酸标准溶液滴定吸收液至终点,记录标准溶液消耗的体积。其中混合指示液 A 颜色由紫红色变成灰蓝色,pH 5.4;混合指示液 B 颜色由酒红色变成浅灰红色,pH 5.1。同时吸取等体积试剂空白消化液按样品消化液操作方法进行蒸馏和滴定。

【数据处理】

样品中蛋白质的含量按照下式进行计算:

$$X = \frac{(V_1 - V_2) \times c \times 0.0140}{m \times V_3/100} \times F \times 100$$

式中:

X ——样品中蛋白质的含量,g/100g;

V_1 ——样品消化液消耗硫酸或盐酸标准溶液的体积,ml;

V_2 ——试剂空白消耗硫酸或盐酸标准溶液的体积,ml;

V_3 ——吸取样品消化液的体积,ml;

c ——硫酸或盐酸标准溶液浓度,mol/L;

0.0140——1.0ml 硫酸[$c(1/2H_2SO_4) = 1.000$mol/L]或盐酸[$c(HCl) = 1.000$mol/L]标准溶液相当的氮的质量,g;

m ——试样的质量,g;

F ——氮换算为蛋白质的系数,一般食物为 6.25。

蛋白质含量≥1g/100g 时,结果保留三位有效数字;蛋白质含量<1g/100g 时,结果保留两位有效数字。

在重复性条件下获得的两次独立测定结果的绝对差值不得超过算术平均值的 10%。

【注意事项】

1. 凯氏定氮法所测得的含氮量为食品的总氮量,其中还包括少量的非蛋白氮,如尿素氮、游离氨氮、生物碱氮、无机盐氮等,因此,由凯氏定氮法测得的蛋白质称为粗蛋白质。

2. 消化时,如不容易呈透明溶液,可将凯氏烧瓶放冷后,加入30%过氧化氢催化剂2~3ml,促使氧化。

3. 蒸馏装置应平稳牢固,不能漏气。蒸馏时,蒸汽发生应均匀、充足,蒸馏中途不得停火断气,否则发生倒吸。加入碱液要足量,动作要快,防止生成的氨气逸散损失。还要防止碱液污染冷凝管及接收瓶,如发生碱液污染,应立即停止蒸馏,待清洗干净后,再重新蒸馏。冷凝管出口一定要浸入吸收液中,防止氨气挥发损失。蒸馏结束后,应先将冷凝管下端提离液面清洗管口,以免发生倒吸,再蒸馏1分钟;氨是否完全蒸馏出来,可用pH试纸检查馏出液是否为碱性。

4. 向蒸馏瓶中加入氢氧化钠溶液时,往往出现褐色沉淀。这是由于氢氧化钠与硫酸铜反应,生成氢氧化铜,经加热后又分解生成氧化铜的沉淀,有时铜离子与氨作用生成深蓝色的铜氨络离子。

【思考题】

1. 简述凯氏定氮法测定蛋白质的原理。

2. 本实验中加入硫酸、硫酸钾和硫酸铜的作用是什么?

3. 凯氏定氮法测定蛋白质,为什么在计算中要乘以蛋白质换算系数?

4. 样品经消化进行蒸馏前,为什么要加入氢氧化钠?这时溶液发生什么变化?为什么?如果没有变化,说明什么问题?需采用什么措施?

附:微量凯氏定氮装置的使用方法

1. **仪器的洗涤**　蒸馏装置经一般洗涤后,还需用水蒸气洗涤,方法如下。

先在水蒸气发生器中加入2/3体积的蒸馏水(事先加入几滴浓硫酸,使其酸化,加入甲基红指示剂,几粒玻璃珠)。打开加样口处的棒状玻塞,用电炉加热水蒸气发生器至沸腾,使水蒸气通入仪器的各个部分,以达到清洗的目的。在冷凝管下端放置一个锥形瓶接收冷凝水,然后塞紧加样口处的棒状玻塞,继续用蒸汽洗涤5分钟。冲洗完毕,停止加热,夹紧水蒸气发生器与反应室之间的橡胶管,反应室中的废液由于减压而倒吸进入反应室外层,打开反应室外层下端的螺旋夹排除废液。

如此清洗2~3次,再在冷凝管下端放一个盛有硼酸-指示剂混合液的锥形瓶,使冷凝管下口完全浸没在液面以下0.5cm处,蒸馏1~2分钟,观察锥形瓶内的溶液是否变色。如不变色,表示蒸馏装置内部已清洗干净。移去锥形瓶,再蒸馏1~2分钟,用蒸馏水冲洗冷凝管下口,关闭电炉,仪器即可供测定样品使用。

2. **标准硫酸铵测定(误差测定)**　在锥形瓶中加入20ml硼酸-指示剂混合液,将此锥形瓶接在冷凝管下端,并使冷凝管的出口浸入溶液中。注意在加样前务必打开反应室外层下端的螺旋夹,以免锥形瓶内液体倒吸。

准确吸取2.00ml硫酸铵标准溶液,由小玻杯注入反应室,以少量蒸馏水洗涤小玻杯三次,并使之流入反应室内,随后塞紧棒状玻塞。吸取400g/L氢氧化钠溶液10.0ml倒入小玻杯,提起玻塞使其流入反应室,立即将玻塞盖紧,并加少量水于小玻杯内密封进样口以防漏气。关闭反应室外层下端的螺旋夹,加热水蒸气发生器,开始蒸馏。锥形瓶中硼酸-指示剂混合液由于吸收了氨,开始变色。自变色时起,再蒸馏3~5分钟后,移动锥形瓶,使瓶内液面离开冷凝管下口约1cm,用少量蒸馏水洗涤冷凝管下口,继续蒸馏1分钟,移开锥形瓶,盖上表面皿。

按上述方法再用硫酸铵标准溶液测定两次。另取 2.0ml 蒸馏水代替硫酸铵标准溶液进行空白测定。将各次蒸馏的锥形瓶一起滴定。取三次滴定的平均值进行含氮量的计算,并将结果与标准值(即加入硫酸铵标准溶液中的含氮量)进行比较,得到氮的回收率。

3. 蒸馏结束后的洗涤　每次蒸馏结束,移去电炉,夹紧水蒸气发生器与反应室之间的橡胶管,反应室中的废液由于减压而倒吸进入反应室外层,并用蒸馏水冲洗进样口及反应室 2~3 次,冲洗液也由于减压作用通过反应室的进气口倒吸进入反应室外层,打开反应室外层下端的螺旋夹,将废液排出。如此反复冲洗干净后,即可进行下一个样品的蒸馏。

4. 样品及空白的蒸馏　准确吸取消化液 2.0~10.0ml,由小玻杯注入反应室,再用少量蒸馏水洗涤小玻杯,其余操作按硫酸铵标准溶液的蒸馏进行。

实验五　食品中还原糖的测定
—— 直接滴定法

还原糖是分子中含有还原性基团游离醛基(−CHO)或酮基(>C=O)的糖类。食品中的还原糖主要指葡萄糖、果糖、戊糖、乳糖、麦芽糖等。检测样品中还原糖的含量,将其转换为糖类含量,可以计算食品中糖类含量的高低。

【实验目的】

掌握直接滴定法测定还原糖的原理;熟悉直接滴定法测定还原糖的操作技能;了解测定食品中还原糖的方法和测定意义。

【实验原理】

试样经除杂后,在加热条件下,以亚甲蓝作指示剂,滴定标定过的碱性酒石酸铜溶液(用还原糖标准溶液标定),根据样品液消耗体积计算还原糖含量。

【仪器与试剂】

1. 仪器　酸式滴定管,25ml;可调电炉,带石棉板。

2. 试剂

(1) 碱性酒石酸铜甲液:称取 15g 硫酸铜($CuSO_4 \cdot 5H_2O$),0.05g 亚甲蓝($C_{16}H_{18}ClN_3S \cdot 3H_2O$),溶于水并稀释至 1000ml。

(2) 碱性酒石酸铜乙液:称取酒石酸钾钠($C_4H_4O_6KNa \cdot 4H_2O$)50g,氢氧化钠(NaOH) 75g,溶于纯水中,再加亚铁氰化钾[$K_4Fe(CN)_6 \cdot 3H_2O$]4g,溶解后稀释至 1000ml,储存于橡胶塞玻璃瓶内。

(3) 乙酸锌溶液(219g/L):称取 21.9g 乙酸锌[$Zn(CH_3COO)_2 \cdot 2H_2O$],加 3ml 冰乙酸($C_2H_4O_2$),加水溶解并稀释至 100ml。

(4) 亚铁氰化钾溶液(106g/L):称取 10.6g 亚铁氰化钾[$K_4Fe(CN)_6 \cdot 3H_2O$],加水溶解并稀释至 100ml。

(5) 氢氧化钠溶液(40g/L):称取 4g 氢氧化钠(NaOH),加水溶解并稀释至 100ml。

(6) 盐酸溶液(1+1):1 体积盐酸与 1 体积水混合均匀。

(7) 葡萄糖标准溶液($\rho=1.0mg/ml$):准确称取经 98~100℃ 干燥至恒重的无水葡萄糖($C_6H_{12}O_6$)1g(精确至 0.0001g),加水溶解后,加入 5ml 盐酸,加水稀释至 1000ml。

(8) 果糖标准溶液($\rho=1.0mg/ml$):称取经 98~100℃ 干燥至恒重的果糖($C_6H_{12}O_6$)1g (精确至 0.0001g),加水溶解后,加入 5ml 盐酸,加水稀释至 1000ml。

(9) 乳糖标准溶液($\rho=1.0mg/ml$):称取经(96±2)℃ 干燥至恒重的乳糖($C_6H_{12}O_6$)1g

（精确至 0.0001g），加水溶解后，加入 5ml 盐酸，加水稀释至 1000ml。

（10）转化糖标准溶液（$\rho = 1.0$mg/ml）：称取 1.0526g 蔗糖，用 100ml 水溶解，置具塞三角瓶中，加 5ml 盐酸（1+1），在 68～70℃ 水浴中加热 15 分钟，放置至室温，转移至 1000ml 容量瓶中并定容至 1000ml。

（11）实验用水为三级水。

【实验步骤】

1. 样品处理

（1）一般食品：称取粉碎后的固体试样 2.5～5g 或混匀后的液体试样 5～25g，精确至 0.001g，置 250ml 容量瓶中，加 50ml 水，慢慢加入 5ml 乙酸锌溶液及 5ml 亚铁氰化钾溶液，加水至刻度，混匀，静置 30 分钟，用干燥滤纸过滤，弃去初滤液，取续滤液备用。

（2）酒精性饮料：称取约 100g 混匀后的试样，精确至 0.01g，置于蒸发皿中，用氢氧化钠（40g/L）溶液中和至中性，在水浴上蒸发至原体积的 1/4 后，移入 250ml 容量瓶中，以下按"一般食品"自"慢慢加入 5ml 乙酸锌溶液"起依法操作。

（3）含大量淀粉的食品：称取 10～20g 粉碎后或混匀后的试样，精确至 0.001g，置 250ml 容量瓶中，加 200ml 水，在 45℃ 水浴中加热 1 小时，并时时振摇。冷后加水至刻度、混匀、静置、沉淀。吸取 200ml 上清液置另一 250ml 容量瓶中，以下按"一般食品"自"慢慢加入 5ml 乙酸锌溶液"起依法操作。

（4）碳酸类饮料：称取约 100g 混匀后的试样（精确至 0.01g），置于蒸发皿中，在水浴上微热搅拌除去二氧化碳后，移入 250ml 容量瓶中，并用水洗涤蒸发皿，洗液并入容量瓶中，再加水至刻度，混匀后，备用。

2. 标定碱性酒石酸铜溶液　吸取碱性酒石酸铜甲液和乙液各 5.0ml，置于 150ml 锥形瓶中，加入纯水 10ml，玻璃珠 3 粒。从滴定管滴加约 9ml 葡萄糖标准溶液或其他还原糖标准溶液，摇匀，置于电炉上加热，控制在 2 分钟内沸腾，趁热以 1 滴/2 秒的速度继续滴加葡萄糖或其他还原糖标准溶液，直到蓝色刚好褪去为终点，记录消耗的葡萄糖或其他还原糖标准溶液的总体积。平行操作三份，取其平均值。计算每 10ml（甲、乙液各 5ml）碱性酒石酸铜溶液相当于葡萄糖或其他还原糖的质量（mg）[也可以按上述方法标定 4～20ml 碱性酒石酸铜溶液（甲、乙液各半）来适应试样中还原糖的浓度变化]。

3. 样品液预测　吸取碱性酒石酸铜甲液及乙液各 5.0ml，置于 150ml 锥形瓶中，加纯水 10ml，玻璃珠 3 粒，置于电炉上加热，控制在 2 分钟内沸腾，趁热以先快后慢的速度，从滴定管中滴加样品处理液，并保持溶液沸腾状态，待蓝色变浅时，以 1 滴/2 秒的速度滴定，直至蓝色刚好褪去为终点，记录消耗的样品液体积。当样液中还原糖浓度过高时，应适当稀释后再进行正式测定，使每次滴定消耗样液的体积控制在与标定碱性酒石酸铜溶液时所消耗的还原糖标准溶液的体积相近，10ml 左右，结果按式（1）计算。当浓度过低时则采取直接加入 10ml 样品液，免去加水 10ml，再用还原糖标准溶液滴定至终点，记录消耗的体积与标定时消耗的还原糖标准溶液体积之差相当于 10ml 样液中所含还原糖的量，结果按式（2）计算。

4. 样品液测定　吸取碱性酒石酸铜甲液及乙液各 5.00ml，置于 150ml 锥形瓶中，加纯水 10ml，玻璃珠 3 粒。从滴定管滴加比预测体积少 1ml 的样品液，放置于电炉上加热，控制在 2 分钟内沸腾，并保持沸腾 10 秒，然后趁热以每 1 滴/2 秒的速度继续滴定至蓝色刚褪去为终点，记录消耗的样品液总体积。同法平行操作三份，取其平均值。

【数据处理】

样品中还原糖的含量(以某种还原糖计)按下式计算:

$$X = \frac{m_1}{m \times V/250 \times 1000} \times 100 \qquad (1)$$

式中:

X——样品中还原糖的含量(以某种还原糖计),g/100g;

m_1——10ml 碱性酒石酸铜溶液(甲、乙液各5ml)相当于某种还原糖的质量,mg;

m——样品质量,g;

V——测定时平均消耗样品溶液体积,ml。

当浓度过低时样品中还原糖的含量(以某种还原糖计)按下式计算:

$$X = \frac{m_2}{m \times 10/250 \times 1000} \times 100 \qquad (2)$$

式中:

X——样品中还原糖的含量(以某种还原糖计),g/100g;

m_2——标定时消耗的还原糖标准溶液体积与加入样品后消耗的还原糖标准溶液体积之差相当于某种还原糖的质量,mg;

m——样品质量,g;

还原糖含量≥10g/100g 时计算结果保留三位有效数字;还原糖含量<10g/100g 时,计算结果保留两位有效数字。

【注意事项】

1. 碱性酒石酸铜溶液甲液、乙液应分别存放,使用时以等体积混合。否则酒石酸钾钠铜配合物长期在碱性条件下会慢慢分解析出氧化亚铜沉淀,使试剂有效浓度降低。

2. 碱性酒石酸铜溶液乙液中加入少量亚铁氰化钾的目的是使生成的红色氧化亚铜配位形成可溶性配合物,消除红色沉淀对滴定终点的干扰,使终点变色更明显。

3. 实验中的加热温度、时间及滴定速度对测定结果有较大影响,应严格控制。控制加热温度使溶液在2分钟内沸腾。滴定必须在沸腾条件下进行,滴定过程中滴定装置不能离开热源,使上升的蒸汽阻止空气进入溶液,以免影响滴定终点的判断。滴定速度应尽量控制在每2秒滴加1滴,滴定速度快,耗糖量增多;滴定速度慢,耗糖量减少。

4. 滴定至终点蓝色褪去后,溶液呈现黄色,此后约10秒又重新变为蓝色,不应再进行滴定。因为亚甲蓝指示剂被糖还原后蓝色消失,当接触空气中的氧之后被氧化重现蓝色。

【思考题】

1. 什么是还原糖,主要包括哪些?

2. 为什么要对样品液进行预滴定?

3. 为什么滴定过程要保持沸腾?

4. 样品中还原糖浓度低时,如何进行测定?

实验六 食用油脂酸价和过氧化值测定
—— 滴定法

食用油可分为植物油和动物油,常见的植物油包括大豆油、菜籽油、花生油、玉米油、葵花子油、芝麻油等;常见的动物油包括猪油、牛油、羊油、鱼油等。食用油脂长期存放易发生氧化反应而变质,使酸价和过氧化物升高,从而影响食用油的营养价值和安全性。我国GB2716—2005《食用植物油卫生标准》中规定:食用植物油的酸价不得超过 3.0mg/g(以KOH 计);过氧化值不得超过 0.25g/100g。

【实验目的】

掌握油脂过氧化值和酸价的测定原理与方法;熟悉反映油脂氧化酸败的指标;了解油脂的卫生标准。

(一) 酸价的测定

【实验原理】

以酚酞作为指示剂,用氢氧化钾标准溶液滴定中和植物油中的游离脂肪酸,每克植物油消耗氢氧化钾的毫克数,即为酸价。

【仪器与试剂】

1. 仪器　碱式滴定管,25ml;分析天平,感量为 0.1mg。

2. 试剂

(1)乙醚 + 乙醇(2 +1)。临用前用氢氧化钾溶液(3g/L)中和至酚酞指示液呈中性。

(2)酚酞指示液(10g/L):称取酚酞 1.0g,用 95% 乙醇溶解并稀释至 100ml。

(3)氢氧化钾标准溶液[$c(\mathrm{KOH}) = 0.050\mathrm{mol/L}$]:称取 2.8g 氢氧化钾,置于聚乙烯容器中,用无二氧化碳的水溶解并稀释至 1000ml,密闭放置 24 小时,用塑料管虹吸上层清液至另一聚乙烯容器中,临用前标定。标定方法如下:准确称取经 105 ~ 110℃ 电烘箱中干燥至恒重的工作基准试剂邻苯二甲酸氢钾($\mathrm{KHC_8H_4O_4}$)0.15 ~ 0.20g(精确至 0.0001g),溶于50ml 无二氧化碳的水中,加 2 滴酚酞指示液(10g/L),用配制好的氢氧化钾溶液滴定至溶液呈粉红色,同时作空白试验。

氢氧化钾标准溶液的浓度按下式计算:

$$c(\mathrm{KOH}) = \frac{m \times 1000}{(V_1 - V_2) \times M}$$

式中:

$c(\mathrm{KOH})$ ——氢氧化钾标准溶液的实际浓度,mol/L;

m ——邻苯二甲酸氢钾的质量,g;

V_1 ——滴定邻苯二甲酸氢钾消耗氢氧化钾标准溶液的体积,ml;

V_2 ——空白试验消耗氢氧化钾标准溶液的体积,ml;

M ——邻苯二甲酸氢钾的摩尔质量[$M(\mathrm{KHC_8H_4O_4}) = 204.22$],g/mol。

(4)实验用水为三级水。

【实验步骤】

称取 3.00 ~ 5.00g 混匀的试样,置于锥形瓶中,加入 50ml 中性乙醚 + 乙醇混合液,振摇使油溶解,必要时可置于热水中,温热促其溶解。冷至室温,加入酚酞指示液 2 ~ 3 滴,以氢氧化钾标准溶液(标定浓度 0.050mol/L)滴定,至出现微红色,且 0.5 分钟内不褪色为终点。

【数据处理】

试样的酸价按式(1)进行计算。

$$X = \frac{V \times c \times 56.11}{m} \tag{1}$$

式中：

X ——试样的酸价（以氢氧化钾计），mg/g；

V ——试样消耗氢氧化钾标准溶液体积，ml；

c ——氢氧化钾标准溶液的实际浓度，mol/L；

m ——试样质量，g；

56.11——与 1.0ml 氢氧化钾标准溶液 $[c(KOH)=1.000mol/L]$ 相当的氢氧化钾毫克数。

计算结果保留两位有效数字。

【注意事项】

1. 测定深色油的酸价，可减少试样用量或适当增加混合试剂的用量。不便于观察终点时，改用 10g/L 麝香草酚酞乙醇溶液为指示剂，滴定时，溶液从无色到蓝色即为终点。

2. 试验中加入乙醇可以使碱和游离脂肪酸的反应在均匀状态下进行，以防止反应生成的脂肪酸钾盐离解。氢氧化钾标准溶液用 30% 乙醇溶液配制，滴定终点更为清晰。

3. 滴定所用氢氧化钾溶液的量应为乙醇量的 1/5，以免皂化水解，如过量则有混浊沉淀，造成结果偏低。

（二）过氧化值的测定

【实验原理】

油脂氧化过程中产生的过氧化物与碘化钾作用，生成游离碘。以硫代硫酸钠标准溶液滴定游离的碘，根据消耗硫代硫酸钠标准溶液的体积计算油脂中过氧化值的含量。

【仪器与试剂】

1. 仪器 酸式滴定管，25ml；分析天平，感量为 0.1mg。

2. 试剂

（1）饱和碘化钾溶液：称取 14g 碘化钾（KI），加 10ml 水溶解，必要时微热加速溶解，冷却后储存于棕色瓶中，临用前配制。

（2）三氯甲烷-冰乙酸混合液：量取 40ml 三氯甲烷，加 60ml 冰乙酸，混匀。

（3）硫代硫酸钠标准溶液 $[c(Na_2S_2O_3)=0.0020mol/L]$：将一定体积经过标定的硫代硫酸钠标准溶液 $[c(Na_2S_2O_3)=0.1mol/L]$（配制与标定方法见附录2）置于容量瓶中，用新煮沸放冷的纯水稀释至 0.0020mol/L。

（4）淀粉指示剂（10g/L）：称取可溶性淀粉 0.5g，加入少许水调成糊状倒入 50ml 沸水中调匀，煮沸，临用前配制。

（5）实验用水为三级水。

【实验步骤】

称取 2.00～3.00g 混匀（必要时过滤）的试样，置于 250ml 碘量瓶中，加 30ml 三氯甲烷-冰乙酸混合液，使试样完全溶解。加入 1.00ml 饱和碘化钾溶液，紧密塞好瓶盖，并轻轻振摇 0.5 分钟，暗处放置 3 分钟。取出加 100ml 水，摇匀，立即用硫代硫酸钠标准溶液（0.0020mol/L）滴定，至淡黄色时，加 1ml 淀粉指示液，继续滴定至蓝色消失为终点。取相同量的三氯甲烷-冰乙酸溶液、碘化钾溶液、水，做试剂空白试验。

【数据处理】

试样的过氧化值按式（2）和式（3）进行计算。

$$X_1 = \frac{(V_1 - V_2) \times c \times 0.1269}{m} \times 100 \qquad (2)$$

$$X_2 = X_1 \times 78.8 \qquad (3)$$

式中:

X_1——试样的过氧化值(以碘的百分数表示过氧化值),g/100g;

X_2——试样的过氧化值(以每千克油脂中的过氧化物中氧的物质的量表示),meq/kg;

V_1——试样消耗硫代硫酸钠标准滴定溶液体积,ml;

V_2——试剂空白消耗硫代硫酸钠标准滴定溶液体积,ml;

c——硫代硫酸钠标准溶液的浓度,mol/L;

m——试样质量,g;

0.1269——与1.00ml硫代硫酸钠标准滴定溶液[$c(Na_2S_2O_3) = 1.000mol/L$]相当的碘的质量,g;

78.8——换算因子。

计算结果保留两位有效数字。

【注意事项】

1. 在重复性条件下获得的两次独立测定结果的绝对差值不得超过算术平均值的10%。

2. 碘易挥发,故滴定时溶液的温度不能高,且不要剧烈摇动溶液。

3. 为防止碘被空气氧化,应放在暗处,避免阳光照射,析出 I_2 后,应立即用 $Na_2S_2O_3$ 溶液滴定,滴定速度应适当快些。

4. 淀粉指示剂应是新配制的,在接近终点时加入,即在硫代硫酸钠标准溶液滴定碘至浅黄色时再加入淀粉。否则碘和淀粉吸附太牢,到终点时颜色不易褪去,致使终点出现过迟,引起误差。

【思考题】

1. 评价食用油脂卫生质量的理化指标有哪些?

2. 油脂酸败是如何发生的?

3. 反映油脂酸败的指标有哪些?

4. 为什么碘与硫代硫酸钠的反应必须在中性或弱酸性溶液中进行?

实验七 化学性食物中毒的快速检验

【实验目的】

掌握常见化学性食物中毒快速检验的方法原理;熟悉化学性食物中毒快速检验程序和几种常见快速检测试剂的配制和使用;了解各类化学性毒物的毒性及测定时的个人防护。

(一)亚硝酸盐的检验(格氏法)

【实验原理】

亚硝酸盐在弱酸性条件下能与对氨基苯磺酸作用,所生成的重氮化合物再与 N-1-萘基乙二胺耦合生成红色偶氮染料,检出亚硝酸盐。

【仪器与试剂】

(1)格氏试剂:取0.5g对氨基苯磺酸($C_6H_7NO_3S$),0.05g N-1-萘基乙二胺($C_{12}H_{15}N_2$),4.5g酒石酸($C_4H_6O_6$),于研钵中研磨均匀,密封存于广口瓶内备用。

(2)冰乙酸(CH_3COOH)。

（3）实验用水为三级水。

【实验步骤】

取 5～10g 样品切细捣碎置于具塞锥形瓶中，加 20ml 水和 1ml 乙酸，振摇数分钟，取 5ml 上清液或过滤液置于试管中。同时做空白管（5ml 水）。如待检液颜色很深，可加入活性炭脱色。在每支试管中加入格氏试剂一小匙，摇匀，放置数分钟后样品管呈现红色，而空白管不显色，则表示样品中有亚硝酸盐存在。

注：亚硝酸盐浓度太高时也不显红色，如样品管不显色，应稀释后再检查。

（二）氢氰酸及氰化物的检验（普鲁士蓝法）

【实验原理】

氰离子在碱性条件下与硫酸亚铁作用，生成亚铁氰化钠，用盐酸酸化后，与部分亚铁离子氧化生成的高铁离子作用，生成蓝色的亚铁氰化铁，即普鲁士蓝。

【仪器与试剂】

（1）硫酸亚铁（$FeSO_4$）溶液：100g/L。

（2）氢氧化钠（NaOH）溶液：100g/L。

（3）酒石酸（$C_4H_6O_6$）溶液：100g/L。

（4）盐酸溶液（$\varphi = 10\%$）：取 10ml 浓盐酸用水稀释至 100ml。

（5）硫酸亚铁-氢氧化钠试纸：将滤纸条浸入 100g/L 硫酸亚铁溶液中，取出晾干后剪成小块，临用时加 1 滴 100g/L 氢氧化钠溶液润湿。

【实验步骤】

取 5～10g 样品，粉碎后放入 100ml 锥形瓶中（或砷发生器），加约 20ml 水使呈糊状，100g/L 酒石酸溶液使呈酸性，立即在瓶口盖上硫酸亚铁-氢氧化钠试纸，然后用小火缓缓加热，待瓶内溶液沸腾，停止加热，取下试纸，浸入 10% 盐酸中。若样品中有氰化物存在，试纸上出现蓝色斑点。

注：①检样中毒物浓度较低时可采用水蒸气蒸馏，最后检测吸收液；②当有硫化氢等干扰物存在时，可于瓶上加一乙酸铅棉花管吸收，在管口上再放滤纸条。

（三）生物碱类的检验

【实验原理】

样品经处理后，以碱性试剂作为展开剂在薄层板上展开，紫外光灯下观察有无斑点的荧光；喷显色剂显色后，以斑点颜色和比移值定性。

【仪器与试剂】

（1）薄层板：硅胶 G 加 2% 氢氧化钠溶液，湿法铺板，105℃ 活化 30 分钟。

（2）展开剂：三氯甲烷 + 丙酮 + 正丁醇 + 浓氨水 =（1 + 9 + 1 + 1）。

（3）显色剂：改良碘化铋钾试剂：称取次硝酸铋 [$Bi_5(OH)_9(NO_3)_4$] 0.85g，加冰乙酸（CH_3COOH）10ml 与水 40ml 溶解后，加 400g/L 碘化钾（KI）溶液 20ml，混匀，置棕色瓶中作为储备液；临用前取储备液 1ml，加 0.6mol/L 盐酸溶液 2ml，加水至 10ml，即得改良碘化铋钾溶液。

【实验步骤】

样品经处理后，分别吸取 10～20μl 样液和生物碱标准溶液，分别点于同一硅胶 G 薄层板上，以三氯甲烷 + 丙酮 + 正丁醇 + 浓氨水（1 + 9 + 1 + 1）为展开剂，展开，展距约 8cm，取出晾干，在紫外光灯下观察有无斑点的荧光，然后喷以改良碘化铋钾试剂，显色后，与标准品对照，以斑点颜色和比移值定性。

注:此法不必将生物碱的盐类转化成游离碱,并可同时检验出数种生物碱。部分生物碱的薄层色谱情况见表2-1。

表2-1　生物碱的薄层色谱

生物碱	R_f 值	紫外线灯下观察	碘化铋钾
可待因	0.42~0.44		红
吗啡	0.39~0.41		橙
罂粟碱	0.81~0.83	微黄	橙
阿托品	0.15~0.19		橙
马钱子碱	0.18~0.20		淡黄
可卡因	0.60~0.62		淡红

(四)砷汞等金属毒物的检验

1. 雷因许(Reinsch)试验　雷因许试验作为砷、汞、银、锑、铋等金属的快速筛查方法,当反应呈阴性时,可排除这五种金属的存在;当反应呈阳性时,必须用其他方法进行确证试验。

【实验原理】

金属铜在酸性条件下,能使砷、汞、银、锑、铋等金属还原成元素状态或生成铜的合金而沉淀于铜的表面,显示出不同的颜色及光泽,由此推测可能存在的某种金属毒物。

【仪器与试剂】

(1)化学纯铜片(条):将铜片剪成 $1cm^2$ 小块(或用20号铜丝围绕玻璃棒紧密地绕成10圈成螺旋形)。

(2)氯化亚锡盐酸溶液(2%):取2g 氯化亚锡($SnCl_2 \cdot 2H_2O$)用100ml 浓盐酸溶解。

(3)硝酸溶液(2mol/L)。

【实验步骤】

(1)将铜片或铜丝置于试管中,加入2mol/L硝酸处理铜片(丝),待其干净明亮后,除去酸液,先用水洗,再用乙醇洗涤,最后用乙醚洗涤(处理好的铜片勿用手拿以免污染)。

(2)取样品5g于烧杯中,用蒸馏水调成糊状,加入5ml盐酸,再加入1ml 2%氯化亚锡盐酸溶液,将烧杯放在加热装置上,使样液微沸约10分钟(驱除可能存在的硫化物或亚硫化物),加入2片铜片,保持样液微沸约20分钟。加热过程中不断补加1.2mol/L盐酸,使烧杯内容物保持原来的体积和酸度。

(3)取出铜片(丝),用水洗涤,检查铜片颜色变化情况,可按表2-2初步判断可能有何种金属毒物存在,并保留样品,分别加以确证。

表2-2　雷因许试验铜片颜色变化表

铜片(丝)变色情况	可能存在的金属毒物
灰色或黑色	砷化物
灰紫色	锑化物
银白色	汞化物
灰黑色	铋化物
灰白色	银化物
黑色	硫化物、亚硫酸盐

若加热 30 分钟后铜片表面仍不变色,可确定样品中未检出砷、汞、锑、铋等金属。

注:①应保持盐酸浓度在 0.5～2mol/L,酸度过低,反应慢,酸度过高,砷和汞又易挥发损失。在加热过程中,水分逐渐减少,应注意补充;②加入氯化亚锡的目的是将五价砷还原成三价砷,加速其与铜片的反应;③样品中存在硫化物或亚硫酸盐,会使铜片变黑干扰结果,消除方法是:取样品加入盐酸,先在水浴上加热 10 分钟,除去硫化氢和二氧化硫气体,然后再投入铜片。

2. 砷的确证实验(硝酸银试纸法)

【实验原理】

在酸性溶液中,砷化物可被锌还原为砷化氢气体,遇硝酸银试纸生成黑色。

【仪器与试剂】

(1)滤纸条;检砷管。

(2)米粒大小的无砷锌粒。

(3)乙酸铅棉花:取脱脂棉浸入 100g/L 乙酸铅溶液中,取出,晾干或烘干。

(4)盐酸溶液:$\varphi = 6\%$。

(5)硝酸银溶液(100g/L):取 1g 硝酸银($AgNO_3$)加水溶解并稀释到 10ml,临用前配制。

【实验步骤】

取 1 支检砷管,将乙酸铅棉花松软地塞入下方占检砷管 2/5 的体积(排除硫化物干扰),上方插入一片滤纸条,在滤纸条上滴加 1 滴新配制的硝酸银溶液使滤纸湿润,将检砷管插入一个带孔的橡胶塞中。

将预试验中呈有表面灰色或黑色的铜片放入试管中,加 6% 盐酸溶液 2ml,加 1～2 粒锌粒,立即塞上装有检砷管的橡皮塞,观察滤纸变化,如为黑色为阳性,阴性不变色。同时做空白实验。

3. 汞的确证试验(碘化亚铜法)

【实验原理】

碘化亚铜与汞作用,生成红色碘化亚铜沉淀。

【仪器与试剂】

(1)白瓷板。

(2)碘化亚铜(CuI)粉。

【实验步骤】

将预试验中呈有银白色的铜片置白瓷板凹穴中,加少许碘化亚铜粉将铜片掩盖,在 30～40℃ 环境中放置 10 分钟左右,如有红色出现示有汞存在。同时做空白实验。

注:①本方法对汞具特效性。反应结果如出现其他颜色均表示汞为阴性;②本方法灵敏度为水溶液中可检出 0.5mg 汞。

(五)钡盐的检验

1. 玫瑰红酸钠法

【实验原理】

钡离子在中性或弱酸性介质中与玫瑰红酸钠作用,生成红棕色的玫瑰红酸钡沉淀,加 1mol/L 盐酸,沉淀显鲜红色。

【仪器与试剂】

(1)盐酸溶液(1mol/L)。

（2）玫瑰红酸钠（$C_6Na_2O_6$）溶液：2g/L。

【实验步骤】

取5g检样，加5ml酸性水浸泡，取滤液检验，取滤纸条浸于2g/L玫瑰红酸钠溶液中，取出晾干，滴加检液1滴（或取检液滴于白瓷板孔穴里，滴加玫瑰红酸钠溶液1～2滴），若显红棕色则表示有钡存在，加1mol/L盐酸，沉淀显鲜红色。

注：许多其他金属离子如锶、铅、铁、金等往往也有反应，因此本反应作为否定钡离子存在较有意义。

2. 硫酸钡沉淀法

【实验原理】

钡离子与稀硫酸作用，生成白色的硫酸钡沉淀，该沉淀不溶于任何酸和乙醇。

【仪器与试剂】

（1）硫酸溶液（1.8mol/L）。

（2）浓盐酸（HCl）。

（3）浓硝酸（HNO_3）。

（4）氢氧化钠（NaOH）。

【实验步骤】

取1～2ml样液，加1～2ml 1.8mol/L硫酸，若产生白色浑浊或沉淀，且加盐酸、硝酸、氢氧化钠溶液均不溶解，则表示有钡存在。

（六）农药及鼠药的快速检测

1. 敌敌畏和敌百虫的检验（间苯二酚法）

【实验原理】

敌百虫或敌敌畏在碱性溶液中水解生成二氯乙醛，生成的二氯乙醛能与间苯二酚发生缩合反应，生成红色化合物。

【仪器与试剂】

（1）苯（或乙醚）。

（2）5%氢氧化钠乙醇溶液：称取5g氢氧化钠（NaOH），用乙醇[$\varphi(C_2H_5OH)=95\%$]溶解，稀释至100ml。

（3）5%间苯二酚乙醇溶液：称取5g间苯二酚（$C_6H_6O_2$），用乙醇[$\varphi(C_2H_5OH)=95\%$]溶解，稀释至100ml。

【实验步骤】

样品粉碎后，取适量（溶剂能淹没）置于100ml锥形瓶中，加10ml苯或乙醚振摇浸取10分钟，过滤，滤液待检。取1～2滴滤液于滤纸上，加5%间苯二酚乙醇溶液和5%氢氧化钠乙醇溶液各1滴，微热数分钟，若出现樱桃红色圈，示有敌敌畏或敌百虫存在。

注：水合氯醛能同样显色，干扰测定。

2. 毒鼠强的快速检验

【实验原理】

样品中毒鼠强经有机溶剂提取净化后，用硫酸将其分解为甲醛和二甲磺胺，甲醛与变色酸在硫酸存在下生成紫红色化合物，根据颜色反应定性。

【仪器与试剂】

（1）水浴箱。

（2）控温电炉。

（3）浓硫酸（H_2SO_4）。

（4）硫酸溶液（3＋7）。

（5）变色酸溶液:20g/L。

【实验步骤】

吸取待检液 1ml,加入硫酸溶液（3＋7）0.5ml,置85℃水浴5分钟,冷却后沿试管壁小心加水 0.5ml,再加 20g/L 变色酸溶液 0.1ml,充分混匀,然后加浓硫酸 1.0ml,摇匀。置沸水浴15 分钟,观察试液颜色变化,同时作空白和阳性对照。

结果判断:阳性反应溶液呈淡紫红色至深紫红色,阴性呈淡黄色。

【思考题】

1. 化学性食物中毒快速检验的概念、目的、特点及一般检验程序是什么?

2. 格氏法检测亚硝酸盐的基本原理是什么?

3. 什么是雷因许试验? 如何对预实验测定为阳性的有毒金属进行确证实验?

（贾　燕）

§2　水质理化检验篇

实验一　水的色度、电导率、pH 的测定

水的色度、电导率、pH 均是反映水体质量和天然性状的一般理化检验指标,其检验简单易行,可使用简单仪器在短时间内对大量样品作出判断,为进一步检验提供线索。

（一）铂-钴标准比色法测定水的色度

【实验目的】

掌握铂-钴标准比色法测定色度的原理;熟悉其实验步骤;了解测定注意事项。

【实验原理】

用氯铂酸钾和氯化钴配制成与天然水黄色色调相似的标准色列,用于水样目视比色测定。规定 1mg/L 铂[以 $(PtCl_6)^{2-}$ 形式存在]所具有的颜色作为 1 个色度单位,称为 1 度。

铂-钴标准比色法适用于清洁水、轻度污染并略带黄色色调的水,如地面水、地下水和生活饮用水等。

【仪器与试剂】

1. 仪器　成套高型无色具塞比色管,50ml;离心机。

2. 试剂

（1）铂-钴标准溶液:称取 1.246g 氯铂酸钾（K_2PtCl_6）和 1.000g 干燥的氯化钴（$CoCl_2 \cdot 6H_2O$）溶于 100ml 纯水中,加入 100ml 浓盐酸,用纯水定容至 1000ml。此标准溶液的色度为500 度。

（2）实验用水为三级水。

【实验步骤】

1. 取 50ml 透明的水样于比色管中。如水样色度过高,可取少量水样,加纯水稀释后比色,将结果乘以稀释倍数。

2. 另取 50ml 比色管 11 支,分别加入铂-钴标准溶液 0,0.50ml,1.00ml,1.50ml,2.00ml, 2.50ml,3.00ml,3.50ml,4.00ml,4.50ml 和 5.00ml,加纯水至刻度,摇匀,配制成色度为 0,5, 10,15,20,25,30,35,40,45 和 50 度的标准比色列,可长期使用。

3. 将水样与铂-钴标准色列比较。如水样与标准色列的色调不一致,即为异色,可用文字描述。

【数据处理】

按下式计算色度:

$$色度(度) = \frac{V_1 \times 500}{V}$$

式中:

V_1——相当于铂钴标准溶液的用量,ml;

V——水样体积,ml。

【注意事项】

铂-钴标准比色法最低检测色度为 5 度,测定范围为 5 ~ 50 度。即使轻微的浑浊度也干扰测定,因此测定前应除去水样中的悬浮物。

(二) 电极法测定电导率

【实验目的】

掌握电极法测定电导率的原理;熟悉其实验步骤;了解测定注意事项。

【实验原理】

在电解质溶液里,在电场作用下离子的移动具有导电作用。在相同温度下测定水样的电导 G,它与水样的电阻 R 呈倒数关系,按式(1)计算:

$$G = \frac{1}{R} \tag{1}$$

在一定条件下,水样的电导随着离子含量的增加而升高,而电阻则降低。电导率 γ 为电流通过单位面积 A 为 $1cm^2$,距离 L 为 $1cm$ 的两铂黑电极的电导能力,按式(2)计算:

$$\gamma = G \times \frac{L}{A} \tag{2}$$

即电导率 γ 为给定的电导池常数 C 与水样电阻 R_s 的比值,按式(3)计算:

$$\gamma = C \times G_s = \frac{C}{R_s} \times 10^6 \tag{3}$$

只要测定出水样的 $R_s(\Omega)$ 或水样的 $G_s(\mu S)$,γ 即可得出,表示单位为 $\mu S/cm$。

【仪器与试剂】

1. 仪器　电导仪;恒温水浴锅。

2. 试剂　氯化钾标准溶液[$c(KCl) = 0.01000mol/L$]:称取 0.7456g 在 110℃烘干后的优级纯氯化钾溶于新煮沸放冷的蒸馏水中(电导率小于 $1\mu S/cm$),于 25℃时在容量瓶中稀释至 1000ml。此溶液 25℃时的电导率为 $1413\mu S/cm$。溶液应储存在塑料瓶中。

【实验步骤】

1. 将氯化钾标准溶液注入 4 支试管。再把水样注入 2 支试管中。把 6 支试管同时放入 25℃ ±0.1℃恒温水浴中,加热 30 分钟,使试管内温度达到 25℃。

2. 用其中 3 管氯化钾溶液依次冲洗电导电极和电导池。然后将第 4 管氯化钾溶液倒入电导池中,插入电导电极测量氯化钾的电导 G_{KCl} 或电阻 R_{KCl}。

3. 用 1 管水样充分冲洗电极,测量另一管水样的电导 G_s 或电阻 R_s。

4. 其他水样可依次测量。如测定过程中温度变化 <0.2℃,氯化钾标准溶液电导或电阻就不必再次测定。但在不同批(日)测量时,应重做氯化钾溶液电导或电阻的测量。

【数据处理】

电导池常数 C,等于氯化钾标准溶液的电导率(1413μS/cm)除以测得的氯化钾标准溶液的电导 G_{KCl}。测定时温度应为 25℃ ± 0.1℃,则:$C = 1413/G_{KCl}$

水样在 25℃ ± 0.1℃ 时,电导率 γ 等于电导池常数 C 乘以水样的电导(μS),或除以在 25℃ ± 0.1℃ 时测得的水样的电阻(Ω)。电导率 γ 以 μS/cm 表示:

$$\gamma = C \times G_s = \frac{C}{R_s} \times 10^6$$

【注意事项】

水中溶解的电解质特性、浓度和水温对电导率的测定有密切关系。因此,严格控制实验条件和电导仪电极的选择可直接影响测量电导率的精密度和准确度。

(三) 玻璃电极法测定 pH

【实验目的】

掌握玻璃电极法测定 pH 的原理;熟悉其实验步骤;了解测定注意事项。

【实验原理】

pH 是水中氢离子活度倒数的对数值。以玻璃电极为指示电极,饱和甘汞电极为参比电极,插入溶液中组成原电池。当氢离子浓度发生变化时,玻璃电极和甘汞电极之间的电动势也随之变化,在 25℃ 时,每单位 pH 标度相当于 59.1mV 电动势变化值,在仪器上直接以 pH 的读数表示。在仪器上温度差异有补偿装置。

【仪器与试剂】

1. 仪器　pH 计,测量范围 0 ~ 14pH 单位,读数精度为小于等于 0.02pH 单位;pH 玻璃电极;饱和甘汞电极;温度计,0 ~ 50℃;塑料烧杯,50ml。

2. 试剂

(1)邻苯二甲酸氢钾标准缓冲溶液:称取 10.21g 在 105℃烘干 2 小时的邻苯二甲酸氢钾($KHC_8H_4O_4$),溶于纯水中,并稀释至 1000ml,此溶液的 pH 在 20℃时为 4.00。

(2)混合磷酸盐标准缓冲溶液:称取 3.40g 在 105℃烘干 2 小时的磷酸二氢钾(KH_2PO_4)和 3.55g 磷酸氢二钠(Na_2HPO_4),溶于纯水中,并稀释至 1000ml,此溶液的 pH 在 20℃时为 6.88。

(3)四硼酸钠标准缓冲溶液:称取 3.81g 四硼酸钠($Na_2B_4O_7 \cdot 10H_2O$),溶于纯水中,并稀释至 1000ml,此溶液的 pH 在 20℃时为 9.22。pH 标准缓冲溶液在不同温度时的 pH 如表 2-3 所示。

【实验步骤】

1. 玻璃电极在使用前应放入纯水中浸泡 24 小时以上。

2. 仪器校正　仪器开启 30 分钟后,按仪器使用说明书操作。

3. pH 计定位　根据待测水样的酸碱性,采用两点校准法进行校准。当水样 pH <7.0 时,使用邻苯二甲酸氢钾标准缓冲溶液定位,以四硼酸钠或混合磷酸盐标准缓冲溶液复定位;如果水样 pH >7.0 时,则用四硼酸钠标准缓冲溶液定位,以邻苯二甲酸氢钾或混合磷酸盐标准缓冲溶液复定位。重复定位 1 ~ 2 次。

4. 用洗瓶以纯水缓缓淋洗两个电极数次,再以水样淋洗 6 ~ 8 次,然后插入水样中,1 分钟后(电位值稳定后)直接从仪器上读出 pH。

表 2-3　pH 标准缓冲溶液在不同温度时的 pH

温度/℃	标准缓冲溶液 pH		
	邻苯二甲酸氢钾 缓冲溶液	混合磷酸盐 缓冲溶液	四硼酸钠 缓冲溶液
0	4.00	6.98	9.46
5	4.00	6.95	9.40
10	4.00	6.92	9.33
15	4.00	6.90	9.18
20	4.00	6.88	9.22
25	4.01	6.86	9.18
30	4.02	6.85	9.14
35	4.02	6.84	9.10
40	4.04	6.84	9.07

注:配制上述缓冲溶液所用纯水均为新煮沸并放冷的蒸馏水,配成的溶液应储存在聚乙烯瓶或硬质玻璃瓶内,此类溶液可以保持稳定 1 ~ 2 个月

【注意事项】

1. 用本实验中玻璃电极法测定 pH 可精确到 0.01。水中的色度、浑浊度、游离氯、氧化剂、还原剂、较高含盐量均不干扰测定,但在较强的碱性溶液中,当有大量的钠离子存在时会产生误差,使读数偏低。

2. 甘汞电极内为氯化钾的饱和溶液,当室温升高后,溶液可能由饱和状态变为不饱和状态,故应保持一定量氯化钾晶体。pH > 9 的溶液,应使用高碱玻璃电极测定 pH。

3. 使用前,检查玻璃电极及其前端的球泡。正常情况下,电极应透明且无裂纹;球泡内要充满溶液,不能有气泡存在。

4. 严禁在脱水性介质如无水乙醇、重铬酸钾等中使用。

【思考题】

1. 铂-钴标准比色法的适用范围是什么?

2. 浑浊水样在用铂-钴标准比色法测定色度时应如何处理?

3. 玻璃电极在使用前为何应在蒸馏水中浸泡 24 小时以上? 测定结束后应如何保存?

(徐向东)

实验二　水中化学耗氧量的测定
—— 酸性高锰酸钾法

水中还原性物质在规定条件下,被氧化时所消耗氧化剂相当于氧的量称为化学耗氧量(COD),结果以氧气的 mg/L 表示。我国测定 COD 的标准方法为酸性高锰酸钾法和重铬酸

钾法,分别记作 COD_{Mn} 和 COD_{Cr}。酸性高锰酸钾法测定 COD 具有简便快速、耗资少和二次污染少的优点,适用于饮用水和水源水等较清洁水样的 COD 测定。

【实验目的】

掌握酸性高锰酸钾法测定水中化学耗氧量的原理、方法及计算方法;熟悉实验操作步骤和滴定操作;了解酸性高锰酸钾法测定水中化学耗氧量的注意事项。

【实验原理】

高锰酸钾在酸性溶液中将还原性物质氧化,过量的高锰酸钾用草酸标准溶液回滴还原,根据高锰酸钾消耗量来计算化学耗氧量(以 O_2 计)。

【仪器与试剂】

1. 仪器　滴定管,50ml;锥形瓶,250ml;电热恒温水浴锅,可调至100℃。

2. 试剂

(1)硫酸溶液(1+3):将1体积浓硫酸在水浴冷却下缓慢加到3体积蒸馏水中,煮沸,滴加高锰酸钾溶液至溶液保持为微红色。

(2)草酸钠标准储备溶液 $[c(1/2Na_2C_2O_4) = 0.1000mol/L]$:称取 6.701g 草酸钠($Na_2C_2O_4$)溶于少量纯水中,并于1000ml容量瓶中用纯水定容,置暗处保存。

(3)草酸钠标准使用液 $[c(1/2Na_2C_2O_4) = 0.01000mol/L]$:将上述草酸钠标准储备溶液准确稀释10倍。

(4)高锰酸钾溶液 $[c(1/5KMnO_4) = 0.1000mol/L]$:称取3.3g高锰酸钾($KMnO_4$),溶于少量纯水中,并稀释至1000ml。煮沸15分钟,静置2周。然后用玻璃砂芯漏斗过滤至棕色瓶中,置于暗处保存并按下述方法标定浓度。

1)吸取25.00ml草酸钠储备溶液(0.1000mol/L)于250ml锥形瓶中,加入75ml新煮沸放冷的纯水及2.5ml浓硫酸。

2)迅速自滴定管中加入约24ml高锰酸钾溶液,待褪色后加热至65℃,再继续滴定呈微红色并保持30秒不褪色。当滴定终了时,溶液温度不低于55℃。记录高锰酸钾溶液用量。高锰酸钾溶液的浓度计算见式(1):

$$c(1/5KMnO_4) = \frac{0.1000 \times 25.00}{V} \tag{1}$$

式中:

$c(1/5KMnO_4)$——高锰酸钾溶液的浓度,mol/L;

V——高锰酸钾溶液的用量,ml。

3)校正高锰酸钾溶液的浓度 $[c(1/5KMnO_4)]$ 为0.1000mol/L。

(5)高锰酸钾标准溶液 $[c(1/5KMnO_4) = 0.01000mol/L]$:将上述高锰酸钾溶液准确稀释10倍。

【实验步骤】

1. 锥形瓶的预处理　250ml锥形瓶内加入1ml硫酸溶液(1+3)及少量高锰酸钾标准溶液 $[c(1/5KMnO_4) = 0.01000mol/L]$。煮沸数分钟,取下锥形瓶用草酸钠标准使用液滴定至微红色,将溶液弃去。

2. 吸取100.0ml充分混匀的水样(若水样中有机物含量较高,可取适量水样以纯水稀释至100ml),置于上述处理过的锥形瓶中。加入5ml硫酸溶液(1+3)。用滴定管加入10.00ml高锰酸钾标准溶液 $[c(1/5KMnO_4) = 0.01000mol/L]$。

3. 将锥形瓶放入沸腾的水浴中准确放置 30 分钟。如加热过程中红色明显减褪,须将水样稀释重做。

4. 取下锥形瓶,趁热加入 10.00ml 草酸钠标准使用液,充分振摇,使红色褪尽。

5. 于白色背景上,自滴定管滴入高锰酸钾标准溶液$[c(1/5KMnO_4) = 0.010\ 00mol/L]$,至溶液呈微红色即为终点,记录用量 $V_1(ml)$。

注意:测定时如水样消耗的高锰酸钾标准溶液超过了加入量的一半,由于高锰酸钾标准溶液的浓度过低,影响了氧化能力,使测定结果偏低,遇此情况,应取少量样品稀释后重做。

6. 向滴定至终点的水样中,趁热(70~80℃)加入 10.00ml 草酸钠标准使用液。立即用高锰酸钾标准溶液$[c(1/5KMnO_4) = 0.010\ 00mol/L]$滴定至微红色,记录用量 $V_2(ml)$。如高锰酸钾标准溶液物质的量浓度为准确的 0.0100mol/L,滴定时用量应为 10.00ml,否则可求一校正系数 K:$K = 10/V_2$。

7. 如水样用纯水稀释,则另取 100ml 纯水,同上述步骤滴定,记录高锰酸钾标准溶液消耗量 V_0。

【数据处理】

水样化学需氧量按照下式(2)计算:

$$\rho(O_2) = \frac{[(10 + V_1) \times K - 10] \times c \times 8 \times 1000}{100}$$
$$= [(10 + V_1) \times K - 10] \times 0.8 \tag{2}$$

如水样用纯水稀释,则采用式(3)计算水样的耗氧量:

$$\rho(O_2) = \frac{\{[(10 + V_1) \times K - 10] - [(10 + V_0) \times K - 10]R\} \times c \times 8 \times 1000}{V_3}$$
$$\tag{3}$$

式中:

R——稀释水样时,纯水在 100ml 体积内所占的比例值(例如:25ml 水样用纯水稀释至 100ml,则 $R = \frac{100 - 25}{100} = 0.75$。)

$\rho(O_2)$——耗氧量的浓度,mg/L。

c——高锰酸钾标准溶液的浓度$[c(1/5KMnO_4) = 0.01000mol/L]$;

8——与 1.00ml 高锰酸钾标准溶液$[c(1/5KMnO_4) = 1.000mol/L]$相当的以毫克(mg)表示氧的质量;

V_3——水样体积,ml。

【注意事项】

1. 本法适用于氯化物质量浓度低于 300mg/L(以 Cl^- 计)的生活饮用水及其水源水中耗氧量的测定。本法最低检测质量浓度(取 100ml 水样时)为 0.05mg/L,最高可测定耗氧量为 5.0mg/L(以 O_2 计)。

2. 水样中氯离子浓度超过 300mg/L 时,在酸性介质中被高锰酸钾氧化而生成氯气,这样就消耗了高锰酸钾,使结果偏高。此时可采用碱性高锰酸钾法测定,即用氢氧化钠溶液替代硫酸溶液,让高锰酸钾在碱性条件下氧化水中的有机物,这样不但可以避免大量氯离子的干扰,而且有研究表明,有些氯化物(如氯化钙、氯化锶等)还可提高高锰酸钾的氧化效率。

3. 测定 COD 的水样,最好用玻璃瓶采集。采集的水样应尽快测定,不能有效测定的要有有效的保存措施,否则耗氧量会迅速降低。加硫酸调至 pH < 2,或加硫酸铜 2 ~ 5mg/L,低温下,样品可保存 2 周。

4. 酸度以 0.45mol/L H^+ 为宜。浓度过大,高锰酸钾易自动分解;酸度过小,反应速度慢,结果偏低,且酸度只能由硫酸来维持,不能用盐酸或硝酸,因为盐酸在酸性介质中能与高锰酸钾反应生成氯气;硝酸具有氧化性,本身可干扰测定,其中混杂的亚硝酸也有干扰。

5. 由于新配制的高锰酸钾溶液浓度不稳定,应提前两周配制,临用前用草酸钠标准溶液校正。本实验中高锰酸钾溶液和草酸溶液的浓度比例需要特别注意,$c(1/2Na_2C_2O_4)$ 应与 $c(1/5KMnO_4)$ 浓度接近。高锰酸钾溶液的浓度应控制在 $c(1/5KMnO_4) = 0.01mol/L$ 左右。浓度大,有机物被氧化的程度大,结果偏高;反之,浓度过小,结果偏低。

6. 水样应适当稀释,以保证在沸水浴中加热 30 分钟后消耗的高锰酸钾溶液为加入量的二分之一左右,此时化学耗氧量与有机物含量之间才有一定的比例关系,可作不同水体有机物污染程度的比较,否则,结果无意义。因为水样中有机物的含量直接影响氧化剂的氧化速度和氧化能力,所以同一水样由于稀释倍数不同,测得的 I_{Mn} 值也不完全一致。因此,必须在报告结果时注明稀释倍数。

【思考题】

1. 测定 COD 应注意哪些问题? 为什么?

2. 酸性高锰酸钾法适用于哪种情况的水样?

(徐向东)

实验三　水中生化需氧量的测定
—— 稀释培养法

生化需氧量(BOD)是指在规定条件下,微生物分解水中的某些可氧化的物质,特别是分解有机物的生物化学过程消耗的溶解氧,结果用 O_2 mg/L 表示。BOD 是水中有机物污染监测必不可少的指标,也是工业废水处理设施设计和效果判断的重要依据。我国 GB 3838—2002《地面水环境质量标准》规定 BOD_5(mg/L)的标准限值为 Ⅰ 类、Ⅱ 类水 ≤ 3,Ⅲ 类水 ≤ 4,Ⅳ 类水 ≤ 6,Ⅴ 类水 ≤ 10。

【实验目的】

掌握稀释培养法测定生化需氧量的原理、采样方法和计算;熟悉操作技术和注意事项;了解生化需氧量测定的意义。

【实验原理】

测定样品培养前的溶解氧和经过 20℃ 培养 5 天后的溶解氧,两者之差即为生化过程所消耗的氧,即 BOD_5。溶解氧测定的原理为:在碱性溶液中,$Mn(OH)_2$ 和溶解氧结合成为 $MnO(OH)_2$,再与过量的 $Mn(OH)_2$ 结合成 $MnMnO_3$,在酸性溶液中将 KI 氧化释放出 I_2,以 $Na_2S_2O_3$ 滴定 I_2,根据 $Na_2S_2O_3$ 消耗的体积可计算出样品中溶解氧的含量。

【仪器与试剂】

1. 仪器　溶解性气体采样装置;溶解氧瓶;碘量瓶,250ml;滴定管,50ml;移液管,100ml;生化培养箱;大玻璃瓶,20L;量筒,1000ml;特制搅拌器。

2. 试剂(其中溶解氧测定所需试剂见本实验附)

(1)氯化钙溶液:将 27.5g $CaCl_2$ 用蒸馏水配成 1000ml。

（2）氯化铁溶液：将 0.25g $FeCl_3 \cdot 6H_2O$ 用蒸馏水配成 1000ml。

（3）硫酸镁溶液：将 22.5g $MgSO_4 \cdot 7H_2O$ 用蒸馏水配成 1000ml。

（4）磷酸盐缓冲液：将 8.5g KH_2PO_4，21.75g K_2HPO_4，33.4g Na_2HPO_4，1.7g NH_4Cl 用蒸馏水配成 1000ml。缓冲液 pH 为 7.2，不必再进行调节。

（5）稀释水：在 20L 的大玻璃瓶中装入蒸馏水，在 20℃ 条件下，用水泵或无油空气压缩机连续通入经活性炭过滤的空气 8 小时，予以曝气，静置 5～7 天，使溶解氧稳定，其溶解氧质量浓度应为 8～9mg/L。临用时，每升蒸馏水中加上述氯化钙溶液、氯化铁溶液、硫酸镁溶液、磷酸盐缓冲液各 1ml，混匀。该稀释水的五日生化需氧量应在 0.2mg/L 以下。

【实验步骤】

1. 水样的采集与保存　水样采集后应尽快分析，采样后 2 小时以内开始分析不需冷藏，如不能及时分析，采样后应立即保存在 4℃ 或低于 4℃ 的冷藏箱内，应在采用后 6h 内进行分析。

2. 估计稀释倍数　较为清洁的水源水可直接培养，工业废水和受污染的水源应根据污染程度加以不同的稀释。一般是在严格控制的测定条件下，先测定水样的酸性高锰酸钾法的化学耗氧量，估计稀释倍数。一般认为稀释过的水样在 (20 ± 1)℃ 的温度下，经过 5 天培养后，溶解氧减少 40%～70% 较为合适。因此每一水样都需要同时做多个稀释倍数的测定，以确保至少有一个稀释倍数的溶解氧下降率在 40%～70%。如没有一个稀释倍数符合上述要求，应重做。

3. 水样的稀释　根据确定的稀释比例，取出所需体积的水样，沿筒壁缓缓移入 1000ml 量筒中，然后细心地用虹吸管将配好的稀释水加至 1000ml 刻度线。用一个特制的玻璃搅拌器，在水面以下缓缓地上下搅动 4～5 次，混合均匀后，立即用虹吸管注入两个预先编号的溶解氧瓶（两个平行样），注入时使水沿瓶口缓缓流下，以防产生气泡。水样满后，塞紧瓶塞，瓶内不得有气泡，并于瓶口凹处注满稀释水，此为第一稀释度的两个平行样。

4. 在分析步骤 2 中，量筒内尚剩有水样，根据第二个稀释度需要的稀释比例，用虹吸法向量筒中注入稀释水，并重复之后的混匀、转移、密封等操作，即得到第二稀释度的样品（也是两个平行样）。按照同样方法还可制得第三稀释度的两个平行样。

5. 另取写有编号的两个溶解氧瓶，用虹吸法注入稀释水，塞紧后用稀释水封口作为空白。

6. 培养　从每一个稀释倍数及空白中取出一瓶，记下编号，放入培养箱中培养，温度 (20 ± 1)℃，时间为 5 天。每天检查培养箱温度及瓶口的水封两次。

7. 溶解氧的测定：分别测定各个稀释倍数当天和 5 天后的 DO（实验步骤见附：水中溶解氧的测定）。

【数据处理】

五日生化需氧量（BOD_5）的质量浓度计算见下式：

$$\rho(BOD_5) = [(\rho_1 - \rho_2) - (\rho_3 - \rho_4)] \times f_1/f_2$$

式中：

$\rho(BOD_5)$——水样的五日生化需氧量的质量浓度，mg/L；

ρ_1——水样培养液在培养前的溶解氧的质量浓度，mg/L；

ρ_2——水样培养液在培养五日后的溶解氧的质量浓度，mg/L；

ρ_3——稀释水在培养前的溶解氧的质量浓度，mg/L；

ρ_4——稀释水在培养五日后溶解氧的质量浓度,mg/L;

f_1——稀释水在培养液中所占比例;

f_2——水样在稀释培养液中所占比例。

f_1、f_2的计算见下式:

$$f_1 = 稀释水体积/(水样体积 + 稀释水体积)$$
$$f_2 = 水样体积/(水样体积 + 稀释水体积)$$

结果确定:测定2个或2个以上稀释度的溶解氧降低量应为40% ~ 70%,即可取平均值计算。

【注意事项】

1. 测定溶解氧时,试剂的加入方式比较特别,应将移液管尖插入液面之下,慢慢加入,以免将空气中氧带入水样引起误差。

2. 要注意淀粉指示剂加入的时机,应先将溶液由棕色滴定至淡黄色时再加淀粉指示剂,否则终点会出现反复,难以判断。

3. 测定BOD的水样,其采样方法同溶解氧,但不得加防腐剂,并尽快测定,否则BOD值会迅速下降。如果水样含有强酸或强碱,应先用10%的碳酸钠溶液或0.5mol/L硫酸中和至pH =7左右。如果水样有余氯先用0.005mol/L的$Na_2S_2O_3$溶液除去,以免余氯影响微生物活动。

4. 为获得准确BOD值,水样稀释的过程中应避免产生气泡。装瓶时,溶解氧瓶内不留有气泡。溶解氧瓶塞必须是完全磨口。如果是很轻的空心塞,必须用金属夹或橡皮筋固定。否则瓶塞容易上浮,造成实验失败。

5. 水样中含有大量悬浮物时,影响测定结果。有些活性污泥耗氧特别多,必须在测定之前先明矾混凝沉淀,沉淀析出后取上清液体进行测定。

6. 水样含有亚硫酸盐和亚铁等还原性物质时,会很快消耗溶解氧,因此培养前的稀释水样应放置15分钟后测定,以消除其影响。

【思考题】

1. 测定BOD时,水样为什么要用稀释水稀释?

2. 为什么要选择溶解氧下降率在40% ~ 70%的稀释倍数来计算BOD?

3. 测定BOD时应注意什么问题?

附:水中溶解氧的测定

1. 试剂

(1)硫酸锰溶液(480g/L):称取480g $MnSO_4 \cdot 4H_2O$ 或 400g $MnSO_4 \cdot 2H_2O$ 或 380g $MnCl_2 \cdot 2H_2O$ 溶于纯水中,过滤后稀释至1000ml。

(2)碱性碘化钾溶液:称取500g NaOH溶于300 ~ 400ml蒸馏水中。另取150g KI或135g NaI溶于200ml蒸馏水中。合并上述两种溶液,加蒸馏水至1000ml,放置24小时使碳酸钠下沉,取上清液备用。

(3)硫代硫酸钠标准溶液$[c(Na_2S_2O_3) = 0.0250mol/L]$:将一定体积经过标定的硫代硫酸钠标准溶液$[c(Na_2S_2O_3) = 0.1mol/L]$(配制与标定方法见附录2)置于容量瓶中,用新煮沸放冷的纯水稀释至0.0250mol/L。

(4)淀粉溶液(10g/L):称取1g可溶性淀粉,用少量水调成糊状,缓慢倒入100ml沸水中,继续煮沸至溶液澄清透明,冷却后储存于试剂瓶中,现配现用。

(5)碘化钾(KI)。

(6)冰乙酸(CH_3COOH)。

(7)浓硫酸。

(8)实验用水为三级水。

2. 步骤

(1)用溶解性气体采样装置采集水样。

(2)取下各溶解氧瓶的瓶塞,将吸管插入液面以下,加 1ml 硫酸锰溶液。

(3)再按相同方式加 1ml 碱性碘化钾溶液。

(4)盖紧瓶塞,颠倒混合 2 ~ 3 次。待沉淀下降到液层中部,再混合一次,静置数分钟,使沉淀重新下降至液层中部。

(5)用吸管沿瓶口加 1ml 浓硫酸,盖紧瓶盖,颠倒混合,至棕色沉淀完全溶解为止(必要时可补加少许酸)。

(6)如果不需精确校正加入试剂后水样原来的体积,滴定时可用吸管吸出 100ml 经上述处理过的水,注入 250ml 碘量瓶中,用 0.0250mol/L $Na_2S_2O_3$ 标准应用液滴定至溶液呈淡黄色,加 1ml 淀粉溶液,继续滴定至蓝色消失为止。记录用量,记为 V(ml)。

(7)计算溶解氧含量为:DO(mg/L) $=2V$

(徐向东)

实验四　饮用水水质快速检验

【实验目的】

掌握用理化方法对饮用水的一般化学性状和常见化学毒物进行快速检验;熟悉常见有机磷农药的确证方法;了解快速检验的原理及其局限性。

【实验原理】

1. 氨氮　纳氏试剂法:在碱性条件下,氨或铵盐与纳氏试剂作用生成淡黄色至棕色的氨基汞配位化合物,按颜色深浅与标准色板比色。

2. 亚硝酸盐氮　格氏试剂法:在酸性溶液中,亚硝酸盐与对氨基苯磺酸作用生成重氮盐,再与盐酸 N-(1-萘)-乙二胺耦合生成红色偶氮染料,根据颜色深浅与标准色板比色。

3. 余氯　邻联甲苯胺法:在酸性条件下,余氯可与邻联甲苯胺反应生成黄色联苯醌式化合物,与标准色板比色,可测出大致含量。

4. 氰化物　普鲁士蓝法:氰化物与亚铁反应生成亚铁氰根配合离子,在酸性条件下再与三价铁作用生成亚铁氰化铁即普鲁士蓝。

5. 砷化物　溴化汞试纸法:水中以 AsO_3^{3-} 或 AsO_4^{3-} 形式存在的砷,被酸性溶液中加锌所产生的新生态氢还原为挥发性的砷化氢。砷化氢与溴化汞试纸作用,产生黄色至褐色斑。

6. 汞　碘化亚铜法:水中汞化物可与氯化亚锡作用变成挥发性的汞,与碘化亚铜作用后形成红色碘化亚铜汞沉淀。

7. 六价铬　二苯碳酰二肼法:在酸性溶液中,六价铬与二苯碳酰二肼作用生成紫红色的配位化合物。颜色深浅与六价铬的含量成正比。

8. 铅、钡　玫瑰红酸钠法:在酸性溶液中,铅、钡离子与玫瑰红酸钠反应,生成红色的玫瑰红酸铅(钡)沉淀。

9. 生物碱 碘化汞钾法:生物碱能与碘化汞钾作用产生沉淀或浑浊。

10. 有机磷农药 氯化钯法:1605、1059、4049、乐果、敌百虫、敌敌畏等有机磷农药,均与氯化钯反应得到黄色产物。

【仪器与试剂】

1. pH 试纸;10ml 试管;乳钵;硫酸氢钾。

2. 氨试剂 1g HgI$_2$ + 0.5g KI + 0.5g 酒石酸钾钠(KNaC$_4$H$_4$O$_6$ · 4H$_2$O) + 30g NaCl,混合研匀;620g/L KOH 水溶液。

3. 0.5mg/L 氨氮标准溶液[ρ(NH$_3$-N) = 0.5mg/L] 将氯化铵(NH$_4$Cl)置于烘箱内,在105℃烘烤 1 小时,冷却后称取 3.8190g,定容至 1000ml,即得到氨氮标准储备液[ρ(NH$_3$-N) = 1.00mg/ml],临用时逐级稀释至 0.5mg/L。

4. 亚硝酸盐氮试剂 对氨基苯磺酸 0.5g,盐酸 N-(1-萘)-乙二胺 0.05g,酒石酸 4.5g,混合研匀,贮于棕色瓶内。

5. 余氯试剂 硫酸氢钾 6.25g,邻联甲苯胺 0.3g,混合研匀。

6. 氰化物试剂 硫酸亚铁与硫酸铁铵各 2g,混合研匀。

7. 溴化汞试纸 将滤纸浸泡于 50g/L 溴化汞乙醇溶液内 1 小时,取出晾干;砷化氢发生器;无砷锌粒。

8. 碘化亚铜。

9. 六价铬试剂 二苯碳酰二肼 0.5g,氯化钠 29.5g,混合研匀。

10. 铅、钡试剂 酒石酸 0.75g,酒石酸氢钠 1.0g,玫瑰红酸钠 0.2g,硝酸钠 3.05g,研磨混匀。

11. 氯化钯溶液 氯化钯 0.2g,浓盐酸 1ml,加少许水溶解后,加水至 100ml。

【实验步骤】

1. pH 检验 一条 pH 试纸,用水样浸泡后 30 秒与标准色板比色。

2. 氨氮检验 取水样 4ml 于 10ml 试管中,加 620g/L KOH 水溶液 1 滴,氨试剂约米粒大小,摇匀后 10 分钟与 0.5mg/L 氨氮标准溶液一起在光亮处由管口向下观察比色。如大于 0.5mg/L,有严重污染。

3. 亚硝酸盐氮检验 取水样 4ml 于 10ml 试管中,加亚硝酸盐氮试剂米粒大小,摇匀后 10 分钟由管口向下看,与标准色板比色。

4. 余氯检验 取加氯消毒 30 分钟后的水样 4ml,加余氯试剂米粒大小,5 分钟后由管口向下看,与标准色板比色。

5. 氰化物检验 取水样 4ml,加氰化物试剂米粒大小,10 分钟后加硫酸氢钾两颗米粒大,出现蓝色为阳性。

6. 砷检验 取水样 4ml,加硫酸氢钾半匙,立即将溴化汞试纸紧密覆盖,10～30 分钟后观察结果,试纸上出现黄褐色为阳性。

7. 汞检验 取水样 4ml,加碘化亚铜试剂米粒大,摇匀,如出现红色沉淀为阳性。

8. 六价铬检验 取水样 4ml,加硫酸氢钾半匙,振摇,再加六价铬试剂米粒大小,摇匀,放置 10 分钟,出现紫红色为阳性。

9. 铅、钡检验 取水样 4ml,加铅、钡试剂半匙,摇匀后,如出现红色为阳性。

10. 生物碱检验 取水样 4ml,加氨氮试剂米粒大小,混匀,出现浑浊或沉淀为阳性。

11. 有机磷农药检验　取水样 4ml,加氯化钯溶液 5 滴,同时用蒸馏水做空白,出现黄色为阳性。

【注意事项】

1. 水质快速测试盒种类繁多,其精密度及准确度不如国家标准方法,但因其方便、快捷,可以作为半定量的检测方法对水样进行初筛。

2. 氨氮浓度较大时,会出现红褐色沉淀,应稀释后再测定。

3. 亚硝酸盐氮浓度过高时,加入试剂后溶液呈现黄红色、黄色乃至不出现颜色,应将水样稀释后再测定,以防出现假阴性。

4. 氨氮试剂检验生物碱若呈阳性,则表示可能含有生物碱,但不一定含有生物碱。

【思考题】

1. 六价铬的检验,加入硫酸氢钾的作用是什么?

2. 水质快速检验试剂为何多配制成固体试剂?

（徐向东）

§3　空气理化检验篇

实验一　气体流量计的校正

测量气体流量的仪器称为气体流量计。气体流量计常用的有孔口流量计、转子流量计、皂膜流量计和湿式流量计。气体流量计读数的准确性直接影响空气采样体积值,从而影响检验结果的准确性。因此,在进行空气采样前必须对气体流量计的刻度进行校正。

【实验目的】

掌握流量计校正的基本原理和实验操作方法;熟悉流量计的基本结构;了解流量计校正曲线的绘制方法和使用方法。

【实验原理】

1. 体积较小的皂膜流量计可用称重法进行校正。校正时向皂膜流量计中加水,称量所加水的质量,结合水的密度,计算皂膜流量计两刻度间的体积值。

2. 将湿式流量计与贮水瓶、容量瓶相连,从贮水瓶向容量瓶中放水,将等量的空气吸入湿式流量计,利用容量瓶的准确容积值校正湿式流量计刻度值。

3. 用皂膜流量计或者湿式流量计作为校正流量计,与被校正的流量计连接,抽气,相同量的气体流经校正和被校正的流量计后,利用校正流量计的准确读数,计算被校正流量计的流量。

【仪器】

皂膜流量计;湿式流量计(装有温度计和开口气压计);转子流量计;孔口流量计;分析天平;容量瓶(2000ml 体积已校准,洁净干燥);贮水器(10L,带下口的玻璃瓶);温度计(0 ~ 100℃);气压计(水柱);水饱和器;秒表;缓冲瓶;三通管;大气压力计。

【实验步骤】

1. 皂膜流量计的校正　将待校正的皂膜流量计清洗干净,在玻璃管下口和下支管上各套上一根橡皮管,用螺旋夹夹住,注水至上体积刻度(注意排除气泡),静置一段时间,使水温与室温一致。将洁净干燥的磨口具塞锥形瓶(体积比皂膜流量计上、下体积之间的体积稍大)外部擦干,放在分析天平上称量(准确至 0.01g)。打开下口螺旋夹,放水于已称量的锥形瓶中至下体积刻度。将已放入水的锥形瓶,立即盖塞,准确称量,同时记录水温(t,℃)。

计算被校正的两体积刻度间的体积(V,ml):

$$V = \frac{m_2 - m_1}{\rho_t}$$

式中:

m_2 ——水和锥形瓶的总质量,g;

m_1 ——锥形瓶的质量,g;

ρ_t ——t℃时水的密度,g/ml。

也可以用已校正过的滴定管加水到皂膜流量计中,利用滴定管的体积校准流量计的刻度值。体积大的皂膜流量计可以用校正过的容器直接量取水的体积来测定两刻度间的体积,可不用称量法测量。

通常校正三次,取三次测量结果的平均值。将校正后的体积值和校正时的温度标记在流量计的外壁上。

2. 湿式流量计的校准　如图 2-3 连接校正装置。调节流量计水平螺丝,使其呈水平状态;从加水漏斗侧向流量计内加水至液面与水位口相平,堵塞加水口;移动刻度标尺或向开口气压计中加水,调节湿式流量计上气压计的零点;先不连接水饱和器,向贮水瓶中加满水(放置约 24小时,使水温与室温平衡)。松开贮水瓶放水管上的螺丝夹,以约 2000ml/min 的速度放水,如果流量计上气压计的读数 <98kPa,表明湿式流量计处于正常状态,否则说明流量计发生故障。连接水饱和器,放水 2L,用螺丝夹夹住放水管。

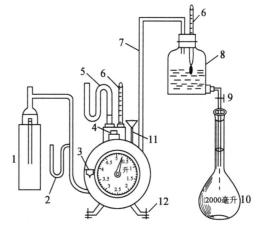

图 2-3　湿式流量计的校准装置

1. 水饱和器;2. 气压计(ΔPs);3. 水位标记;4. 水平仪;5. 气压计(ΔP_m);6. 温度计;7. 空气进气管;8. 贮水瓶;9. 螺丝夹;10. 容量瓶;11. 加水漏斗;12. 水平调节螺丝

记录流量计刻度盘上的开始体积刻度(V_1);松开放水管螺丝夹,向 2000ml 洁净、干燥的容量瓶中放水;当水流动时,记录流量计上气压计的读数(ΔP_m)、流量计温度(T_m)、贮水器温度(Tr)、水饱和器气压计的读数(ΔP_s)和大气压力(P_b);当容量瓶中的水位达到刻度时,夹住螺丝夹,停止放水,记录流量计刻度盘上的最后体积刻度(V_2)。分别计算流量计刻度盘两标示体积之差(V_m)和从进气管进入流量计的气体体积(V_c)。

$$V_m = V_2 - V_1$$

$$V_c = \frac{P_b - \Delta P_m}{P_b - \Delta P_s} \times \frac{T_m}{T_r} \times V_t$$

分段校正,每段重复以上操作三次,取平均值作为校准值,并用下式计算相对误差:

$$E_r = \frac{\overline{V}_m - \overline{V}_c}{\overline{V}_c} \times 100\%$$

式中:

E_r——相对误差;

$\overline{V}_m$——流量计刻度盘上标示体积之差的平均值,L;

$\overline{V}_c$——校准值的平均值,L。

3. 用皂膜流量计校正转子流量计

(1)加肥皂液于皂膜流量计的橡皮球中,加至液面稍低于气体入口支管处,捏动橡皮球使之产生皂膜,湿润管壁至皂膜能顺利沿管壁上升。

(2)无气体通过时标记转子的零点刻度。

(3)连通气路,利用三通管夹,调节气流速度,使转子流量计的转子上升并停留在某一高度。然后捏动橡皮球,使肥皂液液面上升,接触进入的气流,产生皂膜。

气流推动一个皂膜匀速徐徐上升,用秒表记录皂膜通过皂膜流量计上下两刻度间的时间。重复测定 3 次,并将转子上升高度和时间填入表 2-4 中。计算转子所在高度时转子流量计相应的流量(L/min)。依次调节气流,使转子停留在其他高度,分别测定、计算相应的流量。

表 2-4 转子流量计校正记录表

皂膜流量计体积:_____L 室温:_____℃ 大气压:_____kPa

校正时转子流量计转子上升高度(mm)	皂膜通过体积刻度线间的时间(s)	流量$(\mathrm{L/min}) = \dfrac{\text{体积}(\mathrm{L})}{\text{时间}(\mathrm{s})} \times 60$

(4)以转子上升高度为纵坐标,流量为横坐标,绘制转子高度对流量(均值)的校正曲线。从校正曲线上查出流量整数值所对应的转子上升高度,绘制转子流量计的流量标尺,将标尺零点与流量计的零点对齐,把标尺贴在校正转子流量计原刻度旁,并注明校正时的气温和气压。

校正时输入气流的设备可以选择空气压缩机,也可以选择钢瓶压缩气。根据转子流量计所需要的流量,选择不同测量范围的皂膜流量计作为校准流量计。

4. 用湿式流量计校正孔口流量计

(1)向孔口流量计 U 型管中加入有色液体,液面至下球部 2/3 处。

(2)在孔口流量计出气口一侧的竖管旁贴上坐标纸,记录液面位置(0 刻度)。

(3)按照抽气机、缓冲瓶、三通管、被校正流量计、湿式流量计的顺序依次连接各仪器,安装好校正装置。

(4)松开三通管螺旋,开动抽气机;再缓慢调节三通管螺旋夹,使孔口流量计的液面上升到一定高度,记录湿式流量计指针起始读数、终止读数和所对应的时间,分别填入表 2-5 中。重复测定 3 次,取均值计算出孔口流量计液柱高度所代表的气体流量。

表 2-5 孔口流量计校正记录表

湿式流量计转盘刻度校正值:1 圈_____L;室温:_____℃;大气压:_____kPa

校正时孔口流量计液柱上升高度(mm)	时间(s)	体积(L)		流量$(\mathrm{L/min}) = \dfrac{\text{体积}(\mathrm{L})}{\text{时间}(\mathrm{s})} \times 60$
		终止读数	起始读数	

(5)按"(4)"操作,调节液柱至其他高度进行校正。

(6)以液柱高度为纵坐标,流量为横坐标,绘制液柱高度对流量(均值)的校正曲线。由校正曲线查出不同液柱高度时的气体流量,制备成标尺贴在孔口流量计上备用。

【注意事项】

1. 流量计在初次使用或者使用了一段时间,或者更换了流量计的转子、更换了流量计的溶液时,均需进行校正。

2. 湿式流量计刻度值反映的是通过气体的体积值,而不是流量,因此,校正时不需要记录时间,只需要检查流过气体的准确体积值与其两刻度差值的一致性。

3. 流量计的校正曲线不能在其他流量计间通用。若已校正的流量计条件变化,原来的校正曲线也不能再用,必须重新校正;所绘制的校正曲线只能在实际校正的流量范围内使用,不能外延。

4. 用湿式流量计做校正流量计时,由于进气管内径不同,不同的湿式流量计的最大流量限额不同,校正范围也不相同,在使用其作为校正流量计时必须注意其校正范围。盘面最大刻度为10L的湿式流量计,其最大流量限额为25L/min;5L的湿式流量计则为12.5L/min。

5. 用湿式流量计做校正流量计时,相对误差不应大于1%,否则应检查校准装置的气密性;或校准容量瓶的体积后,重新校准。如果仍不符合要求,则应重新调节流量计。实际使用时,指针可能停在任一刻度,因此,不仅要校正湿式流量计一圈的校正值,还应校正分段刻度甚至每一刻度。

6. 用容量瓶校准湿式流量计时,必须先放水排尽下口瓶至导气管的出水口管路中的气体。

【思考题】

1. 用容量瓶校准湿式流量计时,为什么必须先放水排尽下口瓶至导气管的出水口管路中的气体?

2. 流量计的校正曲线为什么不能通用,也不能任意外延?

(王 丽 高艳荣)

实验二 环境中气温、气压、气湿和风速的测定

气温、气压影响空气的密度,空气密度不同,空气中存在的污染物质的量不同,即使采集到同样体积的气体,因所采集气体时现场气温、气压不同,其中所含有害物质的量也不同。为了比较测定结果,必须将所采集到的空气体积换算成标准状况下的气体体积,再进行空气中有害物质浓度的计算,因此采样时必须同时测定采样现场的气温和气压。

空气的湿度不同,空气中物质存在状态不同,污染物稀释扩散的速率不同。

气流影响空气污染物的扩散方向和扩散速度,在污染物相同排放量的情况下,因气流流动速度不同,污染物被稀释的程度不同,由于风向不同,在不同方位的污染程度也不同。因此在进行空气监测时一般要求测定现场的风速,以对检验结果进行补充说明。

因此,测定气温、气压、气湿和风速对评价大气中污染物的浓度及其扩散、稀释、沉降和消除等具有重要意义。

【实验目的】

掌握气温、气压、气湿和风速常用测定仪器的测定原理;熟悉气温、气压、气湿和风速的

测定方法;了解气温、气压、气湿和风速测定的注意事项及其对空气中污染物的浓度、扩散、稀释等可能产生的影响。

(一)气温的测定

【仪器】

玻璃液体温度计;数显式温度计。

【实验原理】

1. 玻璃液体温度计 由一玻璃薄壁构成的球部和内空的玻璃细管连接而成的封闭空间中装入水银或乙醇。当气温变化时,玻璃、液体都因热胀冷缩而发生体积改变,玻璃细管内的液柱高度随之变化。

2. 数显式温度计 采用 PN 结、热敏电阻、热电偶、铂电阻等温度传感器作为感温部件,将温度变化转换为相应电信号,经放大、转换后在显示器上直接显示温度值。

【实验步骤】

1. 玻璃液体温度计 选择适当的测定地点,将温度计垂直悬挂于 1.5m 高处测定气温。测定 5 ~ 10 分钟后读数(因温度计有热惯性,应在温度计达到稳定状态后读数)。读数时应暂停呼吸,迅速读数,先读小数,后读整数。观测时,视线与液柱上端平行,水银温度计读取凸出弯月面最高点对应的数字,酒精温度计则读取凹月面最低点对应的数字。

2. 数显式温度计 将仪器感温传感器插好,传感器头部置于测定地点和既定位置。开启仪器,待显示器读数稳定后直接读取温度值。

【注意事项】

1. 测定地点在室内时,测定气温的地点周围应无热辐射、不靠近发热设备和通风装置、不直接接触冷的物体;测定地点在室外时,测定气温的地点要平坦、自然通风、大气稳定度好。

2. 当生产环境中有热辐射存在时,因温度计被热辐射加热后所显示的温度将超过实际气温,因此不可使用水银或酒精温度计。如必须使用时,应在温度计和热源之间加一块石棉板或光亮的金属片或用 2 ~ 3 层铅箔、锡纸等卷成圆筒,将温度计的水银球或酒精球围罩起来,以防止热辐射对测定结果的影响。

3. 使用前要注意检查水银(酒精)柱有无间断,如有间断,可利用离心、冷却或加热的方法使其连续起来。

4. 测定气温时,避免因水滴沾在温度计的球部影响测定结果。观察时,要避免接触温度计球部,避免人体呼气及体温对温度计的影响。

5. 使用前,应用标准温度计或水沸点-冰融点法对温度计进行校正。

(二)气压的测定

【仪器】

空盒气压计;动槽式水银气压计。

【实验原理】

1. 空盒气压计 空盒气压计的主要部分是一个有弹性的波状薄壁金属盒,盒内是真空状态,大气压力的变化可作用于盒壁上,当压力升高时,盒壁下陷;当压力降低时,盒壁依靠弹性隆起。此变化借助弹簧和杠杆系统传递到指针。指针下装有刻度盘,指针在刻度盘上所指的数字即为气压值。

2. 动槽式水银气压计 动槽式水银气压计为一装有水银的直立玻璃管,其上端封闭并成真空状态,下端插入水银杯中。当大气压力升高时,玻璃管上端的水银面随之升高,反之降低。根据水银面的高度,利用固定的刻度尺和游标尺,即可读取所测的气压。

【实验步骤】

1. 空盒气压计 将仪器平放,先读取气温值,准确到 0.1℃。用手指轻扣仪器表面数次,以克服传递部分的机械摩擦误差,再直接读取气压值。

2. 动槽式水银气压计 测定气压时,旋转仪器上的调节旋钮,使水银杯内的液面刚好接触到象牙指针的针尖。移动游标尺,使其零点的刻线与水银液面相切;根据游标尺上零点的刻度在固定刻度尺上所指的刻度,读出水银柱高度的整数(气压值的整数值,mm),再从游标尺上找出一条刻度线,该刻度线与固定刻度尺上某一刻度线成一条直线(在同一水平面上),游标尺上这一刻度线数值就是测定气压读数的小数值。

【注意事项】

1. 空盒气压计测定方法简单,携带方便,适于室外和现场测定。动槽式水银气压计携带不便,一般放在固定地点和作为空盒气压计的校准气压计。

2. 动槽式水银气压计需垂直悬挂,避免摇摆和日光直射,周围应无辐射热源。在不进行测定时,象牙指针应脱离水银面。

3. 空盒气压计在使用前需用动槽式水银气压计进行校正。

4. 精确测量气压时,读数结果还需进行器差和气温订正。器差订正是校正仪器本身误差,附在仪器使用说明书上。当测定温度在 0℃ 以上时,从空盒气压计读数中减去气温订正值;当测定温度在 0℃ 以下时,则应从空盒气压计读数中加上气温订正值。气温订正值可计算或查表求得。

(三)气湿的测定

【仪器】

普通干湿球湿度计;手摇干湿球温湿度计;通风干湿球湿度计。

【实验原理】

干湿球温度计是由干球温度计和湿球温度计两部分组成。由于湿球温度计纱布上面水分蒸发使得湿球温度计读数比干球温度计读数小,空气越干燥,水分蒸发越快,湿球温度计的温度下降也越多。根据两支温度计的读数差值求出空气的相对湿度。

【实验步骤】

1. 使用前将干湿球温度计下部的玻璃管内加入蒸馏水,包裹湿球的纱布条浸入水中。

2. 将干湿球温度计垂直固定于测定地点 1.5m 高度处,5 ～ 10 分钟后即可分别读出干球和湿球温度计的读数。

3. 根据干湿球温度计的读数和测定的风速和气压,按下式计算空气的绝对湿度和相对湿度。

绝对湿度 $A = F_1 - a(T - T_1)H$

相对湿度 $R = \dfrac{A}{F} \times 100$

式中:

A ——空气的绝对湿度(mmHg);

R ——空气的相对湿度(%);

F_1 ——湿球温度计所示温度的饱和水蒸气压力(mmHg)(表2-6);

F ——干球温度计所示的饱和水蒸气压力(mmHg);

a ——不同风速时温湿度计系数(表2-7);

T_1 ——湿球温度计读数(℃);

T ——干球温度计读数(℃);

H ——测定时的大气压力(mmHg)。

表2-6　不同气温时的饱和水蒸气分压

温度 (℃)	饱和水蒸气压 (mmHg)	温度 (℃)	饱和水蒸气压 (mmHg)
-10	2.15	40	55.3
0	4.58	60	149.4
5	6.54	80	355.1
10	9.21	95	634
11	9.84	96	658
12	10.52	97	682
13	11.23	98	707
14	11.99	99	733
15	12.79	100	760
20	17.54	101	788
25	23.76	110	1074.6
30	31.8	120	1489
37	47.07	200	11659

表2-7　温湿度计系数

风速(m/s)	系数值	风速(m/s)	系数值	风速(m/s)	系数值
0.13	0.00130	0.16	0.00120	0.20	0.00110
0.30	0.00100	0.40	0.00090	0.80	0.00080
2.30	0.00070	3.00	0.00069	4.00	0.00067

【注意事项】

1. 测定时应避免仪器受热辐射。

2. 避免在室内空气不流通处进行测定。

3. 包裹湿球温度计的纱布应选择薄而稀的白色纱布,使用前应先煮去纱布上的糨糊或脂肪。纱布应紧贴温度计球部,不可有折叠。纱布重叠处不应超过球面的1/4。球部距离玻管水面不得小于3cm,以免妨碍球部周围空气的自由流通和球部周围较高的湿度。

4. 纱布未湿润前,应检查干球与湿球温度计的读数,其差值不应超过0.1℃,测定时干球上不应沾有水滴。

5. 纱布因使用过久而被污染时,吸水能力减弱,应注意及时更换。

6. 测定时应注意风速,如果风速与相对湿度表所列风速范围相差较大,则不能直接查表,而应根据计算求得现场空气的湿度。

（四）风速的测定

【仪器】

杯状风速计；翼状风速计；热球式风速计。

【实验原理】

1. 杯状风速计和翼状风速计 杯状风速计的感受部分是三个或四个环绕在垂直轴上的球状小杯，小杯在风力的作用下可自由转动，风速越大，转动越快。小杯的转动经齿轮带动仪器表面的指针，根据指针所示的刻度及所用的时间，即可计算出风速（m/s）。

翼状风速计的感受部分由轻质铝制翼片构成。其构造原理同杯状风速计。

杯状风速计的测定范围为 1～40m/s，翼状风速计的测定范围为 0.5～10m/s。

2. 热球式电风速计 热球式电风速计是一种测较低风速的仪器，其测定范围为 0.05～10m/s。它由热球式测杆探头和测量仪表两部分组成。测杆探头有一个直径约 0.6mm 的玻璃球，球内绕有加热玻璃球用的镍铬丝圈和两个串联的热电偶。热电偶的冷端连接在磷铜质的支柱上，直接暴露在气流中。当一定大小的电流通过加热圈后，玻璃球的温度升高，升高的程度和风速有关，风速小时温度升高程度大，风速大时温度升高程度小。温度升高的程度通过热电偶在电表上指示出来。根据电表的读数，查校正曲线，即可查出所测的风速（m/s）。

【实验步骤】

1. 杯状风速计 使用时，首先记录指针的原始读数，再将风速计置于测定地点，杯轮轴应与空气流动方向垂直，使杯轮转动均匀后，启动风速计的开关，使指针转动，同时用秒表记录时间，经一定时间（通常为 100 秒），同时将风速计及秒表关闭，记录指针所示的读数和所用的时间，按下式计算风速：

$$风速（m/s）= \frac{测定后读数（m_1）- 测定前读数（m）}{测定所用时间（s）}$$

2. 热球式电风速计

（1）使用前，观察电表的指针是否指于零点，如有偏移，可轻轻调节电表上的机械调零螺丝，使指针回到零点。

（2）将校正开关置于断的位置。

（3）将测杆垂直向上插在插座上，螺塞压紧使探头密封。再将"校正开关"置于满度位置，慢慢调节"满度调节"旋钮，使电表指针指在满度位置。

（4）将"校正开关"置于"零位"位置，慢慢调节"粗调"、"细调"两个旋钮，使电表指针指在零点的位置。

（5）经过以上步骤后，轻轻拉动螺塞，使测杆探头露出（长短可根据需要选择），并使探头上的红点面对风向，根据电表读数，查校正曲线，即可查出被测风速。

（6）在测定若干分钟（10 分钟左右），必须重复以上（3）、（4）步骤一次，使仪表内的电流得到标准化。

（7）测定完毕，应将"校正开关"置于断的位置，以免耗费电池。

【注意事项】

1. 杯状和翼状风速计惰性和机械摩擦阻力较大，只适用于测定较大风速。当风速小于 0.5m/s 时，须改用热球式风速计进行测定。

2. 使用杯状风速计时，勿用手拨动小杯或用手强迫小杯停止转动。

3. 应保持风速计清洁,避免在腐蚀性气体或粉尘多的地方使用。

4. 仪器使用时间过长和因机械磨损等原因,读数误差可逐渐增大,因此风速计需要定期进行校正,最好每三个月校正一次。热球式电风速计或测杆如有损坏经修复后,必须校正。

5. 测定风速时要注意不要使测定者的身体妨碍气流。

6. 热球式电风速计是较为精密的仪器,应严防碰撞振动,不可随便拆卸。仪器电池耗尽应及时更换。

【思考题】

1. 测定气温、气压、气湿和风速的常用仪器有哪些?

2. 测定气温时在选择测定地点时应注意哪些问题?

3. 测定气温、气压、气湿和风速的卫生学意义是什么?

（王　丽　高艳荣）

实验三　工作场所空气中总粉尘浓度的测定
—— 滤膜重量法

总粉尘(total dust)简称为总尘,指用总粉尘采样器按标准测定方法在呼吸带测得的所有粉尘。粉尘在空气中的浓度直接决定其对人体的危害程度,在单位时间内,接触粉尘浓度越高,进入肺部粉尘的量就越大,对人体的健康危害就越严重。

【实验目的】

掌握滤膜重量法测定空气中粉尘浓度的基本原理和方法;熟悉实验操作步骤和粉尘采样器的使用;了解滤膜重量法测定空气中粉尘浓度的卫生学意义和实验注意事项。

【实验原理】

抽取一定体积的含尘空气,将粉尘阻留在已知质量的聚氯乙烯滤膜上,由采样后滤膜重量的增量,计算出单位体积空气中粉尘的质量(mg/m^3)。

【仪器和器材】

粉尘采样器(包括采样夹和采样器两部分);滤膜(聚氯乙烯纤维滤膜,空气中粉尘浓度 $\leq 50mg/m^3$ 时,用直径 37mm 或 40mm 的滤膜;粉尘浓度 $> 50mg/m^3$ 时,用直径 75mm 的滤膜);滤膜夹(可安装直径 40mm 和 75mm 的滤膜);样品盒;镊子;分析天平(感量 0.01mg);秒表;除静电器;干燥器(内盛变色硅胶)。

【实验步骤】

1. 样品采集

(1)滤膜准备:称量前,将滤膜置于干燥器内 2 小时以上。称量时,使用镊子取下滤膜两面的夹衬纸,将滤膜通过除静电器,除去静电,将滤膜放在分析天平上称量。在衬纸上和记录表上记录滤膜编号和质量。打开滤膜夹,将直径 40mm 的滤膜毛面向上平铺于锥形环上,压上压环,拧好滤膜夹,毛面朝进气方向装入采样器采样口,旋紧固定环,应使滤膜无褶皱或裂隙,放入样品盒备用。

(2)选择采样点:采样器架设在作业人员经常活动的范围内,处于粉尘分布较均匀的呼吸带。有风流影响时,一般应选择在作业地点下风侧或回风侧,在移动的扬尘点,应位于作业人员活动中有代表性的地点,或架设于移动设备上;

(3)估算采气量和滤膜增量:当粉尘浓度高于 $10mg/m^3$ 时,采气量不得少于 $0.2m^3$,低

于 $2mg/m^3$ 时,采气量应为 $0.5 \sim 1m^3$。滤膜上总粉尘的增量(Δm)无论总粉尘或呼吸尘采样都不得小于 $0.1mg$,使用直径 $\leq 37mm$ 的滤膜时,Δm 不得大于 $5mg$;使用直径 $40mm$ 的滤膜,Δm 不得大于 $10mg$;使用直径 $75mm$ 的滤膜时 Δm 不限。

(4)调节采样流量:先用一个装有滤膜(未称量滤膜即可)的滤膜夹装入采样头中旋紧,开动采样器调节至所需流量($15 \sim 40L/min$)。在呼吸带高度采集 15 分钟空气样品。用漏斗状滤膜时,可适当加大流量,但不得超过 $80L/min$。

(5)采样:将装有称量好滤膜的滤膜夹装入粉尘采样器进气口处,使滤膜受尘面迎向含尘气流。当迎向含尘气流无法避免飞溅的泥浆、砂粒对样品污染时,可将受尘面侧向含尘气流。在已调节好的流量下进行采样,记录滤膜编号、采样时间、气体流量、采样点的气温、气压、相对湿度和生产工作情况。

2. 样品保存及处理　采样结束后,用镊子将滤膜从滤膜夹上取下,受尘面向内折叠几次,用衬纸包好,贮于样品盒中;或装入自备的样品夹中,带回实验室。

3. 样品称量　将已采样滤膜放在干燥器内 2 小时以上,经过除静电器除静电后称量,记录滤膜和粉尘的质量。

【数据处理】

$$\rho = \frac{m_2 - m_1}{V_0} \times 1000$$

式中:

ρ ——总粉尘浓度,单位为 mg/m^3;

m_1 ——采样前滤膜质量,单位为 mg;

m_2 ——采样后滤膜质量,单位为 mg;

V_0 ——换算成标准状态下的采样体积,单位为 L。

【注意事项】

1. 本方法为我国现行卫生标准采用的基本方法。如果使用其他仪器或方法测定粉尘质量浓度时,必须以本方法为基准。方法最低检出浓度为 $0.2mg/m^3$(以感应 $0.01mg$ 天平,采集 $500L$ 空气计)。

2. 滤膜的增量应控制在 $0.1 \sim 10mg$,如果小于 $0.1mg$,则称量误差大;如果大于 $10mg$,则尘粒在采样过程中可能脱落,采样误差增大。滤膜的增量超出此范围时,应重新采样。

3. 聚氯乙烯纤维滤膜表面呈细绒毛状,不易脆裂,具有明显的静电性和憎水性,能牢固地吸附粉尘,但不耐高温,易溶于有机溶剂。采样现场温度在 $55℃$ 以上时不宜应用,可改为玻璃纤维滤膜。

4. 采样现场空气中有油雾时,可用石油醚或航空汽油浸洗,晾干后再称量。

5. 已采样滤膜可留作测定粉尘分散度。

6. 采样前后,滤膜称量应使用同一台天平。

【思考题】

1. 滤膜增重过多或过少,对测定结果有何影响?

2. 影响粉尘浓度测定结果的因素有哪些?

(吴　磊)

实验四 工作场所中粉尘分散度的测定

粉尘分散度是指空气中粉尘颗粒的粒径分布程度,可用数量分散度和质量分散度两种方法表示。数量分散度是指各种粒径范围的粉尘粒子数量占粉尘总粒子数的百分比;质量分散度是指各种粒径范围粉尘粒子的质量占粉尘总质量的百分比。粒径小的粉尘粒子越多,粉尘分散度越高。我国现行卫生标准采用数量分散度表示粉尘分散度。测定方法有自然沉降法和滤膜溶解涂片法。

(一)自然沉降法

【实验目的】

掌握自然沉降法测定粉尘分散度的原理和方法;熟悉目镜测微尺及物镜测微尺的使用方法;了解测定粉尘分散度的卫生学意义。

【实验原理】

将含尘空气采集在沉降器内,粉尘自然沉降在盖玻片上,在显微镜下测量和计数粉尘的大小及数量,计算不同大小粉尘颗粒的百分比。

对于可溶于乙酸丁酯的粉尘选用本法。

【仪器及试剂】

格林沉降器;盖玻片,18mm×18mm;载物玻片,75mm×25mm×1mm;生物显微镜:目镜测微尺;物镜测微尺。

【实验步骤】

1. 采样前准备 清洗沉降器,将盖玻片用铬酸洗液浸泡,然后用水冲洗干净后,再用95%乙醇擦洗干净,采样前将盖玻片放在沉降器底座的凹槽内,推动滑板至与底座平齐,盖上圆筒盖。

2. 采样点选择 参照 GBZ 159—2004《国家职业卫生标准工作场所空气中有害物质监测的采样规范》,可从总粉尘浓度测定的采样点中选择有代表性的采样点。

3. 采样方法 将滑板向凹槽方向推动,直至圆筒位于底座之外,取下筒盖,上下移动几次,使含尘空气进入圆筒内;盖上圆筒盖,推动滑板至与底座平齐。然后将沉降器水平静止3 小时,使尘粒自然沉降在盖玻片上。

4. 制备测定标本 将滑板推出底座外,取出盖玻片,采尘面向下贴在有标签的载物玻片上,标签上注明样品的采集地点和时间。

5. 测定分散度

(1)选择光学条件:选择高倍物镜、10 倍目镜配合测定。

(2)使用物镜测微尺标定目镜测微尺

1)物镜测微尺是一标准尺度,其总长为 1mm,分为 100 等分刻度,每一分度值为0.01mm,即 10μm(图 2-4)。

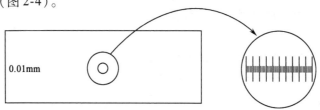

图 2-4 物镜测微尺

2）目镜测微尺的标定：将待标定的目镜测微尺放入目镜镜筒内，物镜测微尺置于载物台上，先在低倍镜下找到物镜测微尺的刻度线，移至视野中央，然后换成 400 ~ 600 倍放大倍率，调至刻度线清晰，移动载物台，使物镜测微尺的任一刻度线与目镜测微尺的任一刻度线相重合，然后找出两尺另外一条重合的刻度线，分别数出两条重合刻度线间物镜测微尺和目镜测微尺的刻度数（图 2-5）。

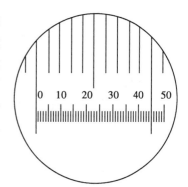

图 2-5　目镜测微尺的标尺

计算目镜测微尺每刻度的间距（μm）：

$$D(\mu m) = \frac{a}{b} \times 10 \ (\mu m)$$

a——物镜测微尺刻度数；

b——目镜测微尺刻度数；

10——物镜测微尺每刻度间距，μm。

如图 2-5 中，目镜测微尺 45 个刻度相当于物镜测微尺 10 个刻度，则目镜测微尺寸的 1 个刻度相当于：

$$(10/45) \times 10 = 2.2 \mu m$$

（3）测定：取下物镜测微尺，将已制备好的粉尘标本片放在载物台上，先用低倍镜找到粉尘粒子，然后在标定目镜测微尺时所用的放大倍率下，用目镜测微尺测量每个粉尘粒子的大小（图 2-6）。移动标本，使粉尘粒子依次进入目镜测微尺范围，遇长径量长径，遇短径量短径，测量每个尘粒。每个标本至少测量 200 个尘粒。按表 2-8 分组记录，算出百分数。

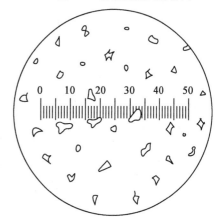

图 2-6　粉尘分散度的测定

表 2-8　粉尘分散度测量记录表

单位＿＿＿＿　采样地点＿＿＿＿　采样时间＿＿＿＿　滤膜编号＿＿＿＿

粒径范围(μm)	<2	2 ~	5 ~	≥10	总计
尘粒数(个)					
百分率(%)					

测量者＿＿＿＿

【注意事项】

1. 本法适用于各种颗粒性粉尘，包括能溶于乙酸丁酯的粉尘。

2. 使用的盖玻片和载物玻片均应无尘粒。

3. 已标定的目镜测微尺，只能在标定时所用的目镜和物镜放大倍率下应用。

4. 应选择涂片标本中粉尘分布较均匀的部位进行测量，以减少误差。

5. 沉降时间不能 <3 小时。

（二）滤膜溶解涂片法

【实验目的】

掌握滤膜溶解涂片法测定粉尘分散度的原理和方法；熟悉目镜测微尺及物镜测微尺的使用方法；了解测定粉尘分散度的卫生学意义。

【实验原理】

将采样后滤膜溶解于有机溶剂中,形成粉尘粒子的混悬液,制成涂片标本,在显微镜下测定。

【仪器及试剂】

小烧杯或小试管;小玻棒;玻璃滴管或吸管;载玻片;生物显微镜;目镜测微尺;物镜测微尺;乙酸丁酯。

【实验步骤】

1. 采有粉尘的聚氯乙烯纤维滤膜放入小烧杯或试管中,用吸管或滴管加入乙酸丁酯 1~2ml,用玻璃棒充分搅拌,制成均匀的粉尘悬液,立即用滴管吸取一滴置载玻片上,均匀涂布,待自然挥发成透明膜,贴上标签,注明编号、采样地点、日期。

2. 物镜测微尺是一标准尺度,其总长为 1mm,分为 100 等分刻度,每一分度值为 0.01mm,即 10μm,同自然沉降法。

3. 目镜测微尺的标定 标定方法同自然沉降法。

4. 测定 取下物镜测微尺,将粉尘标本片放在载物台上,先用低倍镜找到粉尘粒子,然后在标定目镜测微尺时所用的放大倍率下观察,用目镜测微尺测量每个粉尘粒子的大小,移动标本,使粉尘粒子依次进入目镜测微尺范围,遇长径量长径,遇短径量短径,测量每个尘粒。每个标本至少测量 200 个尘粒。按表 2-8 记录不同粒径粉尘数量,并算出百分数。

【注意事项】

1. 所用器材在用前必须擦洗干净,避免粉尘污染。已制好的涂片标本应置玻璃平皿内保存。

2. 当发现涂片标本尘粒过密,影响测量时,可再加适量乙酸丁酯稀释,重新制作涂片标本。

3. 已标定的目镜测微尺,只能在标定时所用的目镜和物镜放大倍率下应用。

4. 应选择涂片标本中粉尘分布较均匀的部位进行测量,以减少误差。

5. 本法不适用于可溶于有机溶剂中的粉尘和纤维状粉尘,此类粉尘适用自然沉降法测定。

【思考题】

1. 为什么要在标定目镜测微尺时所用的放大倍率下测量粉尘粒子的大小?

2. 沉降法比滤膜重量法更真实地反映空气中尘粒的存在情况,为什么?

(吴　磊)

实验五　工作场所空气中粉尘游离二氧化硅的测定

二氧化硅(SiO_2)是存在于地壳花岗岩中的主要成分,根据结构可分为结合型和游离型。游离二氧化硅含量超过 10% 的无机性粉尘称为矽尘。长期吸入含有游离二氧化硅粉尘达到一定量后可引起以肺纤维化为主要病变的硅沉着病。我国卫生标准根据粉尘中游离二氧化硅的不同含量,空气中粉尘浓度标准也不相同。工作场所有害因素职业接触限值规定,当 10% ≤ 游离 SiO_2 含量 ≤ 50% 时,总粉尘 PC-TWA 为 1mg/m³,呼吸性粉尘 PC-TWA 为 0.7mg/m³;当 50% < 游离 SiO_2 含量 ≤ 80% 时,总粉尘 PC-TWA 为 0.7mg/m³,呼吸性粉尘 PC-TWA 为 0.3mg/m³;当游离 SiO_2 含量 > 80% 时,总粉尘 PC-TWA 为 0.5mg/m³,呼吸性粉尘 PC-TWA 为 $0.2mg/m^3$。

【实验目的】

掌握焦磷酸质量法和红外分光光度法测定粉尘中游离二氧化硅的基本原理和方法;熟悉样品处理的方法和步骤;了解测定粉尘中游离二氧化硅的卫生学意义。

(一) 焦磷酸质量法

【实验原理】

在 245～250℃的温度下,焦磷酸能溶解粉尘中的硅酸盐及金属氧化物,而对游离二氧化硅几乎不溶。用热焦磷酸处理含硅酸盐和游离二氧化硅等的粉尘,将游离二氧化硅分离出来,以质量法测定游离二氧化硅含量,计算其在粉尘中的百分含量。

【仪器与试剂】

1. **仪器** 锥形瓶或烧杯,50ml;带盖瓷坩埚或铂坩埚,25ml;坩埚钳或尖坩埚钳;量筒,25ml;玻璃漏斗及漏斗架;慢速定量滤纸;pH 试纸;300℃温度计;恒温干燥箱;干燥器(内盛变色硅胶);分析天平(感量为 0.1mg);可调电炉;高温电炉;玛瑙研钵;粉尘采样器;测尘滤膜。

2. **试剂**

(1)焦磷酸:将磷酸($\omega = 85\%$)加热,温度至 250℃不冒泡为止,放冷,贮存于试剂瓶中。

(2)氢氟酸($HF,\omega = 40\%$)。

(3)硝酸铵(NH_4NO_3):结晶。

(4)盐酸溶液:0.1mol/L。

【实验步骤】

1. **样品的采集** 本方法需要的粉尘样品量大于 0.1g,可在采样点采集呼吸带高度的新鲜降尘,也可用直径 75mm 滤膜采集空气中的粉尘,并记录采样方法和样品来源。

2. **样品测定**

(1)将已采集的粉尘样品放在(105 ± 3)℃的烘箱内干燥 2 小时,稍冷,贮于干燥器备用。如果粉尘粒子较大,需用玛瑙研钵研磨至手捻有滑感为止。

(2)准确称取 0.1000～0.2000g 粉尘样品于 25ml 锥形瓶或小烧杯中,加入 15ml 焦磷酸,搅拌,使样品全部湿润。将锥形瓶放在可调电炉上,插入带玻璃的 300℃温度计,迅速加热到 245～250℃,同时不断搅拌,保持 15 分钟。

(3)若粉尘样品含有煤、其他碳素及有机物,应放在瓷坩埚或铂坩埚中称量,在 800～900℃下烧灼 30 分钟以上,使碳及有机物完全灰化。冷却后,将残渣用 15ml 焦磷酸分次洗入锥形瓶中。若含有硫化矿物(如黄铁矿、黄铜矿、辉铜矿等),应加数毫克结晶硝酸铵于锥形瓶中。再按照步骤(2)加焦磷酸加热处理。

(4)取下锥形瓶,在室温下冷却至 40～50℃,加 50～80℃的蒸馏水至 40～45ml,边加蒸馏水边搅拌均匀。将锥形瓶中内容物(焦磷酸和粉尘样品)小心转移入烧杯,并用热蒸馏水冲洗温度计、玻璃棒和锥形瓶,洗液一并倒入烧杯中,加蒸馏水至 150～200ml。

(5)取慢速定量滤纸折叠成漏斗状,放于漏斗并用蒸馏水湿润。将烧杯放在电炉上煮沸内容物,稍静置,待混悬物略沉降,趁热过滤,滤液应不超过滤纸的 2/3 处。过滤后,用 0.1mol/L 盐酸洗涤烧杯,并移入漏斗中,将滤纸上的沉渣冲洗 3～5 次,再用热蒸馏水洗至无酸性为止(用 pH 试纸检验)。如用铂坩埚时,要洗至无磷酸根反应后再洗 3 次(磷酸根检验方法见本实验后附)。上述过程应在当天完成。

(6)将带有沉渣的滤纸折叠数次,放入已恒量(m_1)的瓷坩埚中,在电炉上干燥、炭化;炭化时要加盖并留一小缝,然后放入高温炉(800~900℃)中灰化30分钟取出,室温下稍冷后,放入干燥器中冷却1小时,在分析天平上称至恒量(m_2),并记录。

【数据处理】

粉尘中游离二氧化硅含量:

$$\omega = \frac{m_2 - m_1}{m} \times 100\%$$

式中:

ω ——粉尘中游离二氧化硅含量;

m_1 ——坩埚质量,g;

m_2 ——坩埚加残渣质量,g;

m ——粉尘样品的质量,g。

当粉尘中含有难以被焦磷酸溶解的物质时(如碳化硅、绿柱石、电气石、黄玉等),需用氢氟酸处理:将带有沉渣的滤纸放入铂坩埚内,如步骤(6)烧灼至恒重(m_2),加入数滴9mol/L硫酸溶液,使残渣全部湿润。然后在通风柜内加40%氢氟酸5~10ml,稍加热,使残渣中游离二氧化硅溶解,继续加热至不冒白烟为止(要防止沸腾)。再于900℃下烧灼,称至恒重(m_3)。

氢氟酸处理后游离二氧化硅含量计算:

$$\omega = \frac{m_2 - m_3}{m} \times 100\%$$

式中:

ω ——游离二氧化硅的质量百分含量,%;

m_2 ——氢氟酸处理前坩埚加残渣的质量,g;

m_3 ——经氢氟酸处理后坩埚加残渣的质量,g;

m ——粉尘样品的质量,g。

【注意事项】

1. 焦磷酸溶解硅酸盐时温度不得超过250℃,否则容易形成胶状物。

2. 酸与水混合时应缓慢并充分搅拌,避免形成胶状物。

3. 样品中含有碳酸盐时,遇酸产生气泡,宜缓慢加热以免样品溅失。

4. 如果粉尘中含有煤、其他碳素和有机物,在测定二氧化硅的时候需要加入结晶硝酸铵去除这些物质对测定结果的干扰。

5. 用氢氟酸处理时,必须在通风柜内操作,注意防止污染皮肤和吸入氢氟酸蒸气造成中毒。

6. 用铂坩埚处理样品时,过滤沉渣必须洗至无磷酸根反应,否则会损坏铂坩埚。

(二)红外分光光度法

【实验原理】

α-石英在红外光谱中于12.5μm(800cm^{-1})、12.8μm(780cm^{-1})及14.4μm(694cm^{-1})处出现特异性强的吸收带,在一定范围内,其吸光度值与α-石英质量呈线性关系。通过测量吸光度,进行定量测定。

【仪器与试剂】

1. 仪器　红外分光光度计;压片机及锭片模具;电子天平,感量0.01mg;高温电炉;电热干燥箱及干燥器;瓷坩埚和坩埚钳;箱式电阻炉或低温灰化炉;玛瑙乳钵;200目粉尘筛。

2. 试剂

(1)溴化钾(KBr):光谱纯或优级纯。

(2)标准 α-SiO$_2$:纯度在99%以上。

(3)无水乙醇。

【实验步骤】

1. **样品的采集** 在采样点采集呼吸带高度的新鲜降尘,也可用滤膜采集空气中的粉尘。当滤膜上采集的粉尘量大于0.1mg时,可直接用本法测定游离二氧化硅的含量。

2. **样品处理**

(1)沉降尘处理:粉尘样品置于(105 ± 3)℃的烘箱中干燥2小时,稍冷,贮于干燥器中备用。如果粉尘粒子较大,需用玛瑙研钵研磨,并用200目筛子筛选。准确称取筛选后的样品质量(m)置于高温电炉(低于600℃)内灰化30分钟,冷却后,放入干燥器内待用。

(2)滤膜样品处理:用差减法准确称量采样后滤膜(过氯乙烯滤膜)上粉尘的质量(m),然后放入瓷坩埚内,置于高温电炉(低于600℃)内灰化30分钟,冷却后,放入干燥器内待用。

称取一定量的溴化钾(使溴化钾和粉尘总质量为250mg)放入瓷坩埚内和灰化后的粉尘充分混匀,连同压片磨具一起放入干燥箱(110 ± 5℃)中10分钟。将干燥后的混合样品置于压片磨具中,加压25MPa,持续3分钟,制备出的锭片作为测定样品。对于滤膜样品,必须同时取空白滤膜一张,同上处理,制成样品空白锭片。

3. **标准曲线绘制和样品测定**

(1)石英标准曲线的绘制:精确称取不同质量(含标准 α-SiO$_2$ 0.01~1.00mg)的标准 α-SiO$_2$,分别加入250mg溴化钾,置于玛瑙研钵中充分研磨均匀,同样品处理,制成标准系列锭片。将标准系列锭片置于样品室光路中进行扫描,分别以800cm^{-1}、780cm^{-1}、694cm^{-1}三处的吸光度值为纵坐标,以石英质量为横坐标,绘制三条不同波长的 α-SiO$_2$ 标准曲线,并求出标准曲线的回归方程式。在无干扰的情况下,一般选用800cm^{-1}标准曲线进行定量分析。

(2)样品的测定:分别将样品锭片与样品空白锭片置于样品室光路中进行扫描,记录800cm^{-1}(或694cm^{-1})处的吸光值,重复扫描测定3次,测定样品的吸光度均值减去样品空白的吸光度均值后,由 α-SiO$_2$ 标准曲线查得样品中游离二氧化硅的质量。

【数据处理】

用下式计算粉尘中游离二氧化硅(α-SiO$_2$)的百分含量(%):

$$\omega = \frac{m_1}{m} \times 100\%$$

式中:

ω ——粉尘中游离二氧化硅(α-SiO$_2$)的含量,%;

m_1 ——测得的粉尘样品中游离二氧化硅的质量数值;

m ——粉尘样品质量数值,mg。

【注意事项】

1. 本法的 α-SiO$_2$ 检出量为0.01mg;相对标准差(RSD)为0.64%~1.41%。平均回收率为96.0%~99.8%。

2. 粉尘粒度大小对测定结果有一定影响,因此,样品和制作标准曲线的石英尘应充分研磨,使其粒度小于5μm者占95%以上,方可进行分析测定。

3. 灰化温度对煤矿尘样品定量结果有一定影响,若煤尘样品中含有大量高岭土成分,在高于600℃灰化时发生分解,于800cm⁻¹附近产生干扰,如灰化温度小于600℃,可消除此干扰带。

4. 在粉尘中若含有黏土、云母、闪石、长石等成分时,可在800cm⁻¹附近产生干扰,则可用694cm⁻¹的标准曲线进行定量分析。

5. 为降低测量的随机误差,实验室温度应控制在18~24℃,相对湿度小于50%为宜。

6. 制备石英标准曲线样品的分析条件应与被测样品的条件完全一致,以减少误差。

【思考题】

1. 空白实验有何意义?

2. 为什么在样品和制作标准曲线的石英尘应充分研磨?

附:磷酸根检验方法

原理:磷酸根(PO_4^{2-})和钼酸铵$[(NH_4)_2MoO_4]$反应生成黄色的磷钼酸铵,在微酸性缓冲溶液(pH 4.1)中,磷钼酸铵被抗坏血酸还原为钼蓝,显蓝色。

试剂:①乙酸盐缓冲液(pH 4.1),0.025mol/L乙酸钠溶液与0.1mol/L乙酸溶液等体积混合;②1%抗坏血酸溶液(于4℃保存);③钼酸铵溶液:取2.5g钼酸铵,溶于100ml的0.025mol/L硫酸中(现配现用)。

检验方法:分别将试剂②和试剂③用试剂①稀释10倍,取滤过液1ml,加上述稀释试剂各4.5ml,混匀,放置20分钟,若有磷酸根离子,溶液呈蓝色。

(王 丽 高艳荣)

实验六 环境空气PM₁₀和PM₂.₅的测定
—— 重量法

PM_{10}和$PM_{2.5}$分别指空气动力学直径≤10μm和≤2.5μm的颗粒物。与直径较大颗粒物相比,PM_{10}和$PM_{2.5}$容易能进入呼吸道。我国GB 3095—2012《环境空气质量标准》规定24小时一级和二级空气质量PM_{10}的限值分别为50μg/m³和150μg/m³,$PM_{2.5}$的限值分别为35μg/m³和75μg/m³。

【实验目的】

掌握环境空气中PM_{10}和$PM_{2.5}$的测定原理和方法;熟悉实验所用仪器和器材的使用;了解PM_{10}和$PM_{2.5}$测定的卫生学意义。

【实验原理】

分别通过具有一定切割特性的采样器,以恒速抽取定量体积的空气,使环境空气中在PM_{10}和$PM_{2.5}$被截留在已知质量的滤膜上,根据采样前后滤膜重量的增量和采样空气体积,计算环境空气中PM_{10}和$PM_{2.5}$的浓度(mg/m³)。

【仪器】

1. PM_{10}和$PM_{2.5}$切割器、采样系统 切割粒径Da_{50}分别为(10±0.5)μm和(2.5±0.2)μm。

2. 采样器　孔口流量计或其他符合以下标准的流量计:大流量流量计(量程0.8~1.4m³/min,误差≤2%),中流量流量计(量程60~125L/min,误差≤2%),小流量流量计(量程<30L/min,误差≤2%)。

3. 滤膜　根据样品采集目的可选择玻璃纤维滤膜、石英滤膜等无机滤膜或聚氯乙烯、聚丙烯、混合纤维素等有机滤膜,其对0.3μm标准粒子的截留率不低于99%。

4. 样品盒或纸袋。

5. 镊子。

6. 分析天平,感量0.1mg和0.01mg。

7. 恒温恒湿箱(室)　箱(室)内空气温度在15~30℃范围内可调,控温精度±1℃,箱(室)内空气相对湿度应控制在50%±5%,恒温恒湿箱(室)可连续工作。

8. 干燥器(内盛变色硅胶)。

【操作步骤】

1. 滤膜准备　将滤膜放在恒温恒湿箱(室)中平衡24小时,平衡条件为:温度取15~30℃中任何一点,相对湿度控制在45%~55%范围内,记录平衡温度与湿度。在上述平衡条件下,用感量为0.1mg或0.01mg的天平称量滤膜,记录滤膜初始质量。同一滤膜恒温恒湿箱(室)相同条件下再平衡1小时后称重。对于PM_{10}和$PM_{2.5}$颗粒物样品滤膜,两次重量之差分别小于0.4mg或0.04mg。在确认滤膜无褶皱或裂隙后,将滤膜装入带编号的样品盒或纸袋中备用。

2. 样品采集与保存

(1)采样时,采样器入口距地面高度不得低于1.5m。采样不宜在风速大于8m/s等天气条件下进行。采样点应避开污染源及障碍物。如果测定交通枢纽处的PM_{10}和$PM_{2.5}$,采样点布置在距人行道外缘外侧1m处。

(2)采用间断采样方式测定日平均浓度时,其次数不应少于4次,累积采样时间不应少于18小时。

(3)采样时,将已称重的滤膜用镊子放入采样夹内的滤网上,使滤膜毛面朝进气方向。将滤膜牢固压紧至不漏气。如果测定任何一次浓度,每次需更换滤膜;如测日平均浓度,样品可采集在一张滤膜上。

(4)采样结束后,用镊子将滤膜取出,将有尘面对折两次,放入样品盒或纸袋,做好采样记录,并记录采样点的气温、气压、相对湿度。

(5)样品保存,滤膜采集后,如不能立即称重,应在4℃条件下冷藏保存。

3. 样品测定采样后滤膜称量按照"1. 滤膜准备"的操作步骤进行。

【结果计算】

$$\rho = \frac{w_2 - w_1}{V} \times 10^6$$

式中:

ρ——PM_{10}和$PM_{2.5}$浓度,μg/m³;

w_1——采样前滤膜质量,g;

w_2——采样后滤膜质量,g;

V——已换算成标准状态下的采样体积,m³。

计算结果保留到整数位。

【注意事项】

1. 采样器每次使用前需进行流量校准。

2. 滤膜使用前均需进行检查,不得有针孔或任何缺陷。滤膜通常带有静电,影响称量的准确性,因此,滤膜称量前要消除静电的影响。

3. 取清洁滤膜若干张,在恒温恒湿箱(室),按平衡条件平衡 24 小时,称重。每张滤膜非连续称量 10 次以上,求每张滤膜的平均值为该张滤膜的原始质量。以上述滤膜作为"标准滤膜"。每次称滤膜的同时,称量两张"标准滤膜"。若标准滤膜称出的重量在原始质量 ±5mg(大流量),±0.5mg(中流量和小流量)范围内,则认为该批样品滤膜称量合格,数据可用。否则应检查称量条件是否符合要求并重新称量该批样品滤膜。

4. 要经常检查采样头是否漏气。当滤膜安放正确,采样系统无漏气时,采样后滤膜上颗粒物与四周白边之间界限应清晰,如出现界线模糊时,则表明应更换滤膜密封垫。

5. 对电机有电刷的采样器,应尽可能在电机由于电刷原因停止工作前更换电刷,以免使采样失败。更换时间视以往情况确定。更换电刷后要重新校准流量。新更换电刷的采样器应在负载条件下运转 1 小时,待电刷与转子的整流子良好接触后,再进行流量校准。

6. 当 $PM_{2.5}$ 含量很低时,采样时间不能过短。对于感量为 0.01mg 的分析天平,滤膜上颗粒物负载量应大于 0.1mg,以减少称量误差。

7. 采样前后,滤膜称量应使用同一台分析天平。

【思考题】

PM_{10} 和 $PM_{2.5}$ 在检测过程中需要注意哪些内容?

(吴　磊)

实验七　空气中汞、二氧化硫的快速测定

【实验目的】

掌握碘化亚铜试纸法测定空气中汞和碘淀粉法测定空气中二氧化硫的原理;熟悉碘化亚铜试纸法测定空气中汞和碘淀粉法测定空气中二氧化硫的方法;了解碘化亚铜试纸的制备方法。

(一) 汞的快速测定(碘化亚铜试纸法)

【实验原理】

将白色碘化亚铜涂在滤纸上,当遇到汞蒸气时,变成玫瑰色的碘化汞和碘化亚铜的复合物($CuI \cdot HgI$)。根据试纸变色时间估计汞蒸气的浓度。

【仪器与试剂】

1. 仪器　烧杯;布氏漏斗;抽滤瓶;碘化亚铜试纸;毛笔;滤纸条;烤箱。

2. 试剂

(1)碘化钾溶液(100g/L):称取 10g 碘化钾(KI),用水溶解后,稀释至 100ml。

(2)硫酸铜溶液(100g/L):称取 10g 硫酸铜($CuSO_4$),用水溶解后,稀释至 100ml。

(3)亚硫酸钠溶液(100g/L):称取 10g 亚硫酸钠(Na_2SO_3),用水溶解后,稀释至 100ml。临用时现配。

(4)硝酸溶液(25 +75):25 体积的浓硝酸与 75 体积的水混合均匀。

(5)95% 乙醇。

【实验步骤】

1. 试纸的制备 将100g/L碘化钾溶液和100g/L硫酸铜溶液等体积混合,待沉淀后,将上层液体倒出,然后将沉淀移入布氏漏斗内,用水小心洗涤,边洗边抽滤,用100g/L亚硫酸钠溶液洗至无色,再用水洗若干次。最后将水滤净,将沉淀移至小烧杯内。用少量95%乙醇将沉淀调成糊状,用硝酸溶液(25 + 75)酸化糊状物(每50ml加一滴硝酸)。混匀后,用毛笔将糊状物均匀涂在滤纸条上,于60℃条件下烘干,保存于磨口塞玻璃瓶内,备用。

2. 汞的测定 将干燥的碘化亚铜试纸放在被测空气中,观察试纸开始显玫瑰色的时间,从表2-9中查出汞蒸气的浓度。如果干燥的碘化亚铜试纸放置在被测空气中长时间(约24小时)不显玫瑰色,一般可认为空气中汞蒸气浓度在0.01mg/m³以下。

表2-9 碘化亚铜试纸显色时间和空气中汞蒸气浓度关系

显色时间(分钟)	15	20	30	50	90	180
汞蒸气浓度(mg/m^3)	0.7	0.3	0.2	0.1	0.05	0.03

【注意事项】

1. 因现场条件(如温度、湿度等)差别较大,表2-9中的数据仅作为估计汞蒸气浓度的参考。最好在做完一批试纸后,在现场先用试纸法和其他测定方法做比较,进一步确定在该条件下汞蒸气浓度与显色时间的关系。

2. 碘化亚铜试纸具有经济、简便、容易掌握等优点,能反映出空气被污染的程度,以便及时采取预防措施。

3. 方法灵敏度为0.01mg/m³。

(二) 二氧化硫的快速测定(碘淀粉法)

【实验原理】

碘遇淀粉变蓝色,当有二氧化硫存在时能将碘还原成碘离子,从而使蓝色消失。根据碘的消耗量,即可测定空气中二氧化硫的含量。

$$SO_2 + I_2 + 2H_2O \rightarrow H_2SO_4 + 2HI$$

本方法灵敏度为3μg/ml。

【仪器与试剂】

1. 仪器 微量吸收管;注射器,100ml;三通活塞;容量瓶,100ml;吸量管,1~5ml;量筒,100ml;烧杯,100ml。

2. 试剂

(1)碘溶液(0.005mol/L):取一小烧杯,向其中加入约1g碘化钾和1~2滴蒸馏水,放置于分析天平上称重,并向其中加入碘;当加入0.127g碘后,取出烧杯,加少量蒸馏水,用玻璃搅棒搅拌直至碘完全溶解。将溶解完全的碘溶液转入100ml容量瓶中,用蒸馏水冲洗烧杯几次,洗液一并转入容量瓶中,用蒸馏水定容。

(2)30g/L淀粉溶液:称取可溶性淀粉3g,加入蒸馏水10ml调成糊状,再加入煮沸的蒸馏水80ml,继续煮沸2~3分钟直至溶液透明。再加入氯化钠18g,溶解后,加蒸馏水至100ml,混匀。

(3)吸收液:取0.005mol/L碘溶液1.0ml于100ml容量瓶中,加入30g/L淀粉溶液0.25ml,用蒸馏水定容,溶液为蓝色。此溶液浓度为0.00005mol/L含有淀粉的碘溶液;此溶液 1ml 相当于 0.0032mg 二氧化硫。

【实验步骤】

吸取 1.0ml 吸收液,注入微量吸收管内,将其与 100ml 注射器的三通活塞连接,在测试现场以 10ml/min 的速度抽气,直至溶液恰到无色,停止抽气,记录采气体积,由表 2-10 数据即可查出空气中二氧化硫的浓度(mg/m^3)。

【注意事项】

1. 碘溶液的浓度应准确(可以按照附录 2 配制标定),否则影响测定结果。
2. 其他能与碘反应的物质可干扰测定。

表 2-10 二氧化硫浓度表

抽气体积 (ml)	SO_2 浓度 (mg/m^3)	抽气体积 (ml)	SO_2 浓度 (mg/m^3)	抽气体积 (ml)	SO_2 浓度 (mg/m^3)
10	320	70	46	130	24
20	160	80	40	150	20
30	107	90	35	200	16
40	80	100	32	250	12
50	64	110	29	300	10
60	53	120	27		

【思考题】

空气中有害物质快速测定的意义是什么?

(王　丽　高艳荣)

§4　生物材料检验篇

实验一　尿肌酐和尿比重的测定

(一) 尿肌酐的测定——分光光度法

肌酐(urine creatinine)又称肌酸酐,是肌酸和磷酸肌酸代谢的终产物,主要由肌肉中磷酸肌酸的非酶促反应生成,通过尿液排出体外。对于正常成人来说,每日经尿排出的肌酐量是恒定的,尿中肌酐浓度随尿量的多少而变化,因此尿肌酐被广泛用来校正尿中化合物因尿浓缩或稀释引起的浓度值的升高或降低。尿肌酐也是常见的临床生化指标,具有一定的临床意义,其升高或降低见于急性或慢性肾功能不全、重度充血性心力衰竭或糖尿病等。成人尿肌酐浓度值正常范围为 $0.4 \sim 1.3g/L$。

【实验目的】

掌握碱性苦味酸法测定尿肌酐的原理;熟悉实验操作步骤和分光光度计的使用;了解尿肌酐测定方法的注意事项。

【实验原理】

肌酐与过量苦味酸在碱性条件下反应生成橙红色苦味酸肌酐后,在波长 490nm 处比色定量。

【仪器与试剂】

1. 仪器 分光光度计,配 5mm 比色杯;聚乙烯塑料瓶,50ml 或 100ml;具塞比色管,10ml。

2. 试剂

(1)饱和苦味酸溶液(15g/L):称取 7.5g 苦味酸($C_6H_3N_3O_7$)溶于 500ml 纯水中混匀,临用前过滤。

(2)氢氧化钠溶液(100g/L):称取 50g 氢氧化钠(NaOH)溶于 500ml 纯水中,混匀。

(3)碱性饱和苦味酸溶液:取 1 体积氢氧化钠溶液和 10 体积饱和苦味酸上清液混合(1+10),临用前配制。

(4)盐酸(0.1mol/L)。

(5)肌酐标准溶液:准确称取 100mg 经 110℃ 干燥 2 小时的肌酐($C_4H_7N_3O$),加盐酸溶液使其溶解,并稀释至 100ml,配成 1.0mg/ml 肌酐储液;再用水稀释成 0.1mg/ml 的标准溶液;于 4℃ 可保存 1 个月。

【实验步骤】

1. 样品采集与保存 按所接触的毒物或其代谢产物所规定的采样时间,用 50ml 聚乙烯塑料瓶收集尿样,冷藏运输,于 4℃ 下可保存 2 周。

2. 标准曲线绘制及样品测定

(1)样品处理:取 0.1ml 尿样置于 10ml 比色管中,加水至 3ml。

(2)试剂空白:取 3ml 水置于 10ml 比色管中。

(3)标准曲线的绘制:取 6 支 10ml 比色管,按表 2-11 配制标准管。

表 2-11 肌酐标准溶液的配制

管号	0	1	2	3	4	5
标准溶液/ml	0	0.20	0.40	0.60	0.80	1.0
水/ml	3.0	2.8	2.6	2.4	2.2	2.0
肌酐浓度/(g/L)	0	0.20	0.40	0.60	0.80	1.0

向各管加入 2.0ml 碱性苦味酸溶液,混匀,于室温下反应 20~30 分钟。加 5ml 水混匀后,以零管为参比,于波长 490nm 下测吸光度,在 0.5 小时内比色完毕。每个浓度测定 3 次,求平均吸光度值。以吸光度对肌酐浓度(g/L)进行线性回归,求回归方程。

(4)测定:在标准曲线测定的同样条件下,以试剂空白做参比,测定样品的吸光度,由标准曲线计算尿中肌酐浓度。

【数据处理】

尿中肌酐浓度计算按照下式计算:

$$\rho(肌酐) = \rho_1 \times f$$

式中:

$\rho(肌酐)$——尿中肌酐的质量浓度,g/L;

ρ_1——由标准曲线上计算的肌酐浓度,g/L;

f——尿样稀释倍数,30。

【注意事项】

1. 该法存在非特异的色素原干扰。抗坏血酸、酮酸、丙酮、乙酰乙酸、葡萄糖、蛋白质、胍等化合物能与碱性苦味酸反应生成红色物质称为假肌酐。当大量的假肌酐存在于红细胞中时,不宜采用带血的尿样测定尿肌酐。如需测定,可用阳离子交换树脂净化尿中肌酐后,再用本法测定。

2. 温度在 $15 \sim 20℃$ 显色稳定,反应温度应控制在小于 $30℃$。

3. 苦味酸纯度差时,空白管吸光度值增高,不利于测定。

4. 氢氧化钠浓度对测定值有影响,所以样品和标准曲线要同时测定。

5. 测定时取上清尿样或混匀尿样对测定结果无影响。

6. 当取样体积为 0.1ml 时,本法最低检出浓度为 0.03g/L,适宜的测定范围为 0.03 ~ 1.0g/L。

【思考题】

1. 本实验中应如何确定显色反应的温度和时间?

2. 为什么测定样品的同时制备标准曲线,可以消除氢氧化钠浓度对测定值的影响?

3. 测定尿中肌酐还有哪些方法?各有什么特点?

(二)尿比重的测定——光折射法

尿比重(urine specific gravity)作为估计肾浓缩稀释功能的指标,与尿中水分、盐类及有机物的含量有关。它常被用来校正尿中化合物由于尿浓缩或稀释引起的浓度变化。我国推荐的尿比重校正参照值为 1.020。实验室测定尿比重的方法主要为干化学法和光折射法。干化学法准确性易受到尿 pH 或尿中某些成分(如尿蛋白等)的影响。光折射法操作简单,样本用量小,结果准确,为常用的测定方法。

【实验目的】

掌握尿比重的测定原理和过程;熟悉尿比重折射仪的使用;了解尿比重测定的注意事项。

【实验原理】

利用溶液中总固体量与溶液对光的折射率之间存在的相关性,以纯水作为参考,测定尿比重。

【仪器与试剂】

1. 尿比重折射仪。

2. 胶头滴管。

3. 尿杯。

4. 纯水。

【实验步骤】

1. 尿样采集与保存 用干净的尿杯收集约 10ml 尿样,现场即可测定;如不能现场测定,需冷藏运输至实验室,4℃下保存,于 4℃下可保存 2 周。

2. 尿样测定

(1)尿比重折射仪的调零:用纯水清洗棱镜表面并用软纸吸干残留水分后,用胶头滴管滴 2 ~ 3 滴纯水在棱镜表面上,按调零按钮将折射仪的读数调整至零。

(2)尿样测定:用纯水清洗棱镜表面并用软纸吸干残留水分后,用胶头滴管滴 2 ~ 3 滴尿样在棱镜表面上,按读数按钮测定尿比重值。

【数据处理】

尿比重仪的读数即为尿比重值。

【注意事项】

1. 尿样不可冷冻保存,否则由于冷冻后尿中沉淀的形成会导致尿比重测量值偏低。

2. 如果尿样浑浊,应离心后取上清液测定尿比重。

3. 尿比重计每次使用时需用纯水调零。

4. 尿样比重容许值范围为1.010~1.035,超出此范围,认为尿样不合格,应弃去重新采集尿样测定。

【思考题】

1. 为什么尿中沉淀的形成会导致尿比重偏低?

2. 尿比重测量值大小与哪些因素有关?

(王和兴 周 颖)

实验二 全血胆碱酯酶活性测定

血胆碱酯酶活性(cholinesterase activity)是有机磷农药中毒常用的实验室诊断指标,测定血胆碱酯酶活性对于防治有机磷农药中毒具有重要作用。

(一)羟胺三氯化铁法

【实验目的】

掌握羟胺三氯化铁法测定全血胆碱酯酶活性的测定原理和方法;熟悉实验操作步骤;了解羟胺三氯化铁法测定全血胆碱酯酶活性的注意事项。

【实验原理】

血液中胆碱酯酶可使乙酰胆碱分解为胆碱和乙酸。未被胆碱酯酶水解而剩余的乙酰胆碱与碱性羟胺反应,生成乙酰羟胺;后者在酸性条件下,与三氯化铁反应,形成红色羟肟酸铁配合物。呈色强度与参与反应的乙酰胆碱的量成正比。在波长520nm比色定量,由水解的乙酰胆碱的量计算胆碱酯酶活性。

本法适用于正常人和接触有机磷农药人员血中胆碱酯酶活性的测定。

【仪器与试剂】

1. 仪器 分光光度计,配10mm比色杯;比色管,10ml;血色素吸管,20μl;天平:感量为0.1mg;采血针头;恒温水浴箱,控温精度±0.5℃。

2. 试剂

(1)磷酸盐缓冲液(pH7.20):准确称取1.36g磷酸二氢钾(KH_2PO_4)和8.36g磷酸氢二钠($Na_2HPO_4 \cdot 12H_2O$),用水溶解并稀释至500ml,保存在冰箱内。

(2)盐酸羟胺溶液:139g/L。

(3)氢氧化钠溶液:140g/L。

(4)碱性羟胺溶液:将盐酸羟胺溶液和氢氧化钠溶液等体积混合。临用前配制。

(5)三氯化铁溶液:称取10g三氯化铁($FeCl_3 \cdot 6H_2O$),加0.84ml盐酸,用100ml水溶解。贮存于棕色瓶中。

(6)氯化乙酰胆碱标准溶液:准确称取氯化乙酰胆碱1.2716g,用磷酸盐缓冲溶液溶解,并稀释到100ml,制成贮备液,此溶液1ml相当于70μmol乙酰胆碱。临用前用磷酸盐缓冲溶液稀释 10 倍,制成应用液,浓度为 7μmol/ml。

（7）盐酸溶液（1+2）:取 1 体积的浓盐酸与 2 体积的水混合而成。

（8）实验用水:蒸馏水或具有同等纯度的去离子水。

【实验步骤】

1. 样品采集与保存　用血色素吸管取耳垂末梢血 20μl,置于盛有 0.98ml 磷酸盐缓冲溶液的比色管中,混匀后立即测定。

如现场不能测定,可取静脉血 0.50ml,注入含肝素的玻璃管中,混匀后,置冰瓶中运送,于 4℃冰箱内保存,一周内尽快分析。

2. 样品测定

（1）标准曲线法

1）标准曲线的绘制:取 6 支 10ml 比色管,分别加入 0、0.20ml、0.40ml、0.60ml、0.80ml、1.00ml 标准应用液,加磷酸盐缓冲液至 1.00ml,再各加 1.0ml 水,配制成乙酰胆碱含量为 0.0、1.4μmol、2.8μmol、4.2μmol、5.6μmol、7.0μmol 标准溶液系列。向各管中加入 4.0ml 碱性羟胺溶液,振摇 2 分钟。加 2.0ml 盐酸溶液,振摇 2 分钟。加 2.0ml 三氯化铁溶液,振摇过滤,收集滤液。以第一支管为参比管,于 520nm 处测定吸光度值。以吸光度对乙酰胆碱的量（μmol）进行线性回归分析,求回归方程。

2）样品测定:取两支 10ml 比色管,分别为 A 管和 B 管。各管加入 0.98ml 水,20μl 血样。置于 37℃水浴中预热 5 分钟。A 管加入 1.0ml 乙酰胆碱标准溶液。将 A 管和 B 管放置在 37℃水浴中,每间隔 10 分钟振摇一次,同时准确计时反应 30 分钟。两管取出后立即加入 4.0ml 碱性羟胺溶液,充分振摇 2 分钟。同时,B 管加入 1.0ml 乙酰胆碱溶液,充分振摇。然后,A 管和 B 管加入 2.0ml 盐酸溶液（1+2）,振摇 2 分钟,再加入 2.0ml 三氯化铁溶液,振摇充分,用滤纸过滤,收集滤液。以第一管为参比,用 10mm 比色杯在 520nm 处读取吸光度值。

（2）公式计算法:取 4 支 10ml 比色管,配制胆碱酯酶活性测定管,按照表 2-12 进行操作。

表 2-12　全血胆碱酯酶测定步骤

试剂	样品管	对照管	标准管	空白管
磷酸盐缓冲溶液/ml	0.98	0.98	1.0	1.0
混匀全血（抗凝）/ml	0.02	0.02	—	—
37℃水浴中预热 5 分钟				
氯化乙酰胆碱应用液/ml	1.0	—	1.0	—
水/ml	—	1.0	—	1.0

将上述比色管置于 37℃水浴中反应 30 分钟后取出;各管加入 4.0ml 新配的碱性羟胺溶液,充分振摇 2 分钟,然后加入 2.0ml 盐酸溶液（1+2）,振摇 2 分钟,再加入 2.0ml 三氯化铁溶液,振摇充分,用滤纸过滤,收集滤液。以试剂空白为参比,用 10mm 比色杯在 520nm 处读取吸光度值。

【数据处理】

1. 标准曲线法　B 管吸光度减去 A 管吸光度,由标准曲线得到被酶水解的乙酰胆碱的含量,此值为 20μl 血在 37℃ 反应 30 分钟的条件下胆碱酯酶活性绝对值。

2. 公式计算法　按下式计算胆碱酯酶活性绝对值:

$$c = \frac{A_3 + A_2 - A_1}{A_3} \times 7$$

式中:

c——被酶分解的乙酰胆碱的量,μmol;

A_1——以试剂空白为参比的样品管的吸光度值;

A_2——以试剂空白为参比的对照管的吸光度值;

A_3——以试剂空白为参比的标准管的吸光度值。

3. 若同时测定本地区正常人全血胆碱酯酶活性绝对值,按下式可求出酶活性百分数:

$$Y = \frac{c}{c_0} \times 100\%$$

式中:

Y——血液中胆碱酯酶活性;

c——被测血样中酶活性的绝对值,μmol;

c_0——正常人血液中胆碱酯酶活性绝对值,μmol。

【注意事项】

1. 取血时不应过度挤压耳垂。因为本法是同时测定血清假性胆碱酯酶和血细胞真性胆碱酯酶。选用的乙酰胆碱基质浓度对血细胞真性胆碱最适宜,此时测得的血液胆碱酯酶活性值,真性胆碱酯酶占 85%。测定结果基本上只代表血细胞真性胆碱酯酶活性值。如果采血时过度挤压耳垂,采得的血液中血清和组织液所占比例过多,会使结果偏低。

2. 加碱性羟胺和盐酸(1+2)时,必须严格掌握振摇时间,使其充分反应,否则影响测定结果。乙酰胆碱水解的温度和时间对测定结果影响很大,时间应严格控制为 30 分钟。

3. 加三氯化铁显色后,棕红色铁配合物易褪色,必须控制在 20 分钟内比色完毕。

4. 滤液一定要澄清,如果出现浑浊,会使吸光度升高,造成测定误差。

5. 氯化乙酰胆碱基质不太稳定,每次测定需做标准管。标准管读数在同一分光光度计上应保持恒定或较小的变动。

6. 计算胆碱酯酶活性百分数时,应以本地区正常人全血胆碱酯酶活性为基准。

7. 本法的检测限为 2.4μmol/L,线性范围为 2.4～1000.0μmol/L。

【思考题】

1. 耳垂取血时应注意什么问题?

2. 在测定全血胆碱酯酶活性时,为什么必须准确控制水浴温度和时间?

(二) 硫代乙酰胆碱-联硫代双硝基苯甲酸法

【实验目的】

掌握硫代乙酰胆碱-联硫代双硝基苯甲酸法测定全血胆碱酯酶活性的测定原理和方法;熟悉实验操作步骤;了解硫代乙酰胆碱-联硫代双硝基苯甲酸法测定全血胆碱酯酶活性的注意事项。

【实验原理】

胆碱酯酶水解硫代乙酰胆碱(acetylthiocholine, ASCh)生成硫代胆碱和乙酸后,硫代胆碱与巯基显色剂 5,5′-联硫代-双-2-硝基苯甲酸(dithio-bis-nitrobenzoic acid, DTNB)反应形成黄色化合物5-巯基-2-硝基苯甲酸(TNB),在波长412nm处比色定量。

【仪器与试剂】

1. 仪器 分光光度计,配5mm比色杯;血红蛋白吸管,20μl;分析天平,感量为0.1mg;离心机,转速不低于4000r/min;水浴锅。

2. 试剂

(1)磷酸盐缓冲溶液(pH7.40):准确称取9.07g磷酸二氢钾(KH_2PO_4),用水溶解并稀释至1000ml(甲液);称取23.87g磷酸氢二钠($Na_2HPO_4 \cdot 12H_2O$),用水溶解并稀释至1000ml(乙液)。取甲液19.2ml与乙液80.8ml混合即得浓度为0.067mmol/L的磷酸盐缓冲溶液。

(2)生理盐水:氯化钠(NaCl)溶液8.5g/L。

(3)硫代乙酰胆碱(ASCh)溶液:准确称取72.3mg ASCh($C_7H_{16}NOS$)溶于生理盐水中,并稀释到10ml,此为储备溶液,浓度为7.23g/L;置冰箱中保存。临用时以生理盐水稀释10倍后作为应用液。

(4)5,5′-联硫代-双-2-硝基苯甲酸(DTNB)溶液:称取19.8mg DTNB($C_{14}H_8N_2O_8S_2$),滴加磷酸盐缓冲液(大约加2ml),搅拌,直至完全溶解,溶液透明,再用生理盐水稀释至10ml,此为储备溶液,浓度为1.98g/L置冰箱中保存;临用时以生理盐水稀释10倍后作为应用液。出现黄色即弃用。

(5)抑制剂-毒扁豆碱溶液(2mg/ml):取1mg左右水杨酸毒扁豆碱($C_{15}H_{21}N_3O_2$),溶于0.5ml生理盐水,临用时配制,严防污染其他试剂及器材。

(6)谷胱甘肽标准溶液[$c(C_{10}H_{17}N_3O_6S) = 1\mu mol/ml$]:精确称取3.07mg还原型谷胱甘肽,用水溶解,移入10ml容量瓶中,稀释至刻度。此液1ml相当于1μmol谷胱甘肽。因其易被氧化,临用时配制,水必须先经煮沸去氧冷却后使用。

(7)实验用水:三级水。

【实验步骤】

1. 样品采集与保存 取末梢血滴,置于装有肝素抗凝剂的小试管中,混匀备用;或取10μl末梢血直接加到盛有3ml的pH7.40的磷酸缓冲液的小试管中,混匀后,置冰瓶中运送,于4℃冰箱内保存,尽快分析。

2. 标准曲线绘制及样品测定

(1)标准曲线绘制:取5支10ml比色管,按表2-13配制标准管。

表2-13 谷胱甘肽标准溶液的配制

管号	0	1	2	3	4
谷胱甘肽标准溶液/ml	0	0.10	0.20	0.30	0.40
水/ml	0.50	0.40	0.30	0.20	0.10
缓冲液/ml	1.5	1.5	1.5	1.5	1.5
DTNB溶液/ml	0.50	0.50	0.50	0.50	0.50
胆碱酯酶活性单位/(μmol/ml)(37℃,6min)	0	20	40	60	80

以水为参比,用5mm比色杯在412nm处读取吸光度值;用各标准系列管的吸光度值,分别减去零管吸光度值后作为纵坐标,酶活性单位为横坐标,绘制标准曲线。

(2)样品测定:取末梢血 10μl,放入盛有 3ml 磷酸盐缓冲液的小试管中,混匀后,取出 1.5ml 置于另一小试管中,作测定管,原管作对照管。向对照管中加入一滴抑制剂液,混匀。将两管同置 37℃ 水浴中预温 5～10 分钟(视室温而定)。向两管中分别加入已在 37℃ 水浴保温的 DTNB 应用液和 ASCh 应用液各 0.5ml。加入 ASCh 液时,立即计时并混匀。在 37℃ 水浴中准确反应 6 分钟后,即向测定管中加入一小滴抑制剂液,混匀以终止反应。离心除去血细胞,取上清液,放入 5mm 比色杯,于分光光度计上 412nm 波长处,以水为参比,读取吸光度 A;对照管的吸光度为 A';A 减去 A' 得吸光度差 ΔA,即为酶水解基质产生的硫代胆碱的显色深度,通过标准曲线可计算得全血胆碱酯酶活性单位。

【数据处理】

测定人血液样品时,以每毫升血样在 37℃ 水浴 6 分钟,水解 1μmol 基质为 1 单位。1μmol 谷胱甘肽能提供 1μmol 巯基,其显色效应相当于 1μmol 硫代胆碱,也相当于酶促使分解 1μmol 基质(硫代乙酰胆碱)的效应。现测定管取血量为 0.005ml,37℃ 水浴时间为 6 分钟。每 1ml 谷胱甘肽标准液含 1μmol 巯基,故 0.1ml 谷胱甘肽标准液的显色效应相当于酶活性单位为:

$$1\mu mol/ml \times 0.1ml \times \frac{1}{0.005ml} = 20 \text{ 单位}$$

式中:

0.1ml——1μmol/ml 谷胱甘肽标准溶液的用量,如果是 0.2ml 谷胱甘肽标准溶液就相当于 40 单位,余类推;

0.005ml——用于测定胆碱酯酶活性的血样量。

【注意事项】

1. 红细胞中的乙酰胆碱酯酶全部存在于细胞膜表面,因此,本测定方法不需将红细胞溶解。如有溶血,反而干扰本测定。

2. 对照管的吸光度读数超过 0.07 时,即说明有明显溶血或 DTNB 自然分解,会使测定结果偏低。

3. 每个样品都需以样品本身作为对照。

4. 抑制剂及其溶液宜妥善处置,严格防止污染器材及其他试剂;实验完毕后,所有器材需经肥皂水洗刷,用重铬酸钾硫酸清洗液浸泡,清水洗净,蒸馏水淋洗 3 次,以除去残留的抑制剂。

5. 由于氨基甲酸酯类农药作用机制也是抑制胆碱酯酶,因此氨基甲酸酯类农药中毒的测定也可用本方法。

6. 本法的检测限为 2 单位,测定范围为 0～80 单位。

【思考题】

1. 为什么在测定胆碱酯酶活性时要使用抑制剂?

2. 谷胱甘肽为什么能作为测定胆碱酯酶活性的标准溶液?

（王和兴　周　颖）

实验三　尿中氟化物的测定
—— 氟离子选择电极法

氟是人体必需微量元素之一,正常人体内的含氟量约为 2.6g,且 90% 的氟分布在骨骼、牙齿中。氟对人体的生物效应与剂量有关。氟摄入不足时会诱发龋齿,摄入过量会影响人体功能,造成器官损伤,引起氟斑牙,甚至氟骨症。人体每日需氟量为 1.0～1.5mg,最大安全摄入量 4mg/d。

【实验目的】

掌握氟离子选择电极法测定尿中微量氟的原理和方法;熟悉标准曲线法和标准加入法测定溶液中微量氟的方法;了解氟离子选择电极的注意事项。

【实验原理】

氟离子选择电极和饱和甘汞电极插入含有氟离子的待测液中组成化学电池,该电池电动势可用下式表示:

$$E = E^{\ominus} - \frac{2.303RT}{F}\lg a_{F^-}$$

当离子强度恒定时,原电池的电动势与溶液中氟离子浓度的对数呈线性关系。通过测定标准溶液的电池电动势,用标准曲线法或标准加入法即可算出溶液中氟离子浓度。

本法适用于正常人和接触无机氟工人尿中氟的测定。

【仪器与试剂】

1. 仪器 精密酸度计;氟离子选择电极;饱和甘汞电极;电磁搅拌器;绝缘搅拌子;分析天平;移液管;聚乙烯烧杯,50ml,1000ml;尿比重计。

2. 试剂

(1)氟标准储备液:准确称取氟化钠 0.2211g(NaF 在 120℃ 干燥 2 小时),溶于去离子水中后转入 1000ml 容量瓶内,稀释至刻度后,即成 100μg/ml 的标准溶液。此溶液稀释至 10 倍得到 10μg/ml 的应用液。

(2)氢氧化钠(5mol/L):称取 20g 氢氧化钠,加水溶解,稀释至 100ml 转移至聚乙烯瓶中储存备用。

(3)总离子强度调节缓冲液(TISAB):称取 58.0g 氯化钠(NaCl)和 0.3g 柠檬酸钠($Na_3C_6H_5O_7 \cdot 2H_2O$),溶解在预先加有 57ml 冰乙酸的 500ml 水中,再用 5mol/L NaOH 溶液调节溶液 pH 到 5.25,最后加水至 1L。

(4)模拟尿液:溶解 11.6g 氯化钠,2.0g 磷酸氢二铵[$(NH_4)_2HPO_4$]于适量的水中,加入 1ml 浓硫酸,再用水稀释至 1L。

(5)实验用水:二级水。

【实验步骤】

1. 样品采集与预处理 用聚乙烯瓶一次性收集尿样 50ml 以上,快速测定其比重并记录。该尿样 4℃ 可以放置 2 周。

2. 氟电极准备以及仪器调节 将氟电极及饱和甘汞电极分别与仪器的负极和正极的连接,调节好仪器。然后将电极同时插入去离子水中,打开电磁搅拌器,均匀搅拌,当读数稳定在 280mV 以上即可开始测量(需多次更换去离子水)。

3. 样品测定

(1)标准曲线法

1)取 7 只 50ml 容量瓶,其中 4 个分别加入 10μg/ml 标准应用液 0.50ml,1.00ml,2.50ml,5.00ml,另外 3 个各加入 100μg/ml 标准应用液 1.00ml,2.50ml,5.00ml。然后各加入总离子强度调节缓冲液 25ml,用模拟尿稀释至刻度,摇匀,得到氟离子标准溶液浓度分别为:0.10μg/ml,0.20μg/ml,0.50μg/ml,1.00μg/ml,2.00μg/ml,5.00μg/ml,10.00μg/ml。

2)将标准溶液倒入50ml小烧杯中,在电磁搅拌下按浓度由稀到浓的顺序依次测定其电位值 E_{mV}。

3)以电极电位(E_{mV})对浓度对数进行线性回归,求回归方程。

4)标准曲线法测定尿样中氟含量:量取20ml尿样于50ml容量瓶中,加入25ml总离子强度缓冲液,加去离子水稀释至刻度,摇匀。测量平衡电位 E_1,由测得的电位值从工作曲线上求得氟离子浓度的对数。

(2)标准加入法:按上述实验步骤4)操作,测得电位值 E_1 后,准确加入0.10ml浓度为100μg/ml的氟标准溶液,混匀后测得电位值 E_2(加标量可根据使 $\Delta E = E_1 - E_2$ 在10~40mV调节)。

【数据处理】

尿样按照下式换算成标准比重(1.020)下的浓度校正系数(k)

$$k = \frac{1.020 - 1.000}{\text{实际比重} - 1.000}$$

1. 标准曲线法尿样中氟离子的浓度按下式计算:

$$\rho(F^-) = 2.5\rho_x \times k$$

式中:

ρ ——尿样中氟的质量浓度,μg/ml;

ρ_x ——由标准曲线求得的溶液中氟离子的质量浓度,μg/ml;

k ——尿样换算成标准比重(1.020)下的浓度校正系数。

2.5——尿样的稀释倍数。

2. 标准加入法尿样中氟离子的浓度按下式计算:

$$\rho = \frac{\rho_1 V_1}{V_0}(10^{\Delta E/S} - 1)^{-1} \times k$$

式中:

ρ ——尿样中氟的质量浓度,μg/ml;

ρ_1 ——标准溶液的浓度,100μg/ml;

V_1 ——标准溶液加入量,ml;

V_0 ——溶液总体积,ml;

ΔE ——两次测定电位之差,mV;

S ——氟电极的实测斜率(与温度有关);

k ——尿样换算成标准比重(1.020)下的浓度校正系数。

【注意事项】

1. 电极使用前,应注意观察参比电极外观有无裂痕、接线是否良好,玻璃弯管处和液接处是否有气泡,管内饱和 KCl 溶液的液面是否足够高,且有少量 KCl 晶体,氟电极是否有破损等。

2. 测量标准溶液时,浓度应由稀至浓,搅拌溶液的速度应恒定。测量未知样品电位时,应将搅拌子清洗,氟电极应清洗至原空白电位值,然后再测定。

3. Fe^{3+}、Al^{3+} 等能与 F^- 配合,影响氟离子的测定。溶液 pH 也对氟离子的测定有影响。用总离子强度调节缓冲液(pH 为 5~8),可以消除干扰离子及酸度的影响。

4. 氟电极使用前应置于10μg/ml的标液中浸泡活化1~2小时。使用完毕后,用去离子水清洗至280mV后干放。

5. 使用参比电极后,应注意清洗电极液接部位,以防止堵塞。不用时在加液口和液接部套上橡胶帽。长期不用,应充满内充液,在电极盒中或氯化钾溶液中静置保存。

【思考题】

1. 用氟离子选择电极法测定氟离子含量时,加入 TISAB 的组成和作用是什么?

2. 标准曲线法和标准加入法各有何特点?比较本实验用这两种方法测得的结果是否相同,如果不同,试解释其原因。

（燕小梅）

第三部分　综合训练实验

§1　食品理化检验篇

实验一　米粉中总磷的测定
—— 磷钒钼黄分光光度法

磷是地球生命最重要的营养元素之一,是遗传物质的重要组成部分,广泛存在于自然界水体、沉积物、土壤、动物、植物和微生物体内。磷可以与蛋白质或脂肪结合成核蛋白、磷蛋白、磷脂等,还有少量以无机磷化合物的形式存在。

【实验目的】

掌握磷钒钼黄分光光度法测定磷的原理和操作;熟悉分光光度计工作原理;了解食品中测定磷的意义。

【实验原理】

米粉经硝酸-高氯酸湿法消化,其中的磷全部转变成正磷酸盐。在酸性条件下,正磷酸盐与钒钼酸铵反应生成黄色络合物,在440nm波长处,测定其吸光度值,根据吸收光强度与磷含量成正比,标准曲线法定量。

本法适用于婴幼儿食品和乳品中磷的测定。

【仪器与试剂】

1. 仪器　可见分光光度计;电热板;三角瓶;天平,感量为0.1mg。

2. 试剂

(1)磷标准应用液[$\rho(P) = 100\mu g/ml$]:准确称取磷酸二氢钾(KH_2PO_4)标准品0.4394g,溶于400ml水中,加入8ml硫酸,定容至1L。此液可长久储存。

(2)钒钼酸铵试剂:称取25g钼酸铵[$(NH_4)_6Mo_7O_{24} \cdot 4H_2O$]溶于400ml水中,此为A液;称取1.25g偏钒酸铵(NH_4VO_3)溶于300ml沸水中,冷却后加入250ml硝酸,此为B液。将A液缓缓倾入B液中,不断搅拌,并用水稀释至1L,储存于棕色瓶中。

(3)二硝基酚指示剂(2g/L):称取2,6-二硝基酚或2,4-二硝基酚[$C_6H_3OH(NO_2)_2$]0.2g,溶于100ml水中。

(4)氢氧化钠溶液(6mol/L):称取240g氢氧化钠(NaOH),溶于1000ml水中。

(5)氢氧化钠溶液(0.1mol/L):称取4g氢氧化钠(NaOH),溶于1000ml水中。

(6)硝酸溶液(0.2mol/L):移取12.5ml浓硝酸,用水稀释至1000ml,混匀。

(7)浓硫酸:优级纯。

(8)高氯酸:优级纯。

（9）硝酸：优级纯。

（10）实验用水：三级水。

【实验步骤】

1. 样品处理　准确称取米粉试样 0.5g（精确至 0.1mg）于 125ml 三角瓶中，加入 3 ～ 5 粒玻璃珠，加入 10ml 硝酸，在电热板上加热。剧烈反应结束后取下冷却，再加入 10ml 高氯酸，继续电热板上加热。如果消化液变黑，需取下三角瓶，冷却，再加入 5ml 硝酸，继续消化，直至消化液变成无色或淡黄色，且瓶口冒白烟。当消化液剩余 3 ～ 5ml 时，取下并冷却，将消化液定量转移至 50ml 容量瓶中，定容。同时做空白试验。

2. 标准曲线绘制及样品测定

（1）于 6 个 50ml 容量瓶中，依次准确加入 100μg/ml 磷标准应用液 0，1.00，2.00，3.00，4.00 和 5.00ml，加入 10.00ml 钒钼酸铵试剂，用水定容至刻度，混匀，配成磷浓度分别为 0，2.00，4.00，6.00，8.00 和 10.00μg/ml 的标准系列溶液。在 25 ～ 30℃下显色 15 分钟，用 1cm 比色皿，于波长 440nm 处，以零管作参比，分别测定各溶液吸光度值，以吸光度对磷浓度（μg/ml）作线性回归，求回归方程。

（2）分别准确吸取 10.00ml 样品处理液和试剂空白液于 50ml 容量瓶中，加少量水和 2 滴 2g/L 二硝基酚指示剂，先用 6mol/L 氢氧化钠溶液调至黄色，再用 0.2mol/L 硝酸溶液调至无色，最后用 0.1mol/L 氢氧化钠溶液调至微黄色，加入 10.00ml 钒钼酸铵试剂，用水定容至刻度，混匀。在 25 ～ 30℃下显色 15 分钟，用 1cm 比色皿，于波长 440nm 处，以标准系列零管作参比，测定样品溶液和试剂空白溶液的吸光度值。将样品和试剂空白的吸光度值分别代入回归方程计算对应的磷浓度，计算样品中磷的含量。

【数据处理】

$$X = \frac{(\rho_1 - \rho_0) \times 50 \times 50}{10 \times m} \times \frac{100}{1000}$$

式中：

X ——米粉中磷含量，mg/100g；

ρ_1 ——从回归方程计算的样品分析液中磷浓度，μg/ml；

ρ_0 ——从回归方程计算的试剂空白分析液中磷浓度，μg/ml；

m ——样品的质量，g。

计算结果保留三位有效数字。

【注意事项】

1. 磷酸二氢钾需在（105 ± 1）℃烘干至恒重后称量。

2. 不能直接向在电热板上加热的三角瓶中补加硝酸。

3. 钒钼酸铵试剂配制时，是将钼酸铵溶液缓慢倒入偏钒酸铵溶液中，有白色沉淀出现时，不能再用。

4. 酸度、温度对显色有影响，样品和标准测定要条件一致。

【思考题】

用分光光度法测定总磷还可以选择哪些显色体系，各有何特点？

（杨慧仙）

实验二　海带中碘的测定
—— 三氯甲烷萃取（干法）比色法

碘是人体必需的营养素,是甲状腺激素的重要组成部分。人体缺碘时会引起甲状腺肿和地方性克汀病。海带中含碘量约,为 3‰ ~ 5‰。

【实验目的】

掌握三氯甲烷萃取比色法测定海带中碘的原理与方法;熟悉干法消化样品的操作步骤;了解测定海带中碘的注意事项及影响测定结果的主要因素。

【实验原理】

海带样品在碱性条件下灰化,碘与碱金属离子结合形成碘化物,碘化物在酸性条件下与重铬酸钾作用析出碘,用三氯甲烷萃取时,碘溶于三氯甲烷中呈紫红色,在最大吸收波长510nm 处比色测定。

$$6I^- + Cr_2O_7^{2-} + 14H^+ = 3I_2 + 2Cr^{3+} + 7H_2O$$

【仪器与试剂】

1. 仪器　分光光度计;分析天平;马弗炉;电炉。

2. 试剂

(1)氢氧化钾溶液(10mol/L):称取 28.0g KOH 固体,溶于 50ml 水中,摇匀,转移至聚乙烯瓶中备用。

(2)重铬酸钾溶液(0.02mol/L):称取 1.47g $K_2Cr_2O_7$ 固体,溶于 250ml 水中,摇匀。

(3)三氯甲烷($CHCl_3$)。

(4)浓硫酸(H_2SO_4)。

(5)碘标准液$[\rho(I_2) = 2mg/ml]$:称取 1.3081g 经 105℃ 烘烤 1 小时的碘化钾于烧杯中,加入少量水溶解,移入 500ml 容量瓶中,加水定容。此溶液浓度为 2mg/ml。使用时将其稀释成 200μg/ml 的应用液。

(6)实验用水:三级水。

【实验步骤】

1. 样品处理　准确称取切碎的均匀海带试样 4.0g 于坩埚中,加入 10mol/L 氢氧化钾溶液 5ml,电炉上小火碳化,然后小心转移至马弗炉中。在 460 ~ 500℃ 条件下灰化 30 ~ 60 分钟。取出冷却后加水 10ml,加热溶解,并过滤到 50ml 容量瓶中,用约 30ml 热水分次洗涤坩埚和滤纸,洗液转移至容量瓶中,以水定容至 50ml。

2. 标准曲线绘制及测定

(1)分别准确吸取 200μg/ml 碘标准应用液 0.00,1.00,2.00,3.00,4.00,5.00ml 置于预先加入水的 125ml 分液漏斗中,使总体积为 40ml。

(2)向上述分液漏斗中分别加入浓 H_2SO_4 2ml,0.02mol/L 重铬酸钾溶液 15ml,摇匀后静置 30 分钟,加入三氯甲烷 10.00ml,振摇 1 分钟。

(3)静置分层后通过棉花将三氯甲烷层过滤至 1cm 比色皿中。

(4)于波长 510nm 处,测定吸光度。

(5)以吸光度对碘的质量浓度进行线性回归,求回归方程。

3. 样品测定　根据样品含碘量高低,吸取数毫升(约 10ml)样液置于 125ml 分液漏斗中,以下步骤按标准曲线制作进行,测定样液吸光度。将样液吸光度代入回归方程,计算碘的浓度(μg/ml)。

【数据处理】

海带样品中碘含量的计算公式：

$$X = \frac{\rho_0 \times 10 \times 50}{V \times m} \times \frac{100}{1000}$$

式中：

X——样品中碘的质量分数,mg/100g;

ρ_0——从标准曲线上查得的测定样液中的碘含量,μg/ml;

V——测定时吸取样液的体积,ml;

m——称取样品总质量,g。

【注意事项】

1. 海带样品要先炭化后再灰化,不能直接高温灰化。

2. 吸取样液量要合适,确保其吸光度值在标准曲线范围内。

【思考题】

1. 灰化样品时,加氢氧化钾的目的是什么?

2. 本法测定碘含量的优点和缺点是什么? 还可以用什么方法测定?

3. 除了重铬酸钾氧化碘离子为碘单质外,还有什么试剂可以作为氧化试剂? 试举例说明。

(燕小梅)

实验三　食品中抗坏血酸的测定

抗坏血酸又称维生素 C(vitamin C,V_C),是一种己糖醛基酸,有抗坏血病的作用,广泛存在于植物组织中,如新鲜的水果、蔬菜等。抗坏血酸的毒性很小,但摄入过多可产生一些明显的毒性或轻微的不良反应。每天摄入 10mg 抗坏血酸可以预防坏血病发生,国际组织和多个国家对抗坏血酸的推荐摄入量为 45~110mg/d,中国营养学会 2002 年推荐的成年人抗坏血酸摄入量为 100mg/d。

(一)总抗坏血酸的测定——分子荧光法

【实验目的】

掌握分子荧光法测定食品中抗坏血酸的基本原理和方法;熟悉样品中总抗坏血酸的提取操作步骤。

【实验原理】

样品中还原型抗坏血酸经活性炭氧化为脱氢抗坏血酸后,与邻苯二胺(OPDA)反应生成有荧光的喹喔啉衍生物,其荧光强度与脱氢抗坏血酸的浓度在一定条件下成正比,以此测定食品中抗坏血酸和脱氢抗坏血酸的总量。

食物中的丙酮酸,也与邻苯二胺反应生成一种荧光物质,干扰测定。这时加入硼酸,硼酸与脱氢抗坏血酸结合生成硼酸脱氢抗坏血酸螯合物,此螯合物不能与邻苯二胺反应生成荧光物质;而硼酸不与丙酮酸反应,丙酮酸仍可发生上述反应。因此,加入硼酸后测出的荧光值即为空白的荧光值。

【仪器与试剂】

1. 仪器　荧光分光光度计;分析天平;托盘天平;捣碎机。

2. 试剂

(1)偏磷酸-乙酸溶液:称取 15g 偏磷酸(HPO_3),加入 40ml 冰乙酸(CH_3COOH)及 250ml 水,加热、搅拌至溶解。冷却后加水至 500ml。于 4℃可保存 7~10 天。

(2)硫酸溶液(0.15mol/L):取 5ml 浓硫酸(H_2SO_4),小心加入水中,再加水稀释至 600ml。

(3)偏磷酸-乙酸-硫酸溶液:以 0.15mol/L 硫酸液为稀释液,其余同(2)配制。

(4)乙酸钠溶液(500g/L):称取 100g 乙酸钠($CH_3COONa \cdot 3H_2O$),加水至 200ml。

(5)硼酸-乙酸钠溶液:称取 3g 硼酸(H_3BO_3),溶于 100ml 乙酸钠溶液(500g/L)中,临用前配制。

(6)邻苯二胺溶液(0.2mg/ml):称取 20mg 邻苯二胺[$C_6H_4(NH_2)_2$],临用前用水稀释至 100ml。

(7)抗坏血酸标准溶液:准确称取 0.1g 抗坏血酸($C_6H_8O_6$),用偏磷酸-乙酸溶液溶于 50ml 容量瓶中,并稀释至刻度。此溶液为 2.0mg/ml,临用前配制。标准应用液浓度为 100μg/ml,定容前测 pH,如其 pH>2.2,则应用偏磷酸-乙酸-硫酸溶液稀释。

(8)百里酚蓝指示剂溶液(0.04%):称取 0.1g 百里酚蓝,加 0.02mol/L 氢氧化钠溶液,在玻璃研钵中研磨至溶解,氢氧化钠的用量约为 10.75ml,磨溶后用水稀释至 250ml。

变色范围:pH 小于 1.2,为红色;pH 等于 2.8,为黄色;pH 大于 4,为蓝色。

(9)活性炭的活化:加 200g 炭粉于 1L 盐酸(1+9)中,加热回流 1~2 小时,过滤,用水洗至滤液中无铁离子为止,置于 110~120℃烘箱中干燥,备用。

检验铁离子方法:利用普鲁士蓝反应。将 2%亚铁氰化钾与 1%盐酸等量混合后,滴入上述洗出滤液,如有铁离子则产生蓝色沉淀。

(10)实验用水:三级水。

【实验步骤】

1. 样品预处理

(1)样品提取:称 100g 新鲜样品,加 100g 偏磷酸-乙酸溶液打成匀浆。称取适量匀浆(一般为 20g)于 100ml 容量瓶中,加 1 滴百里酚蓝指示剂溶液,如呈红色,则用偏磷酸-乙酸溶液稀释至刻度;若呈黄色或蓝色,则用偏磷酸-乙酸-硫酸溶液稀释至刻度(pH=1.2)。混匀,过滤,滤液备用。

(2)氧化处理:取样品滤液、标准应用液各 50ml 于两只 100ml 带塞三角瓶中,分别加入 1g 活性炭,用力振摇 1 分钟,过滤,弃去最初数毫升滤液,分别收集其余全部滤液,得样品氧化液和标准氧化液。

(3)制备试液、标液及其空白:各取 10ml 标准氧化液于两个 100ml 容量瓶中,分别标记"标准"、"标准空白";各取 10ml 样品氧化液于两个 100ml 容量瓶中,分别标记"样品"、"样品空白"。

于标准空白及样品空白溶液中各加 5ml 硼酸-乙酸钠溶液,摇动 15 分钟,用水稀释至刻度。在 4℃冰箱中放置 2~3 小时,取出备用;于样品及标准溶液中各加入 500g/L 乙酸钠溶液 5ml,用水稀释至刻度,备用。

2. 样品测定

(1)标准曲线制备:取上述标准溶液(抗坏血酸含量 10.0μg/ml)0.50,1.00,1.50,2.00ml 于 10ml 比色管中,再用水补充至 2.00ml。荧光反应按下述步骤操作。

（2）样品测定:取标准空白溶液、样品空白溶液及样品溶液各 2.00ml,分别置于 10ml 比色管中。在暗室迅速向各管中加入 5.0ml 邻苯二胺溶液,振摇混合,在室温下反应 35 分钟,于激发波长 338nm,发射波长 420nm 处测定荧光强度。以标准系列荧光强度减去标准空白荧光强度为纵坐标,对应的抗坏血酸含量为横坐标,绘制标准曲线,拟合回归方程;将样品荧光强度减去样品空白荧光强度的值代入回归方程,计算得样品液中总抗坏血酸浓度。

【数据处理】

样品中抗坏血酸的总含量按照下式计算:

$$X = \frac{\rho \times V}{m} \times F \times \frac{100}{1000}$$

式中:

X ——样品中抗坏血酸及脱氢抗坏血酸总含量,mg/100g;

ρ ——由标准曲线得到的测定试液的浓度,μg/ml;

V ——荧光反应中测定试液的体积,ml;

m ——试样质量,g;

F ——试样溶液的稀释倍数。

计算结果表示到小数点后一位。

【注意事项】

1. 大多数植物组织内含有一种能破坏抗坏血酸的氧化酶,因此,抗坏血酸的测定应采用新鲜样品并尽快用偏磷酸-乙酸溶液制成匀浆。

2. 在配制偏磷酸-乙酸溶液时,应尽量避免加热,以防止偏磷酸转化为磷酸。偏磷酸在酸性水溶液中较难溶,配制时需多搅动,也可放置过夜。

3. 活性炭对抗坏血酸的氧化作用是基于其表面吸附的氧进行界面反应,加入量过低,氧化不充分,测定结果偏低,加入量过高,对抗坏血酸有吸附作用,使结果也偏低。

4. 影响荧光强度的因素很多,各次测定条件很难完全再现,因此,标准管应与样品管同时测定。

5. 本法对于果胶含量较少的水果和蔬菜及其制品中总抗坏血酸的测定效果较好。

【思考题】

1. 样品处理为何使用偏磷酸-乙酸溶液,这两种试剂的作用分别是什么?

2. 如何测定某物质的荧光激发光谱和荧光发射光谱曲线?

（赵鸿雁）

（二）高效液相色谱法

【实验目的】

掌握高效液相色谱法测定食品中抗坏血酸含量的原理;熟悉测定食品中抗坏血酸的实验步骤和各试剂的作用;了解高效液相色谱仪的结构、操作和故障排除。

本实验适用于饮料中和保健食品中抗坏血酸的测定。

【实验原理】

样品用 0.5% 草酸超声波提取,以 0.010mol/L NH₄Ac-HAc 缓冲溶液(pH4.5)作流动相,反相 C_{18} 液相色谱柱分离,紫外检测器于 262nm 波长下测定抗坏血酸的吸光度值。样液经 0.45μm 滤膜过滤后进行高效液相色谱分析。根据保留时间定性,标准曲线法定量。

【仪器与试剂】

1. 仪器 高效液相色谱仪,配紫外检测器;AQ-C$_{18}$色谱柱;超声波清洗器;酸度计;滤膜,0.45μm,水系;组织捣碎机。

2. 试剂

(1)抗坏血酸标准储备液:准确称取 50mg 抗坏血酸标准品,用 5g/L 草酸溶液溶解,定容至 50ml,配成浓度为 1.00mg/ml 的标准储备液,须现配现用。

(2)草酸溶液(5g/L):称取 5g 草酸,溶解于水并定容至 1L。

(3)NH$_4$Ac-HAc 溶液(0.01mol/L,pH4.5):称取 3.854g 乙酸铵(NH$_4$Ac)于 500ml 容量瓶中,用 300ml 左右的水溶解,然后用乙酸(HAc)调节 pH 至 4.5,用水定容至刻度。

(4)实验用水:一级水。

【实验步骤】

1. 样品处理

(1)饮料:直接吸取一定量饮料经 0.45μm 滤膜过滤后直接进样分析即可。

(2)保健食品:称取一定量粉碎、混匀的保健食品样品,用 5g/L 草酸溶液溶解,超声波提取 15 分钟后,用 5g/L 草酸定容至 50ml,经 0.45μm 滤膜抽滤后进样分析。

(3)蔬菜和水果样品:称取一定量样品加入 5g/L 草酸溶液 50ml,匀浆,取部分上清液经 0.45μm 滤膜抽滤后进样分析。

(4)实验用水:一级水。

2. 参考色谱条件 色谱柱:AQ-C$_{18}$柱,250mm × 4.6mm,5μm;流动相:0.01mol/L NH$_4$Ac-HAc(pH 4.5),检测波长:262nm;流速:1.0ml/min;进样量:10μl;柱温:20℃。

3. 样品测定

(1)定性分析:吸取抗坏血酸标准溶液,注入高效液相色谱仪分析,记录出峰时间,根据保留时间定性。

(2)标准曲线绘制及测定:分别取 0.10,0.20,0.50,1.00ml 抗坏血酸标准储备液,用 5g/L 草酸稀释并定容至 10.0ml,配成不同浓度的标准溶液。在优化的色谱条件下,分别测定标准溶液和样液中抗坏血酸的色谱峰面积,以标准溶液的浓度对相应的峰面积进行线性回归,求回归方程。

(3)样品测定:取上述处理好的样品溶液进样。根据样液峰面积,从标准曲线上查出进样液中抗坏血酸的浓度。

【数据处理】

1. 液体样品

$$X = \frac{\rho \times V_0}{V}$$

式中:

X——样品中抗坏血酸的含量,mg/L;

ρ——标准曲线中查出的抗坏血酸的浓度,μg/ml;

V_0——样品的定容体积,ml;

V——取样量,ml

2. 固体样品

$$X = \frac{\rho \times V_0}{m}$$

X——样品中抗坏血酸的含量,mg/kg;

ρ——标准曲线中查出的抗坏血酸的浓度,μg/ml;

V_0——样品的定容体积,ml;

m——称样量,g;

【注意事项】

1. 抗坏血酸极易被氧化,因而在操作过程中标准溶液的配制和样品的处理均用具有还原性的草酸溶液,标准溶液和处理后的样液应放冰箱保存,并尽快测定。

2. 该方法在 0.050~1000.0μg/ml 浓度内线性良好。

【思考题】

样品处理时加入草酸的作用是什么?其加入量如何确定?

(邹晓莉)

实验四 奶制品中核黄素含量的测定
—— 分子荧光法

核黄素又称维生素 B_2(vitamin B_2,VB_2),是由异咯嗪加核糖醇侧链组成的一种水溶性维生素。核黄素是所有生物细胞中的重要成分,广泛存在于所有食物,奶类、蛋类、各种肉类、动物内脏、谷类、蔬菜和水果等食物中。我国营养学会制定的《中国居民膳食营养素参考摄入量》中,核黄素的推荐摄入量成年男性 1.4mg/d,成年女性 1.2mg/d。

【实验目的】

掌握分子荧光法测定食品中核黄素的基本原理和方法;熟悉荧光分光度计的原理及其使用方法。

【实验原理】

核黄素在酸性介质中经紫外线照射,可产生黄绿色荧光,当浓度较低时,其荧光强度与浓度成正比。本法先测定溶液总的荧光强度,然后用连二亚硫酸钠处理,使核黄素还原为无荧光的二氢核黄素,再测定溶液的荧光强度,两次读数的差值即可用以计算试液中核黄素的含量。

【仪器与试剂】

1. 仪器 荧光分光光度计;分析天平;托盘天平。

2. 试剂

(1)核黄素($C_{17}H_{20}N_4O_6$)标准品。

(2)冰乙酸(CH_3COOH)。

(3)无水乙酸钠(CH_3COONa)。

(4)浓盐酸(HCl)。

(5)连二亚硫酸钠($Na_2S_2O_4$)。

(6)核黄素标准贮备液[$\rho(VB_2) = 100\mu$g/ml]:准确称取核黄素标准品 5.0mg 置于 50ml 容量瓶中,以 50% 冰乙酸定容,若不溶解,超声助溶。此溶液每毫升含 100μg 核黄素。

(7)核黄素标准应用液[$\rho(VB_2) = 10\mu$g/ml]:将核黄素标准贮备液稀释成 10μg/ml 的

应用液。

（8）pH 4.7 乙酸-乙酸钠缓冲液（0.2mol/L），配制方法如下：

先分别配制 A 液和 B 液，再将两者各取 50ml 混合即得。A 液（0.2mol/L 乙酸钠溶液）：称取 1.64g 无水乙酸钠，以水溶解并定容至 100ml。B 液（0.2mol/L 乙酸溶液）：量取 0.57ml 冰乙酸，以水溶解并定容至 50ml。

（9）盐酸（0.1mol/L）：量取 0.42ml 浓盐酸，以水稀释至 50ml。

（10）实验用水：三级水。

【实验步骤】

1. 样品处理　称取奶粉 2.00g 于 50ml 容量瓶中，加 0.1mol/L 盐酸 10ml，摇匀，放暗处静置 10 分钟，先用 0.2mol/L 的乙酸钠溶液调 pH 至 4~5，再用 pH 4.7 的乙酸-乙酸钠缓冲液，定容至刻度。充分振摇，静置数分钟后经快速定性滤纸过滤至小三角烧瓶中。开始 5ml 左右滤液弃去，收集后面的滤液待测。

2. 样品测定

（1）激发光和发射光波长的选择：选取标准曲线最高点（0.9μg/ml 的核黄素标准液）进行最佳波长选择，固定一个发射光波长，扫描激发光波长，找到最大荧光强度对应的激发光波长 λ_{ex}；之后，固定 λ_{ex} 扫描发射光波长，找到最大荧光强度对应的发射光波长 λ_{em}。同时调节仪器最佳灵敏度。

（2）标准曲线的配制与测定：分别用蒸馏水将核黄素标准应用液稀释成浓度为 0.1, 0.3, 0.5, 0.7, 0.9μg/ml 的核黄素标准系列溶液。固定最佳激发光波长 λ_{ex}、最佳发射光波长 λ_{em} 和最佳灵敏度。依次测定标准溶液的荧光强度；分别在各标准点荧光值测定后，再向该样品池的标准溶液中加入 10mg 连二亚硫酸钠，盖上样品池盖，上下颠倒一次混匀，再次测定荧光强度，得到该标准溶液的空白荧光强度；以标准系列荧光强度减去对应的标准空白荧光强度为纵坐标，相应的核黄素含量为横坐标，绘制标准曲线，拟合回归方程。

（3）样品测定：在同样条件下测定样品溶液的荧光强度；再向样品池中的样品液中加入 10mg 连二亚硫酸钠，再次测定荧光强度，得到样品空白荧光强度；将样品荧光强度减去样品空白荧光强度的值代入回归方程，计算得样品液中核黄素浓度。

【数据处理】

奶粉样品中核黄素含量按照下式计算：

$$X = \frac{\rho \times 50}{m} \times \frac{100}{1000}$$

式中：

X ——样品中核黄素含量，mg/100g；

ρ ——由标准曲线得到的测定试液的浓度，μg/ml；

m ——奶粉的质量，g；

$\frac{100}{1000}$ ——将试样中核黄素含量由微克每克（μg/g）换算成毫克每百克（mg/100g）的系数。

【注意事项】

1. 由于本实验是一种快速测定方法，没有经过长时间的酶解，因此主要提取的是奶粉中添加的游离态的核黄素。本实验的提取方法对于与蛋白结合稳定的结合态核黄素不能提取完全,若想提取完全,需经过长时间的酸解、酶解两个阶段。

2. 连二亚硫酸钠可还原核黄素为无荧光型物质,加入后颠倒一次混匀立即测定,且用量不宜大于20mg,否则会将其他荧光物质还原,使测定结果偏高。

【思考题】

1. 样品过滤时,为何要弃去最初的5ml滤液?

2. 样品处理中为何用pH为4.7的缓冲溶液定容?

(赵鸿雁)

实验五　奶粉中铁、锰的测定
—— 火焰原子吸收分光光度法

铁和锰均为人体必须的微量元素,在维持人体正常生理功能、构成机体组织等方面起着非常重要的作用。缺铁会导致缺铁性贫血、含铁酶下降;缺锰会出现生长发育迟缓、机体特定免疫力下降等症状。奶粉是营养强化剂的良好载体,奶粉中铁、锰含量应符合GB 14880—2012《食品营养强化剂使用标准》的要求:调制乳粉(儿童用乳粉和孕产妇用乳粉除外)中含铁60～200mg/kg、锰0.3～4.3mg/kg,调制乳粉(仅限儿童用乳粉)中含铁25～135mg/kg、锰7～15mg/kg,调制乳粉(仅限孕产妇用乳粉)中含铁50～280mg/kg、锰11～26mg/kg。

【实验目的】

掌握原子吸收分光光度法测定奶粉中铁、锰的原理;熟悉奶粉样品的干法灰化处理方法;了解火焰原子吸收光谱仪的基本结构。

【实验原理】

试样经干法灰化分解有机质后,加酸使灰分中的无机离子溶解,直接吸入空气-乙炔焰中原子化,待测元素的基态原子吸收各自空心阴极灯辐射出的特征谱线。在一定浓度范围内,吸光度值与待测元素的含量成正比,采用标准曲线法定量。

本法适用于婴幼儿食品和乳品中铁和锰含量的测定。

【仪器与试剂】

1. 仪器　原子吸收光谱仪,火焰原子化器,铁、锰空心阴极灯;瓷坩埚;马弗炉。

2. 试剂

(1)浓硝酸(HNO_3):优级纯。

(2)浓盐酸(HCl):优级纯。

(3)铁粉:光谱纯。

(4)金属锰:光谱纯。

(5)盐酸(2%):取2ml盐酸,用水稀释至100ml。

(6)盐酸(20%):取20ml盐酸,用水稀释至100ml。

(7)硝酸溶液(50%):取50ml硝酸,用水稀释至100ml。

(8)铁标准储备液[$\rho(Fe)=1mg/ml$]:称取铁粉1.0000g,用40ml 50%硝酸溶解,转入1000ml容量瓶中,并用水定容至刻度;也可以购买该元素的有证国家标准物质作为标准溶液。

(9)铁标准应用液[$\rho(Fe)=100\mu g/ml$]:准确吸取铁标准储备液10.00ml于100ml容量

瓶中,用2%盐酸定容至刻度。

(10)锰标准储备液[$\rho(Mn)=1mg/ml$]:称取金属锰1.0000g,用40ml 50%硝酸溶解,转入1000ml容量瓶中,并用水定容至刻度。也可以直接购买该元素的标准溶液作为标准溶液。

(11)锰标准应用液[$\rho(Mn)=4.0\mu g/ml$]:准确吸取锰标准储备液10.00ml,用2%盐酸定容至100ml,再从定容后的溶液中准确吸取4.00ml,用2%盐酸定容至100ml,所得锰标准应用液的浓度为4.0μg/ml。

(12)实验用水:一级水。

【实验步骤】

1. 样品预处理　准确称取混匀的奶粉样品约5g(精确到0.0001g)于瓷坩埚中,在电炉上微火炭化至无烟,再移入马弗炉中,(490±5)℃灰化5小时。若有黑色炭粒出现,待冷却后,滴加少许50%硝酸溶液湿润,在电炉上小火蒸干后,再移入马弗炉中,继续灰化成白色灰烬。冷却至室温后取出,加入20%盐酸5ml,在电炉上加热使灰烬充分溶解。冷却至室温后,转入50ml容量瓶中,用纯水定容至刻度。同时处理空白试样。

2. 标准曲线的绘制及样品测定

(1)分别吸取铁和锰标准应用液0,2.00,4.00,6.00,8.00和10.00ml于100ml容量瓶中,用2%的盐酸定容。各标准溶液含铁的质量浓度分别为0,2.00,4.00,6.00,8.00和10.00μg/ml,含锰的质量浓度分别为0,0.08,0.16,0.24,0.32和0.40μg/ml。

(2)将仪器工作条件调至各元素的最佳测定状态,在Fe 248.3nm、Mn 279.5nm条件下,分别测定标准系列和样品溶液的吸光度。以吸光度对铁或锰的浓度进行线性回归,求回归方程。从回归方程计算出样品中铁或锰的浓度(μg/ml)。

【数据处理】

样品中铁(或锰)的质量浓度按照下式计算:

$$X=\frac{(\rho_1-\rho_0)\times V}{m\times 1000}\times 100$$

式中:

X——样品中铁(或锰)的质量分数,mg/100g;

ρ_1——样品消化液中铁(或锰)的浓度,μg/ml;

ρ_0——空白样液中铁(或锰)的浓度,μg/ml;

V——样品消化液总体积,ml;

m——样品的质量,g。

计算结果保留三位有效数字。

【注意事项】

1. 样品应先在电炉上微火炭化至不再冒烟,再移入马弗炉中。否则,碳粒易被包裹,导致灰化不完全,造成结果偏低。

2. 奶粉样品较难消化,利用干灰化法消化时要掌握好灰化温度和时间。灰化温度过低,样品分解不完全;灰化温度过高,待测元素易挥发损失。

3. 在规定的灰化温度和时间内,若样品仍不能完全灰化,滴加少许50%硝酸溶液,可使结块松散,同时提高灰分的溶解度,从而解除其对碳粒的包裹。

4. 本法的检出限:铁为0.020mg/100g,锰为0.001mg/100g。

【思考题】

1. 奶粉样品能不能直接放入马弗炉中灼烧,为什么?

2. 马弗炉(490±5)℃后,若有黑色炭粒出现,为什么要滴加少许50%硝酸?

(李永新)

实验六 保健品中总黄酮的测定
—— 分光光度法

总黄酮是黄酮类化合物的总称,泛指母体结构为2-苯基色酮的多酚化合物。黄酮类化合物广泛存在于植物界,是许多中草药的有效成分,对人体具有重要的生理保健功效。常以总黄酮的含量作为评价含黄酮保健品是否掺伪的依据。

【实验目的】

掌握分光光度法测定保健品中总黄酮的原理和操作技术;熟悉超声波提取和层析柱净化技术;了解分光光度法测定保健品中总黄酮的注意事项。

【实验原理】

保健品中的总黄酮经乙醇超声提取、聚酰胺粉吸附柱分离净化、甲醇洗脱,于360nm波长处,比色定量。

【仪器与试剂】

1. 仪器 分光光度计;具塞比色管,10ml 和 25ml;恒温水浴箱;超声波提取仪。

2. 试剂

(1)无水乙醇(C_2H_5OH)。

(2)甲醇(CH_3OH)。

(3)聚酰胺粉。

(4)芦丁标准储备液[$\rho = 50\mu g/ml$]:称取 5.0mg 芦丁($C_{27}H_{30}O_{16}$),用甲醇溶解并定容至100ml,所得溶液浓度即为$50\mu g/ml$。

(5)实验用水:三级水。

【实验步骤】

1. 样品预处理 准确称取一定量的样品于25ml 比色管中,加乙醇定容后摇匀,超声提取 20 分钟。静置,吸取上清液 1.0ml 于蒸发皿中,加1g 聚酰胺粉吸附,于水浴上挥去乙醇,转入层析柱。先用 20ml 苯洗脱杂质,苯液弃去;然后用甲醇洗脱黄酮类化合物,收集洗脱液并定容至25ml。

2. 标准曲线绘制及样品测定

(1)取 10ml 比色管 6 支,分别加入芦丁标准溶液 0,1.00,2.00,3.00,4.00,5.00ml,用甲醇定容至刻度后,摇匀。

(2)用分光光度计于360nm 处,用 1cm 比色皿以甲醇为参比,分别测定标准溶液和样品溶液的吸光度。

(3)以吸光度对总黄酮的质量进行线性回归,求回归方程。

【数据处理】

样品中总黄酮的质量分数按照下式计算:

$$X = \frac{m_1 \times V_2 \times 100}{m_2 \times V_1 \times 1000}$$

式中：

X ——样品中总黄酮的质量分数，mg/100g；

m_1 ——由回归方程计算得样液中总黄酮的质量，μg；

m_2 ——样品的质量，g；

V_1 ——测定用样液体积，ml；

V_2 ——样品定容总体积，ml。

【注意事项】

1. 黄酮类化合物有两个紫外吸收区，即 240～280nm 和 300～400nm，本法测定的是在 300～400nm 吸收区的黄酮，某些在该波长无吸收的黄酮成分（如异黄酮）则不包含在内。

2. 常用的聚酰胺吸附剂有 30～60 目和 14～30 目两种粒度，不同粒度的聚酰胺吸附效果有差异，应注意采用同一规格的聚酰胺粉。

3. 样品应尽可能磨细，以达到较好的提取效果。

4. 苯的毒性很强且用量大，极易污染环境，并对操作者造成危害，因此洗脱过程应在通风橱中进行。

【思考题】

1. 在使用聚酰胺吸附柱净化过程中，苯洗脱的作用是什么？

2. 本法测定的是不是所有的黄酮类化合物，为什么？

（李永新）

实验七 保健食品中褪黑素的测定
—— 高效液相色谱法

褪黑素（N-乙酰-5-甲氧基色胺，melatonine）又称松果体素、脑白金，是哺乳动物脑部松果体分泌的一种吲哚类激素。它可以控制机体睡眠与清醒的生物时钟，同时也具有清除体内自由基、调节免疫功能、抑制雌激素和催乳素的分泌等作用。褪黑素摄入量过高，会造成一定危害，原卫生部已批准褪黑素在功能性食品中的应用，其功能仅限于改善睡眠，适宜人群为中老年人。每天推荐剂量不可超过 3mg。

【实验目的】

掌握高效液相色谱法测定褪黑素的原理及定性定量方法；熟悉超声提取保健品中褪黑素的方法；了解测定褪黑素的注意事项。

【实验原理】

样品中的褪黑素经甲醇溶解、稀释过滤后，上清液注入高效液相色谱仪分离分析，紫外检测器检测，根据色谱峰的保留时间定性，外标法定量。

【仪器与试剂】

1. 仪器 高效液相色谱仪，配紫外检测器，C_{18} 反相色谱柱；滤膜过滤器，0.45μm 水系滤膜；超声波提取仪；离心机。

2. 试剂

（1）褪黑素（$C_{13}H_{16}N_2O_2$）对照品。

(2)甲醇(CH₃OH),色谱纯。

(3)乙醇(CH₃CH₂OH),优级纯。

(4)冰乙酸溶液(0.2%):吸取1.00ml冰乙酸(CH₃COOH),稀释至500ml纯水中。

(5)褪黑素标准溶液[ρ(C₁₃H₁₆N₂O₂)=1mg/ml]:准确称取褪黑素0.05g,用甲醇溶解并定容至50ml容量瓶中,此标准溶液浓度为1mg/ml。

(6)实验用水:一级水。

【实验步骤】

1. 样品处理 用研钵将片剂或胶囊研成粉末并混合均匀。准确称取0.20g于10ml刻度试管中,加乙醇溶解,用超声波提取仪提取20分钟,离心5分钟(3500r/min),上清液转移至25ml容量瓶中;残渣加10ml甲醇,超声提取20分钟,离心5分钟,上清液并入容量瓶中,以流动相定容。过滤备用。

2. 参考色谱条件 色谱柱:C₁₈柱,150mm×4.6mm,5μm;流动相:甲醇+0.2%冰乙酸溶液(50+50);流速:1.0ml/分钟;检测波长:222nm;进样量:20μl。

3. 样品测定

(1)定性分析:根据褪黑素标准溶液的出峰时间进行定性。

(2)标准曲线的配制及测定:取标准溶液0.10,0.20,0.60,0.80,1.00ml于10ml容量瓶中,以流动相定容。得标准系列浓度为10.0,20.0,60.0,80.0,100.0μg/ml。取20μl标准系列溶液进样,得出标准溶液色谱图,以峰面积对浓度进行线性回归,求回归方程。

(3)样品测定:取20μl样品液进样,得样品溶液色谱图,将样品峰面积代入回归方程,计算得测定试液中褪黑素的浓度。

【数据处理】

样品中褪黑素的含量按照下式计算

$$X = \frac{\rho \times 25}{m \times 1000}$$

式中:

X——样品中褪黑素的含量,mg/g;

ρ——由标准曲线得到的测定试液中褪黑素的浓度,μg/ml;

m——试样质量,g。

计算结果保留两位有效数字。

【注意事项】

1. 为了使褪黑素充分被提取,采用两次超声波提取,可得到较好的回收率。

2. 褪黑素在222nm和275nm处均有吸收,若222nm处背景干扰较大,也可选用275nm作为检测波长。

【思考题】

如果样品含大量油脂,前处理是否需要改进?如何改进?

(赵鸿雁)

实验八 罐头或灌肠类食品中亚硝酸盐的测定
—— 盐酸萘乙二胺分光光度法

亚硝酸盐(亚硝酸钠、亚硝酸钾)作为食品添加剂,能使肉制品呈现红色,且使其具有独特的风味,还能抑制肉毒杆菌的繁殖和毒素的分泌。但亚硝酸盐进入体内后会降低铁血红蛋白氧化为高铁血红蛋白,使血红蛋白失去携氧能力,同时亚硝酸盐可以与体内的仲胺作用生成亚硝胺而引发癌症。我国 GB 2760—2011《食品添加剂使用标准》中规定亚硝酸钠、亚硝酸钾在食品中的最大使用量为 0.15g/kg,且食品中允许残留量(以亚硝酸钠计)为 ≤ 30mg/kg。

【实验目的】

掌握盐酸萘乙二胺分光光度法测定亚硝酸盐的原理;熟悉样品处理方法;了解亚硝酸盐作用及检测的意义。

【实验原理】

试样经过沉淀蛋白质、除去脂肪后,在弱酸条件下亚硝酸盐与对氨基苯磺酸发生重氮化反应,再与盐酸萘乙二胺耦合成紫红色染料,在 538nm 波长处,测定其吸光度值,标准曲线法定量。

本法适用于食品中亚硝酸盐的测定。

【仪器与试剂】

1. 仪器　可见分光光度计;组织捣碎机;50ml 容量瓶。

2. 试剂

(1)亚硝酸钠标准储备液[$\rho(NaNO_2) = 200\mu g/ml$]:准确称取 0.1000g 于 110 ~ 120℃ 干燥恒重的亚硝酸钠,加水溶解,定量转入 500ml 容量瓶中,定容,混匀。用前稀释成 5.0μg/ml 亚硝酸钠标准应用液。

(2)亚铁氰化钾溶液(106g/L):称取 106.0g 亚铁氰化钾[$K_4Fe(CN)_6 \cdot 3H_2O$]用水溶解并稀释至 1000ml,混匀。

(3)乙酸锌溶液(220g/L):称取 220g 乙酸锌[$Zn(CH_3COO)_2 \cdot 2H_2O$],加入 30ml 乙酸($CH_3COOH$)溶解,再用水稀释至 1000ml,混匀。

(4)饱和硼砂溶液(50g/L):称取 5.0g 硼砂钠($Na_2B_4O_7 \cdot 10H_2O$),溶于 100ml 热水中,冷却后备用。

(5)盐酸溶液:$\varphi = 20\%$。

(6)对氨基苯磺酸溶液(4g/L):称取 0.4g 对氨基苯磺酸($C_6H_7NO_3S$),溶于 100ml 20% 盐酸溶液中,混匀,置棕色瓶中避光保存。

(7)盐酸萘乙二胺溶液(2g/L):称取 0.2g 盐酸萘乙二胺($C_{12}H_{14}N_2 \cdot 2HCl$),溶于 100ml 水中,混匀,置棕色瓶中避光保存。

(8)实验用水:三级水。

【实验步骤】

1. 样品处理　利用组织捣碎机将灌肠制成匀浆,称取 5g(精确至 0.01g)匀浆试样,置于 50ml 烧杯中,加入 50g/L 饱和硼砂溶液 12.5ml,搅拌均匀,用 300ml 约 70℃ 的水将试样洗入 500ml 容量瓶中,沸水浴加热 15 分钟,取出置冷水浴中冷却至室温。振荡该提取液,向其中加入 106g/L 亚铁氰化钾溶液 5ml,摇匀,再加入 220g/L 乙酸锌溶液 5ml,加水至刻度,摇匀,放置 30 分钟,除去上层脂肪,上清液用滤纸过滤,弃去初滤液 30ml,滤液备用。同时做样品空白试验。

2. 标准曲线绘制和样品测定

(1)分别准确吸取 5.0μg/ml 亚硝酸钠标准应用液 0,0.20,0.40,0.60,0.80,1.00,

1.50,2.00 和 2.50ml 于 9 个 50ml 容量瓶中。

（2）另取 2 只 50ml 容量瓶,根据样品中亚硝酸盐的含量吸取适量试样滤液和试剂空白滤液。

（3）向各容量瓶中分别加入 4g/L 对氨基苯磺酸溶液 2ml,混匀,静置 3～5 分钟,然后分别加入 2g/L 盐酸萘乙二胺溶液 1ml,加水至刻度,混匀,静置 15 分钟,用 2cm 比色皿,以零号管调零,于 538nm 波长处测定吸光度值。以标准系列溶液吸光度值对亚硝酸钠浓度（μg/ml）进行线性回归,计算回归方程。根据试样溶液（扣除样品空白）吸光度值从回归方程计算对应的亚硝酸钠含量。

【数据处理】

$$X = \frac{\rho \times 50 \times 500}{m \times V}$$

式中:

X——灌肠中亚硝酸盐含量（以亚硝酸钠计）,mg/kg;

ρ——由回归方程计算的亚硝酸钠浓度,μg/ml;

V——用于分析的试样的体积,ml;

m——试样质量,g。

计算结果保留三位有效数字。

【注意事项】

1. 试样制成匀浆时,若加了水,称量时需要按加水量进行折算。

2. 所有玻璃器皿使用前均需依次用 2mol/L 氢氧化钾和水分别浸泡 4 小时,然后用水冲洗 3～5 次,晾干备用。

【思考题】

饱和硼砂溶液、亚铁氰化钾和乙酸锌在样品处理中各起什么作用?

（杨慧仙）

实验九　水发食品中残留甲醛的测定
—— 比色法

用甲醛处理水发食品后产品形态饱满、色泽鲜亮、体积增大且持水性好。但摄入甲醛对人体会造成严重的损害。我国农业行业标准 NY/T1712—2009《绿色食品　干制水产品》规定:水发食品甲醛含量≤10.0mg/kg。

【实验目的】

掌握快速定性筛选甲醛的原理及技术,能够灵活应用于水发食品中甲醛含量的检测;熟悉定量检测甲醛的实验操作;了解比色法测定甲醛的注意事项,添加甲醛的水发食品与正常水发食品的外观差异及对人体可能的潜在危害。

【实验原理】

利用水溶液中游离的甲醛与某些化学试剂的特异性反应,形成特定的颜色进行定性筛选;利用甲醛与变色酸反应生成稳定的紫色化合物,于 570nm 波长处比色测定,进行定量分析。

本方法适用于水发食品中甲醛含量的快速筛选和定量测定。

【仪器与试剂】

1. 仪器　恒温水浴;试管;微量取样器;组织捣碎机。

2. 试剂

(1)氢氧化钠(120g/L):称取12g氢氧化钠(NaOH)固体,加水溶解定容至100ml,冷却后转移聚乙烯瓶。

(2)间苯三酚(1%):称取间苯三酚1g,溶于100ml 120g/L NaOH溶液中。临用前配制。

(3)亚硫酸钠(100g/L):称取10g亚硫酸钠加入50ml蒸馏水溶解后,转移至100ml容量瓶并定容。

(4)活性炭。

(5)浓盐酸。

(6)浓硫酸。

(7)品红亚硫酸液:称取品红0.1g于研钵中,研细后,加热蒸馏水溶解,冷却,加入10ml 100g/L Na_2SO_3 和1ml浓盐酸后,用水稀释至100ml,混匀,加入活性炭0.1g,搅拌并迅速过滤,滤液储存于棕色瓶中。

(8)变色酸溶液(0.1g/ml):称取5g 1,8-二羟基萘-3,6-二磺酸,用蒸馏水稀释至50ml。

(9)碘标准溶液[$c(1/2I_2) = 0.1mol/L$]:配制与标定方法见附录2。

(10)硫代硫酸钠标准溶液[$c(Na_2S_2O_3) = 0.1mol/L$]:配制与标定方法见附录2。

(11)淀粉溶液(10g/L):取1g可溶淀粉,用少量水调成糊状,倒入100ml沸腾的水中,继续煮沸至溶液完全透明,冷却后,转入试剂瓶中,置冰箱中保存。

(12)甲醛标准储备液:取10ml 36%～38%的甲醛溶液,放入500ml容量瓶中,加水稀释至刻度,其准确浓度用下述碘量法标定。

精确量取5.00ml待标定的甲醛储备溶液,置于250ml碘量瓶中,加入30.00ml碘溶液[$c(1/2I_2) = 0.1000mol/L$],立即逐滴地加入30g/100ml氢氧化钠溶液,至颜色褪到淡黄色为止(大约0.7ml)。放置10分钟,加(1+5)盐酸溶液5ml酸化(空白滴定时需多加2ml),在暗处放置10分钟,加入100ml新煮沸冷却的水,用硫代硫酸钠标准溶液[$c(Na_2S_2O_3) = 0.1000mol/L$]滴定,至溶液呈现淡黄色时,加入1ml 1g/100ml淀粉溶液继续滴定至使蓝色褪尽。记录所用硫代硫酸钠标准溶液的体积(V_2),ml。同时以水做试剂空白滴定,并记录空白滴定所用硫代硫酸钠标准溶液的体积(V_1),ml。重复做两次滴定,所用硫代硫酸钠溶液体积误差不超过0.05ml。甲醛溶液的浓度用以下公式计算:

$$\rho(甲醛) = \frac{(V_1 - V_2) \times c_{Na_2S_2O_3} \times 15.0}{5.0}$$

式中:

V_1——试剂空白消耗硫代硫酸钠溶液体积的平均值,ml;

V_2——标定甲醛标准储备溶液消耗硫代硫酸钠溶液体积的平均值,ml;

$c_{Na_2S_2O_3}$——硫代硫酸钠溶液的准确物质的量浓度,mol/L。

(13)甲醛标准应用溶液(10μg/ml):临用时,将甲醛标准储备溶液用水稀释成甲醛标准应用液,2～5℃贮存,一周可保持稳定。

(14)实验用水:三级水。

【实验步骤】

1. 样品处理

（1）直接取用水发产品水溶液进行定性筛选实验。

（2）将水发产品用组织捣碎机捣碎，称取10g于三角瓶中，加入10ml蒸馏水，振荡30分钟，全部转移至25ml容量瓶，定容，摇匀，过滤。滤液用于定量测定。

2. 快速定性测定

（1）间苯三酚法：取水发产品水溶液或样品上清液5.0ml于试管中，加1%间苯三酚溶液1ml，2分钟后即可观察，若呈橙红色、浅红色均为掺有甲醛（同时做空白对照试验）。未加甲醛的对照管为无色。

（2）品红亚硫酸法：吸取水发产品水溶液或样品上清液5.0ml于试管中，加5.0ml品红亚硫酸溶液，混匀，若呈蓝紫色为掺有甲醛（同时做空白对照试验）。

3. 变色酸分光光度法定量测定

（1）标准曲线的绘制

1）取6支20ml纳氏比色管，分别加入甲醛标准应用液（$10\mu g/ml$）0,1.00,2.00,3.00,4.00,5.00ml，加水补足体积至5.00ml，加入变色酸溶液0.5ml、浓硫酸6.0ml，混匀，沸水浴30分钟。

2）于波长570nm处，用1cm比色皿以试剂空白为参比测定吸光度。

3）以吸光度对甲醛的质量浓度进行线性回归，求回归方程。

（2）样品的测定：准确量取适量水发产品水溶液或样品滤液于20ml纳氏比色管中，补齐体积为5.0ml，变色酸溶液0.5ml，浓硫酸6.0ml，混匀后沸水浴30分钟，冷却后测定其吸光度值，并在回归方程中对应求出其浓度。平行测定三次。

【数据处理】

样品中甲醛含量按下式计算：

$$X = \frac{\rho \times 5}{m \times V_0} \times 25$$

式中：

X——水发食品中甲醛的含量，mg/kg；

ρ——从标准曲线上查得的样品管中甲醛的浓度，$\mu g/ml$；

5——测定时样品定容体积，ml；

V_0——吸取样品滤液体积，ml；

m——样品总质量，g。

【注意事项】

1. 水发产品若本身带有红色则不适合用此法快速检测。

2. 如间苯三酚、品红亚硫酸、变色酸等有沉淀，应重新配制后再用，或过滤去除沉淀后再用。

【思考题】

1. 如何确定各检测方法的最低检出限？

2. 在测定过程中有哪些因素可以影响结果的准确性？

（燕小梅）

实验十　可乐型饮料中咖啡因的测定
—— 紫外分光光度法

咖啡因(caffeine)又称咖啡碱,属甲基黄嘌呤化合物,化学名称为 1,3,7-三甲基黄嘌呤,具有提神醒脑刺激中枢神经系统作用,但是易上瘾。各国制定了咖啡因在饮料中的食品安全标准,如美国、阿根廷、日本、菲律宾等规定饮料中咖啡因不得超过 0.2g/kg,南斯拉夫规定不得超过 0.12g/kg。我国 GB 2760—2011《食品添加剂使用标准》中规定:饮料中咖啡因使用量不得超过 0.15g/kg。

【实验目的】

掌握紫外分光光度法测定咖啡因的原理和操作;熟悉三氯甲烷的重蒸方法;了解饮料中咖啡因检测的意义。

【实验原理】

咖啡因的三氯甲烷溶液在 276.5nm 波长处有最大吸收,根据吸光度值大小与咖啡因浓度成正比关系,标准曲线法定量。

本法适用于可乐型饮料、咖啡、茶叶及其制品中咖啡因的测定。

【仪器与试剂】

1. 仪器　紫外可见分光光度计;容量瓶,25ml。

2. 试剂

(1)咖啡因标准储备液($\rho = 10mg/ml$):准确称取 0.5g 咖啡因标准品,用重蒸三氯甲烷溶解并稀释至 50ml,4℃保存,临用前用三氯甲烷稀释至 0.5mg/ml 的标准应用液。

(2)高锰酸钾溶液(15g/L):称取 1.5g 高锰酸钾用水溶解并稀释至 100ml。

(3)磷酸溶液($\varphi = 15\%$):取 15ml 磷酸($\rho_{20} = 1.69g/ml$)用水定容至 100ml。

(4)氢氧化钠溶液(200g/L):称取 20g 氢氧化钠(NaOH),用水稀释至 100ml。

(5)重蒸三氯甲烷。

(6)无水硫酸钠。

(7)实验用水:三级水。

【实验步骤】

1. 样品处理　准确吸取 5.00ml 经超声脱气后的可乐型饮料于 125ml 分液漏斗中,加入 15g/L 高锰酸钾溶液 2.5ml,摇匀,静置 5 分钟,加入 15% 磷酸溶液 0.5ml,摇匀,加入 200g/L 氢氧化钠溶液 0.5ml,摇匀,然后加入 10ml 重蒸三氯甲烷,振摇 100 次,静置分层,收集有机相;向水层中再次加入 5ml 重蒸三氯甲烷,振摇萃取,静置分层。合并两次的有机相,并用三氯甲烷定容至 25.0ml,混匀。同时做试剂空白。

2. 标准曲线的绘制及样品测定

(1)取 5 只 25ml 容量瓶,分别准确加入 0.5mg/ml 咖啡因标准应用液 0,0.25,0.50,0.75 和 1.00ml,用重蒸三氯甲烷稀释至刻度,混匀,配制成 0,5,10,15 和 20μg/ml 的标准系列溶液。以零号管作参比,用 1cm 比色皿,在 276.5nm 波长处测定吸光度值,以吸光度值(A)对咖啡因浓度(μg/ml)绘制标准曲线。

(2)分别称取 5g 无水硫酸钠置于 2 只 25ml 容量瓶中,再分别加入 20.0ml 样品或试剂空白的三氯甲烷提取液,混匀,静置。取澄清的三氯甲烷溶液用 1cm 比色皿在 276.5nm 波长处测定其吸光度值,根据吸光度值在标准曲线上查得对应的咖啡因浓度。

【数据处理】

饮料中咖啡因的浓度按下式计算:

$$X = \frac{(\rho_1 - \rho_0) \times V}{V_0}$$

式中:

X——可乐型饮料中咖啡因的浓度,mg/L;

ρ_1——试样中咖啡因浓度,$\mu g/ml$;

ρ_0——试剂空白中咖啡因浓度,$\mu g/ml$;

V——试样用三氯甲烷提取后定容体积,ml;

V_0——吸取试样的体积,ml。

【注意事项】

1. 为了防止三氯甲烷挥发而腐蚀仪器,检测时,比色皿需要盖上盖子。

2. 三氯甲烷易挥发,配制的标准溶液不宜在 4℃ 久存。

【思考题】

1. 样品处理时,高锰酸钾、无水硫酸钠各起什么作用?

2. 为什么需要重蒸三氯甲烷? 如何重蒸?

(杨慧仙)

实验十一 食品中总砷的测定
—— 氢化物原子荧光分光光度法

砷广泛分布于自然界,在人体内有蓄积作用,能引起急性或慢性中毒。常见的三氧化二砷(砒霜)毒性极大,致死量 70~180mg;慢性砷中毒会造成多脏器系统的功能损害,如神经系统、皮肤、消化系统等,此外,还可通过胎盘导致胎儿畸形。食品安全国家标准规定了食品中砷的卫生限量,除部分乳制品、油脂及其制品为 0.1mg/kg,其余食品均为 0.5mg/kg。

【实验目的】

掌握氢化物原子荧光分光光度法测定食品中总砷的原理和注意事项;熟悉测定食品中总砷的样品前处理方法和原子荧光分光光度计的使用;了解原子荧光分光光度仪的常见故障和排除。

【实验原理】

试样经湿消解或干灰化后,加入硫脲和维生素 C 使其中的砷由五价预还原为三价,再加入硼氢化钠或硼氢化钾使其进一步还原生成砷化氢,由氩气载入石英原子化器中分解为原子基态砷,在特制砷空心阴极灯的发射光激发下产生原子荧光,其荧光强度在固定条件下与被测液中的砷浓度成正比,标准曲线法定量。

本法适用于食品中总砷的测定。

【仪器与试剂】

1. 仪器 原子荧光分光光度仪;电热板;高温炉;微波消解仪;锥形瓶,150ml;瓷坩埚;聚四氟乙烯微波消化罐。

2. 试剂

(1)浓盐酸(HCl):优级纯。

（2）浓硝酸（HNO_3）优级纯。

（3）浓硫酸（H_2SO_4）：优级纯。

（4）高氯酸（$HClO_4$）：优级纯。

（5）过氧化氢（H_2O_2）：优级纯。

（6）六水硝酸镁[$Mg(NO_3)_2 \cdot 6H_2O$]。

（7）氧化镁（MgO）。

（8）氢氧化钠溶液（2g/L）：称取 1.0g 氢氧化钠（$NaOH$），溶于水并稀释至 500ml。

（9）硼氢化钠溶液（$NaBH_4$ 或硼氢化钾 KBH_4，10g/L）：称取 10.0g 硼氢化钠，溶于 1000ml 2g/L 氢氧化钠溶液中，混匀（也可称取 14g 硼氢化钾代替 10g 硼氢化钠）。此液宜现配现用。4℃可保存一周，取出后应当日使用。

（10）硫脲-抗坏血酸溶液（100g/L）：称取 10.0g 硫脲（$CH_4N_2O_2S$），加约 80ml 纯水，加热或超声辅助溶解，待冷却后加入 10.0g 抗坏血酸（$C_6H_8O_6$），溶解并用水稀释至 100ml。此液宜临用现配。4℃可保存一周，取出后应当日使用。

（11）硫酸溶液（1+9）：量取硫酸 100ml，倒入 900ml 水中，混匀。

（12）氢氧化钾溶液（100g/L）：称取 10.0g 氢氧化钾（KOH），溶于水并稀释至 100ml。

（13）硝酸镁溶液（150g/L）：称取 15.0g 六水硝酸镁（$MgNO_3 \cdot 6H_2O$），溶于水并稀释至 100ml。

（14）盐酸溶液（1+1）：量取 100ml 盐酸，缓缓倒入 100ml 水中，混匀。

（15）盐酸溶液（$\varphi = 2\%$）：吸取 2ml 盐酸，缓缓倒入适量水中混匀，再倒入水至 100ml，混匀。

（16）1000μg/ml 砷标准储备液：购买市售。

（17）砷标准使用液：准确吸取适量 1000μg/ml 砷标准储备液，用 3% 硝酸稀释成 10μg/ml 砷标准中间液，此液在 4℃可保存 1 个月；准确吸取适量 10μg/ml 砷标准中间液，用水稀释成 1μg/ml 砷标准应用液，此液应临用新配。

（18）实验用水：二级水。

【实验步骤】

1. 样品处理

（1）湿消解：准确称取样品 1~2g（精确至 0.01g），置于 150ml 锥形瓶中，同时做样品空白。加硝酸 20~40ml，高氯酸 1~2ml，硫酸 1.25ml，摇匀后放置过夜，次日置于电热板上加热消解。若消解液减少至 3ml 左右时色泽变深棕黄色，取下，放至室温，补加硝酸 5~10ml，再消解，如此反复，注意避免炭化。继续加热至消解完全，再持续加热至高氯酸的白烟散尽，硫酸的白烟开始生成。冷却，加水 25ml，再加热至生成硫酸白烟。冷却，用水溶解残渣并转入 25ml 容量瓶或比色管中，加入 2ml 硫脲-抗坏血酸溶液，补水至刻度，混匀，放置 30 分钟后上机测定。

（2）干灰化：适用于固体样品。准确称取样品 1~2g（精确至 0.01g）于 50~100ml 坩埚中，同时做灰化空白。加 150g/L 硝酸镁 10ml 混匀，低热蒸干，将氧化镁 1g 小心覆盖在干渣上，于电炉上炭化至无黑烟，移入高温炉内 550℃ 灰化 4 小时。取出放冷，小心加入盐酸（1+1）10ml 以中和氧化镁并溶解灰分，转入 25ml 容量瓶，向容量瓶中加入硫脲-抗坏血酸溶液 2ml，另用硫酸溶液（1+9）分次刷洗坩埚后转出合并并定容，混匀，放置 30 分钟后上机测定。

（3）微波消解法：准确称取样品 0.2 ~ 0.3g 于聚四氟乙烯消化罐中，加入 5.0ml 硝酸和 1.0ml 过氧化氢，放入微波消解仪进行消解。同时做样品空白。消解完成后，取出，于电热板上挥至近干。冷却，用 2% 盐酸洗涤残渣，转入 25ml 容量瓶或比色管中，加入 2ml 硫脲-抗坏血酸溶液，2% 盐酸定容，混匀，放置 30 分钟后上机测定。

2. 参考条件 负高压：270V；砷空心阴极灯电流：50 ~ 80mA；载气：氩气；载气流速：300ml/min；屏蔽气流速：800ml/min；测量方式：荧光强度；读数方式：峰面积，重复次数：2 次，有效测定次数 1 次；延迟时间：1 秒；读数时间：10 秒。

3. 标准曲线绘制及样品测定 取 25ml 容量瓶 7 只，依次准确加入 1μg/ml 砷标准使用液 0、0.10、0.25、0.50、1.00、1.50、2.00ml（各相当于砷浓度 0、4.00、10.0、20.0、40.0、60.0、80.0μg/L），各加（1 + 9）硫酸 12.5ml，2ml 硫脲-抗坏血酸溶液，补水至刻度，混匀，放置 30 分钟后上机测定。若使用微波消解，则以 2% 盐酸替代（1 + 9）硫酸，并用 2% 盐酸定容。

仪器预热稳定后，将标准系列溶液依次引入仪器进行原子荧光强度的测定。以原子荧光强度对砷浓度进行线性回归，求回归方程。相同条件下，将消化空白和样品溶液分别引入仪器进行测定，根据回归方程计算出样品中砷的浓度。

【数据处理】

试样中总砷含量按下面公式计算：

$$X = \frac{(\rho - \rho_0) \times 25}{m \times 1000}$$

式中：

X ——试样中砷的含量，mg/kg；

ρ ——试样被测液中砷的测定浓度，μg/L；

ρ_0 ——样品空白中砷的测定浓度，μg/L；

m ——试样质量，g。

计算结果保留两位有效数字。

【注意事项】

1. 硼氢化钠容易降解并失去还原能力，因此当标准系列无荧光值响应，检查仪器各部件状态均正常的情况下，可首先考虑硼氢化钠的有效性。

2. 酸度对氢化物发生效率有较大的影响，须保持标准和样品的酸度一致。

3. 样品基质对氢化物发生效率有较大的影响，因此样品的消解要彻底。

4. 硫脲-抗坏血酸溶液可用 0.1g/ml 硫脲代替，即单独使用硫脲作为预还原剂也能达到还原效果。

5. 若用湿消解和干灰化，本法检出限为 0.01mg/kg；若用微波消解，方法检出限为 0.05mg/kg。

【思考题】

1. 氢化物发生前，为何需加入硫脲-抗坏血酸将五价砷预还原为三价砷？

2. 为什么使用氩气作为原子荧光分光光度计的载气？原子荧光分光光度法中，如何完成元素的原子化？

3. 原子荧光分光光度计是由哪几部分组成的？如何排除常见的故障？

（邹晓莉）

实验十二 大米中镉的测定
—— 石墨炉原子吸收法

镉是人体代谢中的非必需微量元素,对人的毒性很大,是 WHO 确定的优先研究污染食品的 17 种毒物之一。随食物进入体内的镉大部分蓄积在肾脏和肝脏,当摄入过多的镉后,可引起肾脏慢性中毒、高血压和动脉粥样硬化。我国 GB2762—2012《食品中污染物限量标准》中规定,镉含量在大米中不得超过 0.2mg/kg。

【实验目的】

掌握石墨炉原子吸收分光光度法测定大米中镉的原理及样品处理方法;熟悉石墨炉基本构造和工作原理;了解大米中镉测定的注意事项。

【实验原理】

样品经酸消解后,注入原子吸收分光光度计石墨炉中,电热原子化后吸收 228.8nm 的共振线,在一定浓度范围内,其吸收值与镉的含量成正比,与标准系列比较定量。

【仪器与试剂】

1. 仪器 原子吸收分光光度计,带有石墨炉原子化器。

2. 试剂

(1)盐酸(1 + 1):取 50ml 浓盐酸缓慢加入 50ml 水中。

(2)高氯酸($HClO_4$)。

(3)硝酸溶液(0.5mol/L):取浓硝酸 16ml 加水稀释至 500ml。

(4)磷酸铵溶液(20g/L):称取 2.0g 磷酸铵[$(NH_4)_3PO_4$]以水溶解稀释至 100ml,混匀,储存于聚乙烯细口塑料瓶中。

(5)镉标准储备液[$\rho(Cd) = 1.0mg/ml$]:准确称取 0.0500g 金属镉,加 20ml 盐酸(1 + 1)溶解,加 2 滴硝酸,移入 50ml 容量瓶中,加水定容。此溶液为 1.0mg/ml;临用前用 0.5mol/L 硝酸溶液将储备液稀释成标准中间液,再稀释成适当浓度的标准应用液。

(6)实验用水:二级水。

【实验步骤】

1. 样品处理

(1)湿法消解:称取 2.00g 大米于三角烧瓶中,加 1ml 高氯酸、20ml 硝酸,上盖表面皿。置于电热板上加热消化。不断补充硝酸,直至溶液无色透明或略带黄色为止。加几毫升去离子水,加热以除去多余的硝酸。冷却后用去离子水全部转移并定容至 10ml。同时做试剂空白试验。

(2)干法消解:称取 2.00g 大米于瓷坩埚中,先小火在可调式电炉上炭化至无烟,移入马弗炉 500℃ 灰化 6 ~ 8 小时,冷却后用硝酸溶液(0.5mol/L)全部转移并定容至 10ml。同时做空白试验。

2. 仪器参考条件 波长:228.8nm;灯电流:8mA;狭缝:0.5nm;进样量:20μl;载气:Ar,150ml/min(原子化时停气);背景校正:塞曼效应或自吸效应或氘灯;原子化程序:干燥(100℃,20s),灰化(350℃,30 秒;600℃,10 秒),原子化(2100℃,6 秒),清洗(2300℃,2 秒)。

3. 标准曲线的配制及样品测定 用 0.5mol/L 硝酸溶液配制浓度为 1.0、3.0、5.0、7.0、9.0ng/ml 的标准系列。

调仪器至最佳状态,分别取标准溶液 15μl 和磷酸铵溶液 5μl 导入石墨炉中进行测定;处理好的样品和试剂空白在和标准系列同样的条件下进样测定,进样时加入相同体积的基体改进剂。

以吸光度值对浓度进行线性回归,求回归方程。根据回归方程计算试样及空白中镉的质量浓度。

【数据处理】

大米中镉的含量按照下式计算:

$$X = \frac{(\rho - \rho_0) \times V}{m}$$

式中:

X ——大米中镉的含量,μg/kg;

ρ ——大米消化液中镉的浓度,ng/ml;

ρ_0 ——试剂空白中镉的浓度,ng/ml;

V ——大米消化液总体积,ml;

m ——大米的取样质量,g。

【注意事项】

1. 镉是易挥发元素,当灰化温度高于 350℃时,就出现挥发损失。基体改进剂主要是用来改善石墨炉原子吸收中待测元素的热稳定性。磷酸铵的加入使之生成稳定性较高的磷酸镉,从而使镉的灰化温度得到提高。

2. 若没有自动进样器,可将基体改进剂按同样的质量浓度配制进标准系列、样品消解液和空白消解液中,进样时只取一次溶液即可。

3. 干法消解中,若个别试样灰化不彻底,则加 1ml 混合酸(硝酸 + 高氯酸 = 4 + 1)在可调式电炉上小火加热,反复多次直到消化完全,再以去离子水全部转移定容。

【思考题】

1. 本实验中用到的两种样品处理方法各有什么优缺点? 还可以用什么样品处理方法?

2. 除了磷酸铵,本实验中是否可以用其他基体改进剂? 如果不用基体改进剂,实验条件是否需要调整? 如何调整?

(赵鸿雁)

实验十三　饮料中苯甲酸、山梨酸及糖精钠的测定
—— 高效液相色谱法

苯甲酸(benzoic acid)、山梨酸(sorbic acid)和糖精钠(sodium saccharin)是常用的食品防腐剂和甜味剂,过量摄入会对人体产生毒副作用。我国 GB 2760—2011《食品添加剂使用标准》中明确规定了上述 3 种添加剂在饮料类食品中的限量标准为苯甲酸、山梨酸和糖精钠在饮料中最大使用量分别为 0.2g/kg、0.5g/kg 和 0.15g/kg(以糖精计算)。

【实验目的】

掌握高效液相色谱法测定饮料中苯甲酸、山梨酸及糖精钠的原理和方法;熟悉实验操作步骤、高效液相色谱仪及紫外光检测器的使用;了解饮料中苯甲酸、山梨酸及糖精钠测定方

法的注意事项。

【实验原理】

提取饮料中苯甲酸、山梨酸及糖精钠，将提取液过滤后，经反相高效液相色谱分离，紫外检测器测定吸光度，根据保留时间定性，外标峰面积定量。

【仪器与试剂】

1. 仪器　高效液相色谱仪，配有紫外检测器；离心机，转速不低于4000r/min；分析天平：感量为0.1mg；滤膜，0.45μm水系微孔。

2. 试剂

（1）甲醇（CH_3OH）：色谱纯。

（2）亚铁氰化钾溶液（106g/L）：称取106g亚铁氰化钾[$K_4Fe(CN)_6 \cdot 3H_2O$]加水至1000ml。

（3）乙酸铵水溶液（1.54g/L）：称取1.54g乙酸铵（$C_2H_7O_2N$），加水溶解并稀释至1000ml，经微孔滤膜过滤。

（4）乙酸锌溶液（220g/L）：称取220g乙酸锌[$Zn(CH_3COO)_2 \cdot 2H_2O$]溶于少量水中，加入30ml冰乙酸，加水稀释至1000ml。

（5）氨水（1+1）：氨水（$\rho_{20} = 0.907g/ml$，20℃）与水等体积混合。

（6）标准溶液：准确称取0.2360g苯甲酸钠（$C_7H_5O_2Na$），加水溶解并定容至200ml，配制成1.00mg/ml的苯甲酸钠标准储备液；准确称取0.2680g山梨酸钾（$C_6H_7KO_2$），加水溶解并定容至200ml，配制成1.00mg/ml的山梨酸标准储备液；准确称取0.1702g糖精钠（$C_7H_4O_3NSNa$）（120℃烘干4小时），加水溶解并定容至200ml，配制成1.00mg/ml的糖精钠标准储备液。

（7）实验用水：一级水。

【实验步骤】

1. 样品处理

（1）碳酸饮料、果酒、葡萄酒等液体样品：称取10g样品（精确至0.001g）（如含有乙醇需水浴加热除去乙醇后再用水定容至原体积）于25ml容量瓶中，用氨水（1+1）调节pH至近中性，用水定容至刻度，混匀，经微孔滤膜过滤后，滤液用于色谱分析。

（2）乳饮料、植物蛋白饮料等含蛋白质较多的样品：准确称取10g样品于25ml容量瓶中，加入2ml亚铁氰化钾溶液，摇匀，再加入2ml乙酸锌溶液摇匀，以沉淀蛋白质，加水定容至刻度，4000r/min离心10分钟，取上清液经微孔滤膜过滤后，滤液用于色谱分析。

2. 参考色谱条件　色谱柱：C_{18}色谱柱，250mm×4.6mm，5μm或性能相当者；流动相：甲醇+乙酸铵水溶液=5+95；流速：1ml/min；检测波长：230nm；进样量：10μl。

3. 标准曲线绘制及样品测定

（1）定性分析：分别吸取苯甲酸、山梨酸和糖精钠标准溶液，注入液相色谱仪分析，记录各自出峰时间，根据保留时间定性。

（2）标准曲线的绘制：分别准确吸取0、0.20、0.40、0.80、1.60、3.20ml的苯甲酸、山梨酸和糖精钠标准储备液于10ml容量瓶中，用水定容至10.00ml，配制成浓度分别为0、0.020、0.040、0.080、0.160、0.320mg/ml的混合标准使用液；取10μl混合标准使用液进色谱分析，以色谱峰面积为纵坐标，浓度为横坐标绘制标准曲线。

（3）样品分析：在相同的色谱条件下，取10μl样品处理液，以保留时间定性，以色谱峰面积通过标准曲线计算出处理液中待测物的含量。

【数据处理】

样品中苯甲酸、山梨酸和糖精钠的含量按照下式计算:

$$X = \frac{\rho \times V}{m}$$

式中:

X——样品中待测成分含量,g/kg;

ρ——由标准曲线上计算的待测物浓度,mg/ml;

V——样品定容体积,ml;

m——样品质量,g。

计算结果保留两位有效数字。

【注意事项】

1. 当样品成分复杂或待测成分浓度低,使用紫外光检测器分析样品苯甲酸、山梨酸和糖精钠待测物不易定性时,可以采用二极管阵列检测器或质谱仪定性。

2. 含蛋白质较多的样品需要经过除蛋白和微孔滤膜过滤,方可进行分析,否则可能会堵塞色谱柱。

【思考题】

1. 在处理碳酸饮料、果酒、葡萄酒等液体样品时为何要用氨水将样品 pH 调节至中性?

2. 本分析方法采用什么原理除去样品中的蛋白质?

3. 如果增加流动相中甲醇的比例,苯甲酸、山梨酸及糖精钠的保留时间将发生怎样的变化?

(王和兴　周　颖)

实验十四　酒中甲醇和高级醇的测定
—— 气相色谱法

白酒在发酵、酿造过程中会产生少量甲醇和高级醇类。摄入甲醇可损害人体的神经系统,引起恶心、视力模糊直至失明等症状;过量摄入高级醇类可导致神经系统充血,引起头痛直至肝、肾功能异常。我国 GB 2757—2012《食品安全国家标准　蒸馏酒及其配制酒》中规定:粮谷类蒸馏酒和配制酒中甲醇的含量应 ≤0.6g/L,高级醇的含量折合成异戊醇应 ≤2.0g/L。

【实验目的】

掌握酒中甲醇和高级醇色谱分离分析的原理;熟悉气相色谱仪(包括氢火焰离子化检测器)的操作技巧;了解单点峰高比对法定量的原理和数据处理方法。

【实验原理】

脂肪醇类化合物由于分子结构中亚甲基的数量不同,在色谱柱中的保留行为有别而产生差速移动,最终依次通过氢火焰离子检测器。根据样品中各色谱峰的保留时间与对应的标准物色谱峰保留时间比对定性,峰高比对定量。

【仪器和试剂】

1. 仪器　气相色谱仪,具有氢火焰离子化检测器;微量进样注射器,0.5μl;天平,感量0.1mg。

2. 试剂

(1)色谱固定相:GDX-102(60~80目),GC专用。

(2)乙醇(C_2H_5OH):优级纯,且在气相色谱上检测无杂质峰。

(3)标准品:甲醇(CH_3OH),正丙醇(C_3H_7OH),正丁醇(C_4H_9OH),异丁醇(C_4H_9OH),仲丁醇(C_4H_9OH),异戊醇($C_5H_{11}OH$),乙酸乙酯($C_4H_8O_2$),均为色谱纯。

(4)标准储备液:在100ml容量瓶中分别准确称取甲醇、正丙醇、正丁醇、异丁醇、仲丁醇、异戊醇各600mg,乙酸乙酯800mg,加水稀释至刻度,保存备用。六种醇的浓度均为:6.0mg/ml,乙酸乙酯的浓度为:8.0mg/ml。

(5)标准应用液:吸取10.0ml标准储备液于100ml容量瓶中,加入60ml乙醇,加水稀释至刻度,备用。

(6)实验用水:一级水,色谱检测无干扰峰。

【实验步骤】

1. 参考色谱条件 色谱柱:2m×4mm玻璃柱或不锈钢柱;固定相:GDX-102,60~80目;气化室温度:190℃;检测器温度:230℃;载气(N_2)流速:30ml/min;氢气(H_2)流速:40ml/min;空气流速:450ml/min;进样量:0.5μl;柱温:程序升温,起始柱温170℃,保持3分钟,以50℃/min的速率升温至220℃,保持10分钟。

2. 定性分析 吸取标准应用液和样品液各0.50μl,分别测定保留时间,试样峰保留时间与标准物色谱峰的保留时间对照进行定性。

3. 定量测定 根据样品液中被测物质的峰高,选定浓度相近的标准溶液(可由标准应用液稀释而成)。标准溶液和样品中甲醇和高级醇的响应值均应在仪器检测的线性范围内。吸取0.5μl标准溶液进样,绘制出色谱图,分别量取各标准成分峰高。再进0.5μl试样,绘制色谱图,分别量取各个成分的峰高,与标准成分峰高进行比较计算。

【数据处理】

白酒中甲醇和高级醇类含量的计算公式如下:

$$X = \frac{h_1 \times \rho \times V_1}{h_2 \times V_2 \times 1000} \times 100$$

式中:

X ——试样中某成分的含量,g/100ml;

ρ ——标准溶液中某成分的含量,mg/ml;

h_1 ——试样中某成分的峰高,mm;

h_2 ——标准溶液中某成分的峰高,mm;

V_2 ——试样液进样量,μl;

V_1 ——标准溶液进样量,μl。

计算结果保留两位有效数字。

【注意事项】

1. 本实验采用单点外标法定量。为了降低外标单点法的误差,标准溶液和待测样液中待测物的响应值均应在仪器检测的线性范围内,并应尽量使配制的标准溶液浓度与样品中对应成分的浓度相近。

2. 乙醛和甲醇在填充柱中的保留时间非常接近,如果测定结果显示甲醇超标,必须进一步确证是否有乙醛的干扰存在。

【思考题】

1. 本实验使用填充柱进行分析,是否可以用毛细管色谱柱进行分析? 比较各自的优缺点。

2. 如果样品中某成分的峰高比标准使用液中对应成分的峰高高出一个数量级,应如何处理?

3. 为什么甲醇和高级醇类的标准储备液的稀释溶剂是水,而其标准使用液的配制却用乙醇和水稀释定容?

(刘国良)

实验十五 蔬菜中拟除虫菊酯类农药残留量的测定
—— 气相色谱法

氯氰菊酯(cypermethrin)、氰戊菊酯(fenvalerate)和溴氰菊酯(deltamethrin)在农业生产中作为主要的高效、低毒拟除虫菊酯类杀虫剂被广泛使用。过量间接摄入该类杀虫剂可导致头晕、恶心、呕吐,甚至瞳孔紧缩和昏迷。GB 2763—2014《食品安全国家标准 食品中农药最大残留限量》规定:氯氰菊酯在叶类蔬菜和豆类蔬菜中的残留限量分别为 2.0mg/kg 和 0.5mg/kg;氰戊菊酯在叶类蔬菜和豆类蔬菜中的限量分别为 1.0mg/kg 和 0.2mg/kg;溴氰菊酯在叶类和豆类蔬菜中的限量分别为 0.5mg/kg 和 0.2mg/kg。

【实验目的】

掌握样品的匀浆、提取、柱净化、浓缩等处理过程的原理和操作方法;熟悉气相色谱的电子捕获检测器的使用;了解毛细管气相色谱法分离条件的选择和优化。

【实验原理】

样品经切碎、匀浆、超声提取、离心分离和柱层析净化,残留的拟除虫菊酯类杀虫剂被制成样品待测液进入气相色谱,经色谱柱分离后依次经过电子捕获检测器产生电信号;用保留时间定性,外标法定量。

【仪器与试剂】

1. 仪器 气相色谱仪,配有毛细管柱分流/不分离进样系统和 Ni^{63} 电子捕获检测器;色谱工作站;组织捣碎机;马弗炉;超声波提取器;离心机,转速≥4000r/min;分析天平;恒温水浴锅;玻璃层析柱,内径1cm,可填充高度≥30cm,下部具玻璃活塞;氮吹仪。

2. 试剂

(1) 丙酮(C_3H_6O):农残级。

(2) 正己烷(C_6H_{14}):农残级。

(3) 无水硫酸钠(Na_2SO_4):650℃马弗炉中灼烧4小时后存于干燥器中冷至室温备用。

(4) 层析中性氧化铝(Al_2O_3,优级纯):100~200 目,650℃马弗炉中灼烧4小时后存于干燥器中冷却,临用前140℃加热2小时,趁热加入5%水灭活,干燥器中保存备用。

(5) 佛罗里硅藻土:60~100 目,650℃马弗炉中灼烧4小时后存于干燥器中,临用前140℃加热2小时,趁热加入5%水灭活,干燥器中保存备用。

(6) 玻璃棉:650℃马弗炉中灼烧4小时后存于干燥器中冷至室温备用。

(7) 丙酮 + 正己烷(3 + 10)。

（8）丙酮 + 正己烷（1 + 2）。

（9）标准品：氯氰菊酯（$C_{22}H_{19}Cl_2NO_3$）、氰戊菊酯（$C_{25}H_{22}ClNO_3$）、溴氰菊酯（$C_{22}H_{19}Br_2NO_3$）。

（10）标准溶液配制：准确称取氯氰菊酯 0.0500g、氰戊菊酯 0.0250g、溴氰菊酯 0.0500g，分别以正己烷为溶剂稀释并定容至 25ml，制得三种单标准储备液，浓度分别为 2.00mg/ml、1.00mg/ml 和 2.00mg/ml。用正己烷将三种单标准储备液稀释成含氯氰菊酯 200μg/ml、氰戊菊酯 100μg/ml 和溴氰菊酯 200μg/ml 的单标准中间液。用正己烷分别将 3 种单标准中间液稀释成含氯氰菊酯 20.0μg/ml、氰戊菊酯 10.0μg/ml 和溴氰菊酯 20.0μg/ml 的单标准使用液。

（11）混合标准应用液：用正己烷将 3 种单标准中间液混合稀释成含氯氰菊酯 20.0μg/ml、氰戊菊酯 10.0μg/ml 和溴氰菊酯 20.0μg/ml 的混合标准使用液。

【实验步骤】

1. 样品的提取和净化

（1）样品的提取：称取经组织捣碎机绞碎匀浆过的新鲜蔬菜样品 10.00g 于 50ml 带盖塑料离心管中，加入适量的无水硫酸钠以除去水分。向离心管内样品中加入 13ml 丙酮 + 正己烷（3 + 10）混合溶剂，混匀后超声提取 10 分钟，离心（3500r/min）5 分钟。上层液转移至 100ml 烧杯中。逐次向样品残渣中加入 5ml、3ml 混合提取液，振荡混匀后重复以上萃取、离心分离操作两次。合并上层提取液。若提取液所在烧杯底部能明显看到小水滴，再加适量无水硫酸钠除水。

（2）柱层析的制备：在玻璃层析柱底部加少许玻璃棉按顺序分别装上无水硫酸钠、中性氧化铝、佛罗里硅藻土和无水硫酸钠各约 1.0cm 高，每装一层均要轻轻敲实柱床；用 3ml 丙酮预洗层析柱，弃掉淋洗液。

（3）净化：将样品提取液转移至柱内，用 3ml 丙酮 + 正己烷（1 + 2）混合洗脱剂洗脱 3 次，收集洗脱液于接液试管中。

（4）浓缩：接液试管置于 50℃ 恒温水浴中，用氮气吹至洗脱液体积少于 0.30ml，再转移浓缩后的洗脱液至 2ml 的刻度样品瓶中，用正己烷定容至 1ml，供色谱分析。

2. 参考色谱条件　色谱柱：SE-54 弹性石英毛细管柱（30m × 0.32mm × 0.25μm）；载气：N_2，纯度 ≥99.999%；柱前压：160kPa；检测器及温度：^{63}Ni-ECD，300℃；进样口温度：260℃；进样方式：不分流进样；分流阀关闭延时：1 分钟；柱温（程序升温）：起始温度 160℃，恒温 1 分钟，以 23℃/min 的速率升至 250℃，保持 3 分钟，再以 4℃/min 的速率升至 280℃，保持 10 分钟。

3. 标准曲线绘制及样品测定

（1）定性分析：分别吸取 2μl 氯氰菊酯、氰戊菊酯和溴氰菊酯的单标准应用液注入气相色谱仪分析，记录各自出峰时间，根据保留时间定性。

（2）标准曲线的绘制：分别吸取 0,0.50,1.00,2.00,3.00ml 混合标准应用液于 10ml 容量瓶中，用正己烷定容至刻度，配成的标准系列溶液中氯氰菊酯的浓度为：0,1.0,2.0,4.0,6.0μg/ml；氰戊菊酯的浓度为：0,0.5,1.0,2.0,3.0μg/ml；溴氰菊酯的浓度为：0,1.0,2.0,4.0,6.0μg/ml；分别取 2μl 标准系列溶液进行色谱分析，以相应的峰面积分别对氯氰菊酯、氰戊菊酯和溴氰菊酯浓度进行线性回归，求出回归方程。

（3）样品测定：在相同的色谱条件下，取 2μl 样品处理液，以色谱峰面积通过标准曲线计算出处理液中待测物的含量。

【数据处理】

蔬菜中拟除虫菊酯类农药含量的计算公式如下：

$$X = \frac{\rho \times V}{m}$$

式中：

X ——试样中拟除虫菊酯类农药单体的含量，mg/kg；

ρ ——从回归方程中求出的试样待测液中对应拟除虫菊酯类农药的浓度，μg/ml；

V ——试样待测液的体积，ml；

m ——试样的取样量，g；

计算结果保留三位有效数字。

【注意事项】

开启色谱仪前半小时，要先开通载气和 ECD 的尾吹气，以利于 ECD 的基线快速稳定；且色谱仪开始升温后，一定要先升 ECD 的温度至 300℃，再让气化室和柱温箱升至设定温度，以防止检测器被污染。

【思考题】

1. 如果农药残留物的色谱峰有重叠不能完全分开，可以通过调节哪些参数来改善色谱分离效果？

2. 如何评价本实验样品前处理的效果？

3. 拟除虫菊酯类化合物大多数是异构体的混合物，在非手性色谱柱上异构体之间很难完全分离，如何在定量计算中处理这一问题？

4. 对蔬菜样品中残留的拟除虫菊酯类杀虫剂进行色谱分析，分析样品制备液时色谱图上可能出现假阳性的情况，应该采取哪些手段进一步确证？

（刘国良）

实验十六　酒中邻苯二甲酸酯的测定
—— 气相色谱-质谱法

邻苯二甲酸酯类（phthalate esters，PAEs）是用于塑料工业的主要增塑剂和软化剂，可以增大塑料的可塑性和韧性，提高其强度。PAEs 也是一类环境类雌激素，影响人体最基本的生理调节功能，具有致癌、致畸、致突变作用。PAEs 主要通过食品包装材料进入食品。我国GB 9685—2008《食品容器、包装材料用添加剂使用卫生标准》规定食品容器、包装材料用添加剂的特定迁移量或最大残留量：邻苯二甲酸二(2-乙基)己酯（DEHP）、邻苯二甲酸二异壬酯（DINP）和邻苯二甲酸二丁酯（DBP）分别为 1.5，9.0 和 0.3mg/kg。

【实验目的】

掌握气相色谱-质谱法测定酒类样品中 PAEs 的基本原理；熟悉气相色谱-质谱法测定PAEs 过程；了解气相色谱-质谱法测定酒类样品中 PAEs 的注意事项。

【实验原理】

将酒类样品提取、净化后，经气相色谱-质谱仪进行测定。采用特征选择离子监测扫描模式（SIM），以碎片的丰度比进行定性分析，标准样品定量离子外标法进行定量分析。

【仪器与试剂】

1. 仪器　气相色谱质谱联用仪(GC-MS);振荡器;离心机(转速≥4000r/min);50ml 玻璃离心管;容量瓶及刻度吸管。

2. 试剂

(1)正己烷:色谱纯。

(2)16 种 PAEs 标准品:16 种 PAEs 分别是邻苯二甲酸二甲酯(DMP),邻苯二甲酸二乙酯(DEP),邻苯二甲酸二异丁酯(DIBP),邻苯二甲酸二丁酯(DBP),邻苯二甲酸二(2-甲氧基)乙酯(DMEP),邻苯二甲酸二(4-甲基-2-戊基)酯(BMPP),邻苯二甲酸二(2-乙氧基)乙酯(DEEP),邻苯二甲酸二戊酯(DPP),邻苯二甲酸二己酯(DHXP),邻苯二甲酸丁基苄基酯(BBP),邻苯二甲酸二(2-丁氧基)乙酯(DBEP),邻苯二甲酸二环己酯(DCHP),邻苯二甲酸二(2-乙基)己酯(DEHP),邻苯二甲酸二苯酯(DPHP),邻苯二甲酸二正辛酯(DNOP),邻苯二甲酸二壬酯(DNP)。于 4℃冰箱内避光保存。

(3)混合标准储备液:准确称取上述标准品,用正己烷配成 1mg/ml 的标准储备液。

(4)混合标准应用液(10μg/ml):取浓度均为 1mg/ml 的 16 种 PAEs 混合标准储备液 0.5ml 于 50ml 容量瓶中,用正己烷定容至刻度。

(5)实验用水:一级水,色谱检测无干扰峰。

【实验步骤】

1. 样品处理　取同一批次 3 个完整独立包装的酒类样品(不少于 500ml),置于玻璃器皿中混合均匀,待用。称取酒类样品 5g(准确至 0.01g)于 50ml 玻璃离心管中,加入正己烷 5.0ml,振荡 1 分钟,静置分层(必要时于 4000r/min 离心 5 分钟),取上层清液供 GC-MS 分析。同时做全程试剂空白。

2. GC-MS 参考条件

(1)色谱条件:色谱柱为 HP-5MS 弹性石英毛细管柱(30m×0.25mm×0.25μm)或相当型号色谱柱,载气为 He(纯度≥99.999%),流速 1.0ml/min,不分流进样 1.0μl,进样口温度 250℃;程序升温:初始温度 60℃,保持 1 分钟,以 20℃/min 升至 220℃,保持 1 分钟,再以 5℃/min 升至 300℃,保持 4 分钟。

(2)质谱条件:电子轰击离子源(EI),电子能量 70eV;离子源温度 280℃;溶剂延迟 5 分钟;监测方式:选择离子扫描模式(SIM)。每种 PAEs 的保留时间和定量离子如表 3-1 所示。

3. 样品测定

(1)定性分析:在相同的仪器条件下,样品待测液和标准品的选择离子色谱峰在相同保留时间处(±0.5%)出现,并且对应质谱碎片离子的质荷比与标准品一致,其丰度比与标准品相比应符合:相对丰度>50% 时,允许±10% 偏差;相对丰度 20%~50% 时,允许±15% 偏差;相对丰度 10%~20% 时,允许±20% 偏差;相对丰度≤10% 时,允许±50% 偏差,此时可定性确证目标分析物。

(2)标准曲线的配制及测定:取 5 个 10ml 容量瓶,分别加入上述混合标准使用液 0.00,0.10,0.20,0.50,1.00ml,用正己烷稀释至刻度,摇匀,所得到的标准系列溶液中 PAEs 的浓度分别为 0.00,0.10,0.20,0.50,1.00μg/ml。

在上述实验条件下,各取 1.0μl 16 种 PAEs 混合标准系列溶液进样,进行 GC-MS 分析,平行测定 3 次。以各 PAEs 标准溶液的浓度为横坐标,各自定量离子峰面积的平均值对浓度进行线性回归。计算回归方程。

表 3-1　16 种 PAEs 的保留时间和定量离子

PAEs	参考保留时间(分钟)	定量离子(*m/z*)	辅助定量离子(*m/z*)
DMP	7.79	163	77
DEP	8.66	149	177
DIBP	10.41	149	223
DBP	11.17	149	223
DMEP	11.51	59	149、193
BMPP	12.26	149	251
DEEP	12.59	45	72
DPP	12.95	149	237
DHXP	15.12	104	149、76
BBP	15.28	149	91
DBEP	16.74	149	223
DCHP	17.40	149	167
DEHP	17.65	149	167
DPHP	17.78	225	77
DNOP	20.06	149	279
DNP	22.60	57	149、71

(3)样品测定:用与标准系列同样方法测定处理后的酒类样品,记录 16 种 PAEs 定量离子的峰面积。根据样品中各成分定量离子的峰面积,与标准曲线比较定量,计算酒类样品中 16 种 PAEs 各自的浓度。

【数据处理】

酒类样品中 16 种 PAEs 各自的含量按下式进行计算:

$$X = \frac{(\rho_i - \rho_0) \times V}{m}$$

式中:

X ——酒类样品中某种 PAEs 的含量,mg/kg;

ρ_i ——处理后酒类样品溶液中某种 PAEs 对应的质量浓度,μg/ml;

ρ_0 ——空白中某种 PAEs 对应的质量浓度,μg/ml;

V ——酒类样品溶液的体积,ml;

m ——酒类样品的取样量,g。

计算结果保留三位有效数字。

【注意事项】

1. 实验中所用容器必须为玻璃材质,尽量避免接触塑料制品,以减少对 PAEs 检测的干扰;所用玻璃器皿洗净后,需用丙酮浸泡 1 小时以上,以清除有机质及油脂污物,干燥后备用。

2. 实验前要进行试剂空白试验,以减少试剂所引入的杂质对 PAEs 的检测产生干扰。

3. 对于含有二氧化碳气体的酒类样品(如啤酒等)需要先除去二氧化碳,如超声脱气;

对于乙醇含量较高的酒类样品(如白酒等),在加入正己烷提取之前,需要用超纯水稀释至样品中乙醇含量<20%,并在稀释后向样品中加入氯化钠固体至样品溶液饱和。

4. 本实验采用选择离子扫描模式(SIM)进行检测,以减少基质干扰、提高方法的选择性和灵敏度。

【思考题】

1. 为什么本实验中所用的器皿都必须为玻璃材质的?

2. 本实验中为什么要做全程试剂空白?

3. 如何用选择离子扫描模式(SIM)进行 PAEs 的定性和定量分析?

(肖 琴)

实验十七 动物性食品中克伦特罗残留量的测定

克伦特罗(clenbuterol)是一种 β_2 受体激动剂,俗称"瘦肉精",可以促进动物生长并增加瘦肉率。但长期使用会造成组织中残留药物的浓度较高,人食用这种组织后可出现多种中毒症状。我国已经禁止使用克伦特罗。

(一) 气相色谱-质谱法

【实验目的】

掌握气相色谱-质谱法测定动物性食品中克伦特罗的基本原理;熟悉气相色谱-质谱仪的操作流程和使用方法;了解气相色谱-质谱法测定动物性食品中克伦特罗残留量的注意事项。

【实验原理】

动物性食品固体试样(肌肉、肝脏或肾脏等)剪碎,用高氯酸溶液匀浆,进行超声加热提取后,用异丙醇+乙酸乙酯(40+60)萃取,有机相浓缩,经弱阳离子交换柱进行分离,用乙醇+浓氨水溶液(98+2)洗脱,洗脱液浓缩,经 N,O-双三甲基硅烷三氟乙酰胺(BSTFA)衍生后于气相色谱-质谱仪上进行测定。以美托洛尔作为内标物,内标法定量。

【仪器与试剂】

1. **仪器** 气相色谱-质谱仪(GC-MS);超声波清洗器;酸度计;离心机;振荡器;旋转蒸发器;涡旋式混合器;恒温加热器;氮吹仪;匀浆器;具塞磨口玻璃离心管;5ml 玻璃离心管;针筒式水系微孔滤膜 0.45μm;弱阳离子交换柱 LC-WCX(500mg,3ml)。

2. **试剂**

(1)克伦特罗($C_{12}H_{18}Cl_2N_2O$):纯度≥99.5%。

(2)美托洛尔($C_{15}H_{25}NO_3$):纯度≥99%。

(3)氯化钠(NaCl)。

(4)乙醇(C_2H_5OH):色谱纯。

(5)甲醇(CH_3OH):色谱纯。

(6)甲苯(C_7H_8):色谱纯。

(7)N,O-双三甲基硅烷三氟乙酰胺(BSTFA):纯度≥99%。

(8)高氯酸溶液(0.1mol/L):移取 8.5ml 高氯酸(70%~72%),加水定容至 1000ml。

(9)氢氧化钠溶液(1mol/L):称取 40g 氢氧化钠(NaOH),溶于纯水中,定容至 1000ml。

(10)磷酸二氢钠缓冲液(0.1mol/L,pH=6.0):称取 120g 磷酸二氢钠(NaH_2PO_4),溶于

纯水中,定容至 1000ml,配制浓度为 1mol/L 磷酸二氢钠溶液;再取 142g 磷酸氢二钠(Na_2HPO_4),溶于纯水中,定容至 1000ml,配制浓度为 1mol/L 磷酸氢二钠溶液;然后取 1mol/L 磷酸二氢钠溶液 88.0ml 和 1mol/L 磷酸氢二钠溶液 12.0ml,混合,用纯水定容至 1000ml。

(11)异丙醇(C_3H_8O)+ 乙酸乙酯($C_4H_8O_2$)= 40 + 60。

(12)乙醇 + 浓氨水 = 98 + 2。

(13)美托洛尔内标标准储备液:准确称取美托洛尔标准品,用甲醇溶解配成浓度为 240mg/L 的内标储备液,置于冰箱中,使用时用甲醇稀释成 2.4mg/L 的内标应用液。

(14)克伦特罗标准储备液:准确称取克伦特罗标准品用甲醇配成浓度为 250mg/L 的标准储备液,置于冰箱中,备用。

(15)实验用水:一级水,色谱检测无干扰峰。

【实验步骤】

1. 样品处理

(1)提取:称取肌肉、肝脏或肾脏试样 10g(精确到 0.01g),加入 2.4mg/L 美托洛尔内标标准应用液 50μl,静置 30 分钟。再加入 0.1mol/L 高氯酸溶液 20ml 匀浆,转入磨口玻璃离心管中;然后置于超声波清洗器中超声 20 分钟,取出置于 80℃ 水浴中加热 30 分钟。取出冷却后离心(4500r/min)15 分钟。倾出上清液,沉淀用 0.1mol/L 高氯酸溶液 5ml 洗涤,再离心,将两次上清液合并。用 1mol/L 氢氧化钠溶液调 pH 至 9.5 ± 0.1,若有沉淀产生,再离心(4500r/min)10 分钟,将上清液转移至磨口玻璃离心管中,加入 8g 氯化钠,混匀。加入 25ml 异丙醇 + 乙酸乙酯溶液,置于振荡器上振荡提取 20 分钟,放置 5 分钟(若有乳化层需离心)。用吸管将上层有机相移至旋转蒸发瓶中,用 20ml 异丙醇 + 乙酸乙酯(40 + 60)溶液再重复萃取一次,合并有机相,于 60℃ 在旋转蒸发器上浓缩至近干。用 0.1mol/L 磷酸二氢钠缓冲液(pH 6.0)1ml 充分溶解残留物,经针筒式微孔滤膜过滤,洗涤三次后完全转移至 5ml 玻璃离心管中,并用 0.1mol/L 磷酸二氢钠缓冲液(pH 6.0)定容至刻度。

(2)净化:依次用 10ml 乙醇、3ml 水、3ml 0.1mol/L 磷酸二氢钠缓冲液(pH 6.0)、3ml 水冲洗弱阳离子交换柱。将提取液加到弱阳离子交换柱上,弃去流出液,分别用 4ml 水和 4ml 乙醇冲洗柱子,弃去流出液,用 6ml 乙醇 + 浓氨水溶液(98 + 2)冲洗柱子,收集流出液。将流出液在氮吹仪上浓缩至干。

(3)衍生化:于净化、吹干的试样残渣中迅速加入 40μl 衍生剂(BSTFA),盖紧塞子,在涡旋式混合器上混匀 1 分钟,置于 75℃ 的恒温加热器中衍生 90 分钟。衍生反应完成后取出冷却至室温,在涡旋式混合器上混匀 30s,置于氮吹仪上浓缩至干。加入 200μl 甲苯,在涡旋式混合器上充分混匀,待 GC-MS 进样分析。同时用克伦特罗标准系列溶液做同步衍生。

2. GC-MS 参考条件

(1)色谱条件:DB-5MS 柱,30m × 0.25mm × 0.25μm;载气:高纯氦气(He),柱前压: 8psi;进样口温度:240℃;进样量:1μl,不分流;柱温程序:70℃ 保持 1 分钟,以 18℃/min 速度升至 200℃,以 5℃/min 的速度再升至 245℃,再以 25℃/min 升至 280℃ 并保持 2 分钟。

(2)质谱条件:EI 源;电子轰击:70eV;离子源温度:200℃;接口温度:285℃;溶剂延迟: 12 分钟;EI 源检测特征碎片离子峰:克伦特罗:m/z 86、187、243、262;美托洛尔:m/z 72、223。

3. 样品测定

(1)定性分析:吸取 1μl 衍生的试样液或标准溶液注入 GC-MS 中分析。以试样峰(m/z 86、

187、243、262、264、277、333)与内标峰(m/z 72、223)的相对保留时间定性,要求试样峰中至少有 3 对选择离子相对强度(与基峰的比例)不超过标准相应选择离子相对强度平均值的 ±20% 或 3 倍标准差。

(2)工作曲线配制及测定:用空白样品加入适量克伦特罗标准制成克伦特罗的含量分别为 0,5.00,10.00,25.00,50.00μg/kg 的系列加标样品,各称取 10g(精确至 0.01g)加标样品按照上述的样品处理方法进行提取、净化和衍生,最终得到衍生后克伦特罗的浓度为 0.00,0.25,0.50,1.25,2.50mg/L 的工作系列溶液。将衍生后的工作系列溶液依次进样 1μl 到 GC-MS 中,测量克伦特罗(m/z 86)和内标物美托洛尔(m/z 72)的峰面积,并计算克伦特罗与内标物的峰面积比值,以工作系列溶液中克伦特罗的质量浓度为横坐标,克伦特罗与内标物的峰面积比值为纵坐标,绘制内标工作曲线,并计算线性回归方程。

(3)样品测定:在相同的仪器条件下取 1μl 样品溶液注入 GC-MS 分析,测量样品溶液中克伦特罗(m/z 86)和内标物美托洛尔(m/z 72)的峰面积,根据样品溶液中克伦特罗与内标物的峰面积比值,从内标工作曲线中查得样品溶液中克伦特罗的质量浓度。

【数据处理】

试样中克伦特罗的含量按下列公式计算:

$$X = \frac{\rho \times V \times f \times 1000}{m}$$

式中:

X ——试样中克伦特罗的含量,g/kg;

ρ ——由内标工作曲线上查得的样品溶液中克伦特罗的质量浓度,mg/L;

V ——衍生化样品溶液的定容体积,ml;

f ——试样稀释倍数;

m ——试样的取样量,g。

计算结果表示到小数点后两位。

【注意事项】

1. 本实验用高氯酸溶液酸化样品,使样品中的克伦特罗呈离子状态,这样易被提取出来,而且高氯酸是高效的蛋白沉淀剂,有利于去除蛋白质的干扰;通过水浴加热,在有效提取目标化合物的同时,又能进一步沉淀大部分蛋白质,对样品进行初步净化;调 pH 至 9.5 ± 0.1,碱不溶性杂质会形成沉淀,并通过离心去除。

2. 克伦特罗的化学结构中具有羟基和氨基等极性基团,因此不易挥发,萃取、净化处理后的样品需要进行衍生化,加入衍生剂(BSTFA)生成挥发性的三甲基硅烷化产物,才能用 GC-MS 检测。

3. 实验所用衍生剂(BSTFA)的保存和使用都要密切注意防水;在对试样进行衍生化时尤其需要注意防水,必须盖紧玻璃离心管的塞子,若有水混入,则难以实现衍生效果。

4. 由于前处理步骤较多,衍生效率会影响定量的准确性,因此本实验采用内标法定量,以美托洛尔作为内标物,使定量结果更加可靠。

(二)高效液相色谱法

【实验目的】

掌握高效液相色谱法测定动物性食品中克伦特罗的基本原理;熟悉高效液相色谱仪的操作流程和使用方法;了解高效液相色谱法测定动物性食品中克伦特罗残留量的实验方法。

【实验原理】

动物性食品固体试样(肌肉、肝脏或肾脏等)剪碎,用高氯酸溶液匀浆,进行超声加热提取后,用异丙醇+乙酸乙酯(40+60)萃取,有机相浓缩,经弱阳离子交换柱进行分离,用乙醇+氨溶液(98+2)洗脱,洗脱液经浓缩、流动相定容后,在高效液相色谱仪上进行测定,保留时间定性,外标法定量。

【仪器与试剂】

1. 仪器　高效液相色谱仪(HPLC);超声波清洗器;酸度计;离心机;振荡器;旋转蒸发器;涡旋式混合器;恒温加热器;氮吹仪;匀浆器;具塞磨口玻璃离心管;5ml 玻璃离心管;针筒式水系微孔滤膜,0.45μm;弱阳离子交换柱 LC-WCX(500mg,3ml)。

2. 试剂　除甲苯和美托洛尔不用外,其余试剂同气相色谱-质谱法。

【实验步骤】

1. 样品处理　提取和净化方法同气相色谱-质谱法(注意此处不需要衍生化)。于净化、吹干的试样残渣中加入流动相定容至 500μl,在涡旋式混合器上充分振摇,使残渣溶解,液体浑浊时用 0.45μm 的针筒式微孔滤膜过滤,上清液用于测定。

2. 参考色谱条件　色谱柱为 BDS 或 ODS 柱:250mm×4.6mm,5μm;流动相:甲醇+水=45+55,等度洗脱;流速:1ml/min;进样量:20μl;柱箱温度:25℃;紫外检测器:243nm。

3. 样品测定

(1)定性分析:将样品溶液中待测成分的保留时间与克伦特罗标准溶液的保留时间进行比较,对样品溶液中待测成分进行定性分析。

(2)工作曲线配制及测定:用空白样品加入适量克伦特罗标准制成克伦特罗的含量分别为 0,0.01,0.05,0.10,0.25,0.50mg/kg 的系列加标样品,各称取 10g(精确至 0.01g)加标样品按照上述的样品处理方法进行提取和净化,最终得到克伦特罗的浓度为 0,0.20,1.00,2.00,5.00,10.00mg/L 的工作系列溶液。在给定的仪器条件下进行 HPLC 分析,以相应的峰面积对工作系列溶液中克伦特罗的浓度绘制工作曲线,并计算线性回归方程。

(3)样品测定:在相同的仪器条件下取 20μl 样品溶液注入 HPLC 分析,测量样品溶液中克伦特罗的峰面积,并从工作曲线中查得样品溶液中克伦特罗的质量浓度。

【数据处理】

试样中克伦特罗的含量按下列公式计算:

$$X = \frac{\rho \times V \times f}{m}$$

式中:

X ——试样中克伦特罗的含量,mg/kg;

ρ ——由工作曲线上查得的样品溶液中克伦特罗的质量浓度,mg/L;

V ——样品溶液最后定容体积,ml;

f ——试样稀释倍数;

m ——试样的取样量,g。

计算结果表示到小数点后两位。

【注意事项】

1. 克伦特罗在 210nm、243nm 处均有较大的紫外吸收,本实验选择 243nm 作为检测波长,以降低其他物质的干扰。

2. 用 HPLC 法检测的成本较低,但用普通的紫外检测器检测时,当样品中克伦特罗的含量较低时,其检出假阳性率较高,因此对于本法检出的阳性样品应用加标回收法、GC-MS法或 LC-MS 法等进行确证。

【思考题】

1. 对于蛋白质和脂肪含量较高的样品(如猪肉、肝等),在进行样品处理时应注意哪些问题?

2. 改变流动相的配比,克伦特罗的保留时间是否发生变化? 若发生变化将如何变化?

3. 与 GC-MS 法相比,用 HPLC 法测定动物性食品中的克伦特罗有何优缺点?

(肖 琴)

实验十八　乳制品中三聚氰胺的测定

三聚氰胺($C_3H_6N_6$)俗称密胺、蛋白精,因其结构中含有多个氨基氮,凯氏定氮蛋白质含量时无法区分,因而被一些不法商贩添加到食品中以提高蛋白质的含量。三聚氰胺添加到乳制品中,会给婴幼儿身体造成严重的伤害。我国 2011 年第 10 号卫生部公告中规定了三聚氰胺在食品中的限量值:婴儿配方食品中三聚氰胺的限量值为 1mg/kg,其他食品中三聚氰胺的限量值为 2.5mg/kg。2012 年,国际食品法典委员会第 35 届会议审查通过了液态婴儿配方食品中三聚氰胺的限量为 0.15mg/kg。

(一)高效液相色谱法

【实验目的】

掌握高效液相色谱法测定乳制品中三聚氰胺的基本原理;熟悉高效液相色谱仪的基本操作;了解高效液相色谱法测定乳制品中三聚氰胺的实验方法和注意事项。

【实验原理】

乳制品试样用三氯乙酸溶液-乙腈提取,经阳离子交换固相萃取柱净化后,用高效液相色谱测定,外标法定量。

【仪器与试剂】

1. 仪器　高效液相色谱仪,配有紫外检测器或二极管阵列检测器;分析天平;离心机(转速 ≥4000r/min);超声波水浴;固相萃取装置;氮气吹干仪;涡旋混合器;50ml 具塞塑料离心管;混合型阳离子交换固相萃取柱(基质为苯磺酸化的聚苯乙烯-二乙烯基苯高聚物60mg,体积 3.0ml);定性滤纸;0.22μm 有机相微孔滤膜。

2. 试剂

(1)甲醇(CH_3OH):色谱纯。

(2)乙腈(C_2H_3N):色谱纯。

(3)氨水($NH_3 \cdot H_2O$):含量为 25% ~28%。

(4)柠檬酸($C_6H_8O_7$)。

(5)辛烷磺酸钠($C_8H_{17}NaO_3S \cdot H_2O$):色谱纯。

(6)甲醇 + 水 =50 +50:准确量取 50ml 甲醇和 50ml 水,混匀后备用。

(7)三氯乙酸溶液(1%):准确称取 10g 三氯乙酸于 1L 容量瓶中,用水溶解并定容至刻度,混匀后备用。

（8）氨化甲醇溶液（5%）：准确量取 5ml 氨水和 95ml 甲醇，混匀后备用。

（9）离子对试剂缓冲液：准确称取 2.10g 柠檬酸和 2.16g 辛烷磺酸钠，加入约 980ml 水溶解，调节 pH 至 3.0 后，定容至 1L 备用。

（10）三聚氰胺（$C_3H_6N_6$）：纯度 >99.0%。

（11）三聚氰胺标准储备液（1mg/ml）：准确称取 100mg（精确到 0.1mg）三聚氰胺标准品于 100ml 容量瓶中，用甲醇 + 水（50 + 50）溶液溶解并定容至刻度，于 4℃ 避光保存。

（12）氮气（N_2）：纯度 ≥99.999%。

（13）实验用水：一级水，色谱检测无干扰峰。

【实验步骤】

1. 样品处理

（1）提取：称取 2g（精确至 0.01g）试样（液态奶、奶粉、酸奶等）于 50ml 具塞塑料离心管中，加入 1% 三氯乙酸溶液 15ml 和乙腈 5ml，超声提取 10 分钟，再振荡提取 10 分钟后，以不低于 4000r/min 离心 10 分钟。上清液经三氯乙酸溶液润湿的滤纸过滤后，用三氯乙酸溶液定容至 25ml，移取 5ml 滤液，加入 5ml 水混匀后做待净化液。

（2）净化：阳离子交换固相萃取柱在使用前依次用 3ml 甲醇、5ml 水活化。然后将待净化液转移至固相萃取柱中，依次用 3ml 水和 3ml 甲醇洗涤，抽至近干后，用 5% 氨化甲醇溶液 6ml 洗脱。整个固相萃取过程流速不超过 1ml/min。洗脱液于 50℃ 下用氮气吹干，残留物（相当于 0.4g 样品）用流动相定容至 1ml，涡旋混合 1 分钟，过微孔滤膜后，供 HPLC 测定。

2. 参考色谱条件

（1）色谱柱为 C_8 柱：250mm × 4.6mm，5μm；流动相：离子对试剂缓冲液 + 乙腈 = 85 + 15；流速：1.0ml/min；柱温：40℃；检测波长：240nm；进样量：20μl。

（2）色谱柱为 C_{18} 柱：250mm × 4.6mm，5μm；流动相：离子对试剂缓冲液 + 乙腈 = 90 + 10；流速：1.0ml/min；柱温：40℃；检测波长：240nm；进样量：20μl。

3. 测定

（1）定性分析：取三聚氰胺标准溶液进样 20μl，根据保留时间进行定性。

（2）工作曲线的配制及测定：用空白样品加入适量三聚氰胺标准制成三聚氰胺的含量分别为 0.00，2.50，5.00，12.50，25.00mg/kg 的系列加标样品，各称取 2g（精确至 0.01g）加标样品按照上述的样品处理方法进行提取和净化，最终得到三聚氰胺的浓度为 0.00，1.00，2.00，5.00，10.00μg/ml 的工作系列溶液。各进样 20μl 依次进行测定，以相应的峰面积对工作系列溶液中三聚氰胺的浓度绘制工作曲线，并计算线性回归方程。

（3）样品测定：待测样品溶液中三聚氰胺的响应值应在工作曲线线性范围内，超过线性范围则应稀释后再进样分析。

【数据处理】

试样中三聚氰胺的含量按下列公式计算：

$$X = \frac{\rho \times V \times f}{m}$$

式中：

X ——试样中三聚氰胺的含量，mg/kg；

ρ ——由工作曲线上查得的样品溶液中三聚氰胺的质量浓度，μg/ml；

V——样品溶液最后定容体积,ml;

f——试样稀释倍数;

m——试样的取样量,g。

计算结果表示到小数点后两位。

【注意事项】

1. 若样品中脂肪含量较高,可以用三氯乙酸溶液饱和的正己烷液-液分配除脂后再用固相萃取柱净化。

2. 若样品中三聚氰胺的检出浓度很高,超出了线性范围,除了考虑稀释后再进样分析,还应考虑固相萃取柱是否有过载的情况,应取适量的样品净化液重新过固相萃取柱。

3. 由于使用的流动相是离子对试剂缓冲溶液,要获得稳定的保留时间,色谱柱平衡的时间要相对较长。

4. 离子对试剂缓冲溶液作为流动相可能会损伤高效液相色谱柱,也可以使用亲水作用色谱柱(HILIC),用乙腈和乙酸铵作为流动相即能进行良好的分离。

5. 采用高效液相色谱法检测三聚氰胺无须衍生化,是目前最为常用的检测方法,但是抗干扰能力差,测定范围为 2~200mg/kg,定量限较高。

(二) 液相色谱-串联质谱法

【实验目的】

掌握液相色谱-质谱/质谱法测定乳制品中三聚氰胺的基本原理;熟悉液相色谱-质谱/质谱仪的基本操作;了解液相色谱-质谱/质谱法测定乳制品中三聚氰胺的实验方法。

【实验原理】

乳制品试样用三氯乙酸溶液提取,经阳离子交换固相萃取柱净化后,用液相色谱-质谱/质谱法测定和确证,外标法定量。

【仪器与试剂】

1. 仪器　液相色谱-质谱/质谱(LC-MS/MS)仪:配有电喷雾离子源(ESI);其他同高效液相色谱法。

2. 试剂

(1) 乙酸(CH$_3$COOH)。

(2) 乙酸铵(CH$_3$COONH$_4$)。

(3) 乙酸铵溶液(10mmol/L):准确称取 0.772g 乙酸铵于 1L 容量瓶中,用水溶解并定容至刻度,混匀后备用。

(4) 其他同高效液相色谱法。

【实验步骤】

1. 样品处理

(1) 提取:称取 1g(精确至 0.01g)试样(液态奶、奶粉、酸奶等)于 50ml 具塞塑料离心管中,加入 1% 三氯乙酸溶液 8ml 和乙腈 2ml,超声提取 10 分钟,再振荡提取 10 分钟后,以不低于 4000r/min 离心 10 分钟。上清液经三氯乙酸溶液润湿的滤纸过滤后,作为待净化液。

(2) 净化:阳离子交换固相萃取柱在使用前依次用 3ml 甲醇、5ml 水活化。然后将待净化液转移至固相萃取柱中,依次用 3ml 水和 3ml 甲醇洗涤,抽至近干后,用 5% 氨化甲醇溶液 6ml 洗脱。整个固相萃取过程流速不超过 1ml/min。洗脱液于 50℃ 下用氮气吹干,残留物(相当于 1g 试样)用流动相定容至 1ml,涡旋混合 1 分钟,过微孔滤膜后,供 LC-MS/MS

测定。

2. LC-MS/MS 参考条件

(1)色谱条件。色谱柱为强阳离子交换与反相 C_{18} 混合填料柱(混合比例1:4):150mm × 2.0mm,5μm;流动相:乙酸铵溶液 + 乙腈 = 50 + 50(用乙酸调节至 pH 为 3.0);流速:0.2ml/min;柱温:40℃;进样量:10μl。

(2)质谱条件。电离方式:电喷雾电离,正离子;离子喷雾电压:4kV;雾化气:氮气,40psi;干燥气:氮气,流速 10L/min,温度 350℃;碰撞气:氮气;分辨率:Q_1(单位)Q_3(单位);扫描模式:多反应监测(MRM),母离子 m/z 127,定量子离子 m/z 85,定性子离子 m/z 68;停留时间:0.3 秒;裂解电压:100V;碰撞能量:m/z 127 > 85 为 20eV,m/z 127 > 68 为 35eV。

3. 测定

(1)定性分析:取试样溶液和三聚氰胺标准溶液各进样 10μl 进行测定,如果试样色谱峰保留时间与标准工作溶液一致(变化范围在 ±2.5%);样品中目标化合物的两个子离子的相对丰度与浓度相当标准溶液的相对丰度一致,相对丰度偏差不超过表 3-2 的规定,则可判断样品中存在三聚氰胺。

表 3-2 定性离子相对丰度的最大允许偏差

相对离子丰度	>50%	>20% 至 50%	>10% 至 20%	≤10%
允许的相对偏差	±20%	±25%	±30%	±50%

(2)工作曲线的配制及测定:用空白样品加入适量三聚氰胺标准制成三聚氰胺的含量分别为 0.00,0.05,0.10,0.20,0.50mg/kg 的系列加标样品,各称取 1g(精确至 0.01g)加标样品按照上述的样品处理方法进行提取和净化,最终得到三聚氰胺的浓度为 0.00,0.05,0.10,0.20,0.50μg/ml 的工作系列溶液。各进样 10μl 进行 LC-MS/MS 测定,以相应的定量子离子峰面积对工作系列溶液中三聚氰胺的浓度绘制工作曲线,并计算线性回归方程。

(3)样品测定:待测样品溶液中三聚氰胺的响应值应在工作曲线线性范围内,超过线性范围则应稀释后再进样分析。

【数据处理】

试样中三聚氰胺的含量计算参照高效液相色谱法。

【注意事项】

1. 由于样品处理过程中溶剂会有本底影响,需要做溶剂空白,计算结果时应扣除溶剂空白。

2. 若样品中脂肪含量较高,可以用三氯乙酸溶液饱和的正己烷液-液分配除脂后再用固相萃取柱净化,进行固相萃取前尽量进行高速离心。

3. 采用 LC-MS/MS 外标法测定三聚氰胺时,基质效应比较严重,故需要做工作曲线,即用空白样品加入适量三聚氰胺标准后,经过相同的样品前处理过程再测并进行线性回归,以消除基质效应的影响,提高测定结果的准确度和可靠性。

4. 本实验可采用同位素内标法(如 $^{13}C_3$-三聚氰胺作为内标物),但内标物价格相对较高。

5. 与 HPLC 法相比较,LC-MS/MS 法的灵敏度高,选择性好,假阳性率低,可作为定量和确证方法;与 GC-MS 法相比,不需要衍生化,操作相对简单。

（三）气相色谱-质谱法

【实验目的】

掌握气相色谱-质谱法测定乳制品中三聚氰胺的基本原理；熟悉气相色谱-质谱仪的基本操作；了解气相色谱-质谱法测定乳制品中三聚氰胺的实验方法。

【实验原理】

乳制品试样经超声提取、固相萃取净化后，进行硅烷化衍生，衍生产物采用选择离子监测扫描模式（SIM）进行气相色谱-质谱分析，用化合物的保留时间和质谱碎片的丰度比定性，外标法定量。

【仪器与试剂】

1. 仪器 气相色谱-质谱（GC-MS）仪：配有电子轰击电离离子源（EI）；电子恒温箱；其他同高效液相色谱法。

2. 试剂

（1）吡啶（C_5H_5N）：优级纯。

（2）衍生化试剂：N,O-双三甲基硅烷基三氟乙酰胺（BSTFA）+ 三甲基氯硅烷（TMCS）= 99 + 1，色谱纯。

（3）乙酸铅溶液（22g/L）：取22g乙酸铅[$(CH_3COO)_2Pb$]，用约300ml水溶解后定容至1L。

（4）三聚氰胺标准应用液（10μg/ml）：准确吸取1mg/ml三聚氰胺标准储备液1ml于100ml容量瓶中，用甲醇定容至刻度，于4℃冰箱保存。

（5）氩气（Ar）：纯度≥99.999%。

（6）其他试剂同高效液相色谱法。

【实验步骤】

1. 样品处理

（1）提取：称取5g（精确至0.01g）样品（液态奶、奶粉、酸奶等）于50ml具塞塑料离心管中，加入1%三氯乙酸溶液25ml，涡旋振荡30秒，再加入15ml三氯乙酸溶液，超声提取15分钟，加入2ml乙酸铅溶液，用三氯乙酸溶液定容至刻度。充分混匀后，转移上层提取液约30ml至50ml离心试管，以不低于4000r/min离心10分钟。上清液待净化。

（2）净化：阳离子交换固相萃取柱在使用前依次用3ml甲醇、5ml水活化。然后准确移取5ml的待净化滤液至固相萃取柱中，再用3ml水、3ml甲醇淋洗，弃淋洗液，抽至近干后用3ml氨化甲醇溶液洗脱，收集洗脱液，50℃下氮气吹干。

（3）衍生化：取上述氮气吹干残留物，加入600μl的吡啶和200μl衍生化试剂，混匀，70℃反应30分钟后，供GC-MS分析。

2. GC-MS参考条件

（1）色谱条件：色谱柱：5%苯基二甲基聚硅氧烷石英毛细管柱，30m × 0.25mm × 0.25μm；载气为氩气，流速：1.0ml/min；程序升温：初始温度为70℃，保持1分钟，以10℃/min升温至200℃，保持10分钟。

（2）质谱条件：传输线温度：280℃；进样口温度：250℃；进样方式：不分流进样；进样量：1μl；电离方式：电子轰击电离（EI）；电离能量：70eV；离子源温度：230℃；扫描模式：选择离子扫描，定性离子 m/z 99、171、327、342，定量离子 m/z 327。

3. 测定

（1）定性分析：取衍生后的三聚氰胺标准溶液进样 $1\mu l$，以标准样品的保留时间和监测离子（m/z 99、171、327 和 342）定性，待测样品中 4 个离子（m/z 99、171、327 和 342）的丰度比与标准品的相同离子丰度比相差不大于 20%。

（2）工作曲线的配制及测定：用空白样品加入适量三聚氰胺标准制成三聚氰胺的含量分别为 0.00，0.08，0.16，0.32，0.80，1.60mg/kg 的系列加标样品，各称取 5g（精确至 0.01g）加标样品按照上述的样品处理方法进行提取、净化和衍生，最终得到衍生后三聚氰胺的浓度为 0，0.05，0.10，0.20，0.50，1.00$\mu g/ml$ 的工作系列溶液。各进样 $1\mu l$ 进行 GC-MS 测定，以相应的定量离子质量色谱峰面积对工作系列溶液中三聚氰胺的浓度绘制工作曲线，并计算线性回归方程。

（3）样品测定：待测样品溶液中三聚氰胺的响应值应在工作曲线线性范围内，超过线性范围则应对净化液稀释，重新衍生化后再进样分析。

【数据处理】

试样中三聚氰胺的含量计算参照高效液相色谱法。

【注意事项】

1. 三聚氰胺是沸点较高的极性物质，含有羟基、氨基等极性官能团结构，不能直接用 GC-MS 分析，必须对样品进行衍生化处理，形成含有硅烷基结构的衍生物，改善色谱行为。

2. 若样品中脂肪含量较高，可以先用乙醚脱脂后再用三氯乙酸溶液提取。

3. 应加入足量的衍生化试剂，尤其当样品中三聚氰胺的含量很高时。

4. GC-MS 法需要衍生化步骤，操作较繁琐，但和 HPLC 法比较，该法选择性好，灵敏度和准确度高，可做确证和定量。

【思考题】

1. 总结检测乳制品中三聚氰胺的三种分析方法各自的优缺点。

2. 本实验样品处理过程中所使用试剂的作用分别是什么？

3. 乳制品分析中，如何克服样品处理过程中的乳化现象？常用的消除乳化现象的方法有哪些？

（肖　琴）

§2　水质理化检验篇

实验一　水中硫化物的测定
—— N，N-二乙基对苯二胺分光光度法

水中硫化物包括溶解性的 H_2S、HS^-、S^{2-}、存在于悬浮物中的可溶性硫化物、酸可溶性金属硫化物以及未电离的有机、无机类硫化物，但硫酸和硫酸盐除外。水中硫化物过多时，可造成感官指标恶化，也可大量消耗水中溶解氧致使水生生物死亡。我国 GB5749—2006《生活饮用水卫生标准》规定硫化物含量不得超过 0.02mg/L。

【实验目的】

掌握 N，N-二乙基对苯二胺分光光度法测定水中硫化物的方法；熟悉分光光度计的使

用;了解 N,N-二乙基对苯二胺分光光度法测定水中硫化物的注意事项。

【实验原理】

硫化物与 N,N-二乙基对苯二胺及氯化铁作用,生成稳定的蓝色,可通过分光光度法测定含量。其反应式为:

$$2H_2N\text{-}C_6H_4\text{-}N(C_2H_5)_2 + Fe^{3+} + S^{2-} + H^+ \rightarrow 亚乙蓝染料$$

【仪器与试剂】

1. 仪器 碘量瓶,250ml;具塞比色管,50ml;磨口洗气瓶,125ml;分光光度计。

2. 试剂

(1)氢氧化钠溶液(40g/L):称取 4g 氢氧化钠溶于纯水并稀释至 100ml。

(2)乙酸锌溶液(220g/L):称取 22g 乙酸锌[$Zn(CH_3COO)_2 \cdot 2H_2O$]溶于纯水并稀释至 100ml。

(3)N,N-二乙基对苯二胺溶液:称取 0.75gN,N-二乙基对苯二胺硫酸盐[$(C_2H_5)_2NC_6H_4NH_2 \cdot H_2SO_4$,简称 DPD,也可用盐酸盐或草酸盐],溶于 50ml 纯水中,加硫酸溶液(1+1)至 100ml 混匀,保存于棕色瓶中。如发现颜色变红,应予重新配制。

(4)氯化铁溶液(1000g/L):称取 100g 氯化铁($FeCl_3 \cdot 6H_2O$),溶于纯水并稀释至 100ml。

(5)硫酸溶液(1+1):1 体积硫酸与 1 体积纯水混合均匀。

(6)碘标准溶液[$c(1/2I_2) = 0.01250mol/L$]:将一定体积经过标定的碘标准溶液[$c(1/2I_2) = 0.1mol/L$](配制与标定方法见附录 2)置于容量瓶中,用新煮沸放冷的纯水稀释至 0.01250mol/L。

(7)淀粉溶液(5g/L):称取 0.5g 可溶性淀粉,用少量纯水调成糊状,用刚煮沸的纯水稀释至 100ml,冷却后加 0.1g 水杨酸或 0.4g 氯化锌。

(8)硫代硫酸钠标准溶液[$c(Na_2S_2O_3) = 0.01250mol/L$]:将一定体积经过标定的硫代硫酸钠标准溶液[$c(Na_2S_2O_3) = 0.1mol/L$](配制与标定方法见附录 2)置于容量瓶中,用新煮沸放冷的纯水稀释至 0.01250mol/L。

(9)硫化物标准储备液:取硫化钠晶体($Na_2S \cdot 9H_2O$),用少量纯水清洗表面,并用滤纸吸干,称取 0.2~0.3g,用煮沸放冷的纯水溶解并定容到 250ml(临用前制备并标定)。此溶液 1ml 约含 0.1mg 硫化物(S^{2-}),标定方法如下。

取 5ml 乙酸锌溶液(220g/L)置于 250ml 碘量瓶内,加入 20.00ml 硫化物标准储备溶液及 25.00ml 碘标准溶液(0.01250mol/L),同时用纯水做空白实验。各加 5ml 盐酸溶液(1+9),摇匀,于暗处放置 15 分钟,加 50ml 纯水,用硫代硫酸钠标准溶液(0.01250mol/L)滴定,至溶液呈淡黄色时,加 1ml 淀粉溶液(5g/L),继续滴定至蓝色消失为止,按下式计算每毫升硫化物溶液含 S^{2-} 的毫克数。

$$\rho(S^{2-}) = \frac{(V_0 - V_1) \times c \times 16}{20}$$

式中:

$\rho(S^{2-})$——硫化物(以 S^{2-} 计)的质量浓度,mg/L;

V_0——用蒸馏水作空白所消耗的硫代硫酸钠标准溶液的体积,ml;

V_1——硫化钠溶液所消耗的硫代硫酸钠标准溶液的体积,ml;

c——硫代硫酸钠标准溶液的浓度,mol/L。

（10）硫化物标准使用溶液:取上述新标定的硫化钠标准储备溶液,加 1ml 乙酸锌溶液（220g/L）,用新煮沸放冷的纯水定容至 50ml,配成 $\rho(S^{2-}) = 10.00\mu g/ml$。

（11）实验用水:三级水。

【实验步骤】

1. 样品采集与预处理　由于硫化物（S^{2-}）在水中不稳定,易分解,采样时尽量避免曝气,在 500ml 硬质玻璃瓶中,加入 1ml 乙酸锌溶液（220g/L）和 1ml 氢氧化钠溶液（40g/L）,然后注入水样（几乎充满全瓶,留少许空隙）,盖好瓶塞,反复摇动混匀,密塞、避光,送回实验室测定。

2. 标准曲线绘制及样品测定

（1）取水样 50ml,含 S^{2-} 小于 10μg,或取适量用纯水稀释至 50ml。

（2）取 50ml 比色管 8 支,各加纯水约 40ml,再加硫化物标准使用溶液 0,0.10,0.20,0.30,0.40,0.60,0.80,1.00ml 加纯水至刻度,混匀。

（3）临用时取氯化铁溶液（1000g/L）和 N,N-二乙基对苯二胺溶液按 1:20 混匀,作显色液。

（4）向水样管和标准管各加 1.0ml 显色液,立即摇匀,放置 20 分钟。

（5）于 665nm 处波长,用 3cm 比色皿,以纯水作参比,测量样品和标准系列溶液的吸光度。

（6）绘制标准曲线,从曲线上查出样品中硫化物的质量。

【数据处理】

水样中硫化物（S^{2-}）质量浓度的计算见下式:

$$\rho(S^{2-}) = \frac{m}{V}$$

式中:

$\rho(S^{2-})$——水样中硫化物的质量浓度,mg/ml;

m——从标准曲线上查得样品中硫化物的质量,μg。

V——水样体积,ml。

【注意事项】

1. 与碘量法相比,该方法更适用于生活饮用水及其水源水中质量浓度低于 1mg/L 的硫化物的测定。方法最低检测质量为 1.0μg,若取 50ml 水样测定,则最低检测质量浓度为 0.02mg/L。

2. 亚硫酸盐超过 40mg/L,硫代硫酸盐超过 20mg/L,对本标准有干扰;水样有颜色或者浑浊时亦有干扰,应分别采用沉淀分离或曝气分离法消除干扰。

【思考题】

1. 采样时加入乙酸锌和氢氧化钠的目的是什么?

2. 怎样选择淀粉溶液加入的时机?

（徐向东）

实验二　水中氨氮的测定

氨氮是水体被含氮有机物污染后,经微生物作用分解形成的最初产物。氨氮（NH_3-N）以游离氨（NH_3）或铵盐（NH_4^+）的形式存在于水中,其存在形式取决于水体的 pH。水体受生活污水、人畜粪便以及某些工业废水污染后,氨氮浓度将明显增加。我国 GB 3838—2002《地表水环境质量标准》中规定 Ⅰ 类水中氨氮含量 ≤0.15mg/L,Ⅱ 类水 ≤0.5mg/L,Ⅲ 类水 ≤1.0mg/L,Ⅳ 类水 ≤1.5mg/L,Ⅴ 类水 ≤2.0mg/L。GB5749—2006《生活饮用水卫生标准》中规定了饮用水氨氮的限值为 0.5mg/L。

(一)纳氏比色法

【实验目的】

掌握纳氏比色法测定水中氨氮的原理和方法;熟悉分光光度计的使用方法;了解纳氏比色法测定水中氨氮的注意事项。

【实验原理】

水中氨与纳氏试剂在碱性条件下生成黄棕色络合物,其吸光度与氨氮含量成正比。反应式:

$$NH_3 + 2K_2HgI_4 + 3KOH = NH_2Hg_2OI + 7KI + 2H_2O$$

本法适用于生活饮用水及其水源水中氨氮的测定。

【仪器与试剂】

1. 仪器 分光光度计;具塞比色管,50ml;全玻璃蒸馏器,500ml。

2. 试剂

(1)实验用水为无氨水,其制备方法是普通蒸馏水加硫酸酸化,滴加少量高锰酸钾(KMnO₄)溶液至紫红色,然后重蒸馏。

(2)酒石酸钾钠溶液(500g/L):称取 50g 酒石酸钾钠(KNaC₄H₄O₆·4H₂O),溶于 100ml 纯水中,加热煮沸至不含氨为止,冷却后再用纯水补充至 100ml。

(3)纳氏试剂:称取 16.0g 氢氧化钠(NaOH),溶于 50ml 纯水中,冷却至室温。称取 10g 碘化汞(HgI₂)及 7.0g 碘化钾(KI),溶于少量纯水中,将此溶液搅拌后,缓缓倒入上述 50ml 氢氧化钠溶液中,用纯水稀释至 100ml。贮于棕色聚乙烯瓶中,用橡皮塞或聚乙烯盖子盖紧,避光保存,有效期 1 年。

(4)氨氮标准储备液[ρ(NH₃-N) = 1.00mg/ml]:将氯化铵(NH₄Cl)置于烘箱内,在 105℃烘干 1h,冷却后称取 3.8190g 溶于纯水中,转移至 1000ml 容量瓶中定容至刻度。

(5)氨氮标准应用液[ρ(NH₃-N) = 10.00μg/ml]:吸取 10.00ml 氨氮标准储备液,用纯水定容至 1000ml。临用前配制。

(6)氢氧化钠溶液(4g/L):称取 4g 氢氧化钠(NaOH),溶于纯水中,稀释至 1L。

(7)四硼酸钠溶液(9.5g/L):称取 9.5g 四硼酸钠(Na₂B₄O₇·10H₂O)溶于纯水中,稀释至 1L。

(8)硼酸盐缓冲液:取 4g/L 氢氧化钠溶液 88ml,用四硼酸钠溶液稀释至 1L。

(9)硫代硫酸钠溶液(3.5g/L):称取 0.35g 硫代硫酸钠(Na₂S₂O₃·5H₂O)溶于纯水中,稀释至 100ml。此溶液 0.4ml 能除去 200ml 水样中含 1mg/L 的余氯。使用时可按水样中余氯的浓度计算加入量。

(10)硼酸溶液(20g/L):称取 20g 硼酸(H₃BO₃)溶于纯水中,稀释至 1000ml。

(11)硫酸锌溶液(100g/L):称取 10.0g 硫酸锌(ZnSO₄·7H₂O),溶于纯水中,并稀释至 100ml。

(12)氢氧化钠溶液(240g/L):称取 24g 氢氧化钠(NaOH),溶于纯水中,并稀释至 100ml。

【实验步骤】

1. 样品采集、保存与处理

(1)样品采集、保存:用玻璃瓶或聚乙烯瓶(桶)采样。水中氨氮稳定性差,采样后应立即测定。如不能立即测定,每升水样加入0.8ml浓硫酸,于0~4℃保存,可保存7天。

(2)样品处理:无色澄清的水样可直接测定。色度、浑浊度较高和干扰物质较多的水样,需经过蒸馏或混凝沉淀等处理。

1)蒸馏:取200ml纯水于全玻璃蒸馏器中,加入5ml硼酸盐缓冲液及数粒玻璃珠,加热蒸馏,直至馏出液用纳氏试剂检不出氨为止。稍冷后倾出并弃去蒸馏瓶中的残液。取200ml水样(或取适量,加纯水稀释至200ml)于蒸馏瓶中,根据水中余氯含量,计算并加入适量硫代硫酸钠溶液脱氯。用4g/L氢氧化钠溶液调节水样至中性。

加入5ml硼酸盐缓冲液,加热蒸馏。用200ml容量瓶为接收瓶,内装20ml硼酸溶液作为吸收液。蒸馏器的冷凝管末端要插入吸收液中。待蒸出150ml左右,使冷凝管末端离开液面,继续蒸馏以清洗冷凝管。最后用纯水稀释至刻度,摇匀,供比色用。

2)混凝沉淀:取200ml水样于烧杯中,加入2ml硫酸锌溶液,混匀。加入240g/L氢氧化钠溶液0.8~1ml,使pH为10.5左右,静置数分钟,倾出上清液供比色用。

经硫酸锌和氢氧化钠沉淀的水样,静置后一般均能澄清。如必需过滤时,应注意滤纸中铵盐对水样的污染,需预先将滤纸用无氨水充分淋洗,至用纳氏试剂检查不出氨后方可使用。

2. 标准曲线绘制及样品测定

(1)吸取50.0ml澄清水样或经处理的水样(如水样中氨氮含量大于0.1mg,则取适量水样加纯水至50.00ml)置于50ml比色管中。

(2)另取50ml比色管8支,分别加入氨氮标准应用液0,0.10,0.20,0.30,0.50,0.70,0.90和1.20ml,对高浓度氨氮的标准系列,则分别加入氨氮标准应用液0,0.50,1.00,2.00,4.00,6.00,8.00和10.00ml,用纯水稀释至50ml。

(3)向各管分别加入1.0ml酒石酸钾钠溶液(经蒸馏处理的水样,水样及标准管中均不加此试剂),混匀,再加入1.0ml纳氏试剂,摇匀后放置10分钟。

若经蒸馏处理的水样,向各标准管中各加入5ml硼酸溶液,再向水样及标准管中各加2.0ml纳氏试剂,摇匀后放置10分钟。

(4)于波长420nm处,用1cm比色皿以纯水为参比测定吸光度。如氨氮含量低于30μg,改用3cm比色皿。

(5)以吸光度对氨氮的质量进行线性回归,求回归方程。

【数据处理】

水样中氨氮的质量浓度按照下式计算:

$$\rho(NH_3\text{-}N) = \frac{m}{V}$$

式中:

$\rho(NH_3\text{-}N)$——水样中氨氮的质量浓度,mg/L;

m——从回归方程计算出水样管中氨氮的质量,μg;

V——水样体积,ml。

【注意事项】

1. HgI_2为剧毒物质,使用时注意安全。配制试剂时应注意勿使碘化钾过剩。因过量的碘离子将影响有色配合物的生成,使颜色变浅。若试剂有沉淀应过滤除去,纳氏试剂是浓碱溶液,不能用滤纸过滤,可用静置后倾泻法分离,取其上清液,贮存于聚乙烯瓶中。储存已久的纳氏试剂,使用前应先用已知量的氨氮标准溶液显色,并核对吸光度;加入试剂后 2 小时内不得出现浑浊,否则应重新配制。

2. 分析氨氮时,室内要保持清洁,不应有扬尘、铵盐类化合物,不应进行与氨相关的操作,如配制氨水,不要与硝酸盐氮的测定同时进行检测。

3. 对水样进行酸化时应注意防止空气中氨的污染。

4. 经硫酸锌和氢氧化钠沉淀的水样,静置后一般均能澄清。如必需过滤时,应注意滤纸中的铵盐对水样的污染,过滤前用无氨水充分洗涤滤纸,以防滤纸中的铵混入水样。

5. 如水样含有余氯,应加入硫代硫酸钠脱氯,否则余氯可与氨反应生成一氯胺、二氯胺或三氯胺,使测定结果偏低。

6. 本法最低检出量为 $1.0\mu g$ 氨氮,若取 50ml 水样测定,则最低检出浓度为 0.02mg/L。

【思考题】

1. 用纳氏比色法测定氨氮时主要有哪些干扰? 如何消除?

2. 测定氨氮的水样应如何保存?

3. 絮凝沉淀法和蒸馏法预处理各适用于何种水样?

(陈漫霞)

(二)酚盐分光光度法

【实验目的】

掌握酚盐分光光度法测定水中氨氮的原理;熟悉实验操作步骤和分光光度计的使用;了解酚盐分光光度法测定水中氨氮的注意事项。

【实验原理】

氨在碱性溶液中与次氯酸盐生成一氯胺,在亚硝基铁氰化钠的催化下与酚生成吲哚酚蓝染料,比色法定量。一氯胺和吲哚酚蓝的形成均与溶液 pH 有关。次氯酸与氨在 pH 7.5 以上主要生成二氯胺,当 pH 降低到 5 ~ 7 和 4.5 以下,则分别生成二氯胺和三氯胺,在 pH 10.5 ~ 11.5,生成的一氯胺和吲哚酚蓝都较稳定,且呈色最深。用直接法比色测定时,需加入柠檬酸盐防止水中钙、镁离子生成沉淀。

$$NH_3 + HClO \longrightarrow NH_2Cl + H_2O$$

$$\text{⬡}-OH + NH_2Cl \rightleftharpoons HO-\text{⬡}-NH_2 + Cl_2$$

$$HO-\text{⬡}-NH_2 \xrightarrow{[O]} O=\text{⬡}=NH + H_2$$

$$O=\text{⬡}=NH + HO-\text{⬡} \xrightarrow{硝普钠} O=\text{⬡}=N-\text{⬡}-OH + H_2$$

吲哚酚蓝

【仪器与试剂】

1. 仪器　具塞比色管,10ml;精密 pH 试纸;分析天平;分光光度计。

2. 试剂　本法所有试剂均需用不含氨的纯水配制。

（1）酚-乙醇溶液：称取 6.25g 苯酚（无色），溶于 4.5ml 乙醇 $[\varphi(C_2H_5OH) = 95\%]$ 中。保存于冰箱中，如发现空白值增高，应重配。

（2）亚硝基铁氰化钠溶液（10g/L）：称取 0.1g 亚硝基铁氰化钠 $[Na_2Fe(CN)_5 \cdot NO \cdot 2H_2O$，又名硝普钠]，溶于少量纯水中，稀释至 10ml。

（3）氢氧化钠溶液（240g/L）：称取 6g 氢氧化钠（NaOH），溶于纯水中，稀释至 25ml。

（4）柠檬酸钠溶液（400g/L）：称取 20g 柠檬酸钠（$C_6H_5O_7Na_3 \cdot 2H_2O$），溶于纯水中，稀释至 50ml。

（5）酚盐-柠檬酸盐溶液：将 5.0ml 酚-乙醇溶液、3.0ml 亚硝基铁氰化钠溶液、6.5ml 氢氧化钠溶液及 50ml 柠檬酸钠溶液混合均匀。在冰箱中保存，可使用 2～3 天。

（6）含氯缓冲溶液：15g 无水碳酸钠（Na_2CO_3）及 1g 碳酸氢钠（NaHCO₃）于适量纯水中溶解，转移至 250ml 容量瓶中，加入 42.5ml 次氯酸钠溶液（30g/L），加纯水定容至 250ml，混匀。

次氯酸钠溶液标定方法如下：准确移取 1.00ml 市售次氯酸钠（NaClO）溶液于 250ml 碘量瓶中，加入约 50ml 纯水，加入 1g 碘化钾（KI）及三滴浓硫酸，摇匀，暗处放置 5 分钟。用硫代硫酸钠标准溶液 $[c(Na_2S_2O_3) = 0.1mol/L]$（配制与标定方法见附录 2）滴定生成的碘，至溶液呈浅黄色时，加入数滴新配制的淀粉指示剂（10g/L），继续滴定至蓝色刚刚褪去，即为滴定终点，记录消耗的硫代硫酸钠标准溶液的体积，按下式计算出次氯酸钠溶液的浓度。平行标定三次，取平均值。

$$c(NaClO) = \frac{c(Na_2S_2O_3) \times V}{1.00 \times 2}$$

式中：

$c(NaClO)$——次氯酸钠试剂的浓度，mol/L；

$c(Na_2S_2O_3)$——硫代硫酸钠标准溶液的浓度，mol/L；

V——硫代硫酸钠标准溶液的使用体积，ml。

（7）氨氮标准储备液（$\rho[NH_3\text{-}N] = 1.00mg/ml$）：将氯化铵（$NH_4Cl$）置于烘箱内，在 105℃烘烤 1 小时，冷却后称取 3.8190g，定容至 1000ml。

（8）氨氮标准使用液（$\rho[NH_3\text{-}N] = 5\mu g/ml$）：吸取 5.00ml 氨氮标准储备液定容至 1000ml。临用时配制。

【实验步骤】

1. 水样采集与保存　采样时每升水样加入 0.8ml 硫酸（$\rho_{20} = 1.84g/ml$），并于 4℃保存。如有可能，最好在采样时立即过滤，并加入试剂显色，使测定结果更为准确。

2. 试剂空白值　取 10.0ml 纯水置于 10ml 比色管中，加入 0.4ml 含氯缓冲液，混匀静置 20 分钟，将可能存在的水中的微量氨氧化分解，然后加入 1.0ml 酚盐-柠檬酸盐溶液，静置 30 分钟，测定吸光度，即为不包括稀释水在内的试剂空白值。

3. 标准曲线绘制及样品测定

（1）取 10.0ml 水样于 10ml 比色管中。

（2）取 8 支比色管，分别加入氨氮标准使用液 0、0.05、0.10、0.50、1.00、1.50、2.00 和 4.00ml，加纯水至 10ml 刻度线。

（3）向水样及标准管中各加入 1.0ml 酚盐-柠檬酸盐溶液后，立即加入 0.4ml 含氯缓冲液，充分混匀，静置 15 分钟后，于 630nm 波长下，用 1cm 比色皿，以纯水作参比，测定吸光度。

（4）绘制标准曲线,从标准曲线上查出样品中氨氮的质量。

【数据处理】

水样中氨氮的质量浓度按照下式计算:

$$\rho(\text{NH}_3\text{-N}) = \frac{m}{V}$$

式中:

$\rho(\text{NH}_3\text{-N})$——水样中氨氮的质量浓度,mg/L;

m——从表中曲线查得水样管中氨氮的质量,μg;

V——水样体积,ml。

【注意事项】

1. 应严格控制反应溶液的 pH。酚盐-柠檬酸盐和含氯缓冲溶液两种试剂混合后 pH 的校正:加 1ml 酚盐-柠檬酸盐溶液和 0.4ml 含氯缓冲溶液于 10ml 纯水中,其 pH 应在 11.4 ~ 11.8,否则应在酚盐-柠檬酸盐溶液中补加入适量的氢氧化钠溶液。

2. 质量控制 试剂空白的吸光度应不超过 0.030(1cm 比色皿)。

3. 本法的最低检测质量为 0.25μg,若取 10ml 水样,则最低检测质量浓度为 0.025mg/L。

【思考题】

1. 次氯酸钠、柠檬酸钠和亚硝基铁氰化钠在实验中的作用分别是什么?

2. 试剂空白值的作用是什么?

3. 为什么应严格控制反应后溶液的 pH? pH 过低或过高对实验结果各有什么影响?

(高 蓉)

实验三 水中亚硝酸盐氮的测定
—— 重氮耦合分光光度法

亚硝酸盐氮($\text{NO}_2^-\text{-N}$)是含氮有机物受细菌作用分解的中间产物,在水中不稳定,在氧和微生物的作用下可被氧化成硝酸盐,在缺氧条件下可被还原成氨。如水样中检出亚硝酸盐氮,表明污染正在进行。亚硝酸盐进入人体后,可将低铁血红蛋白氧化成高铁血红蛋白,使之失去输送氧的能力。在酸性介质中亚硝酸盐可与仲胺类反应生成致癌物亚硝胺。我国 GB8537—2008《饮用天然矿泉水》中规定了亚硝酸盐氮含量的限值为 0.1mg/L。

【实验目的】

掌握重氮耦合分光光度法测定水中亚硝酸盐氮的原理和方法;熟悉重氮耦合分光光度法测定亚硝酸盐氮的干扰因素及其消除方法;了解重氮耦合分光光度法测定亚硝酸盐氮的注意事项。

【实验原理】

在酸性介质中,水中亚硝酸盐与对氨基苯磺酰胺(对氨基苯磺酸)发生重氮化反应,生成重氮盐。重氮盐再与盐酸 N-(1-萘基)-乙二胺发生耦合反应,生成紫红色化合物,其吸光度与亚硝酸盐氮的含量成正比。反应式为:

$$H_2NO_2S\!-\!\!\!\bigcirc\!\!\!-NH_2 + HNO_2 + HCl \longrightarrow [H_2NO_2S\!-\!\!\!\bigcirc\!\!\!-\overset{+}{N}\!\!\equiv\!\!N]Cl^- + 2H_2O$$

$$[H_2NO_2S\!-\!\!\!\bigcirc\!\!\!-\overset{+}{N}\!\!\equiv\!\!N]Cl^- + \text{—NHCH}_2CH_2NH_2 \cdot 2HCl \longrightarrow$$

$$H_2NO_2S\!-\!\!\!\bigcirc\!\!\!-N\!\!=\!\!N\!\!-\text{—NHCH}_2CH_2NH_2 \cdot 2HCl + HCl$$

本法适用于生活饮用水及其水源水中亚硝酸盐氮含量的测定。

【仪器与试剂】

1. 仪器 分光光度计；具塞比色管,50ml。

2. 试剂

(1)实验用水为无亚硝酸盐的二次蒸馏水,其制备方法是:蒸馏水中加氢氧化钡(或氢氧化钙)溶液呈碱性,再加入高锰酸钾(KMnO$_4$)溶液至紫红色不褪色,加热重蒸馏。

(2)盐酸溶液(1+6):1体积盐酸与6体积纯水混合均匀。

(3)对氨基苯磺酰胺溶液(10g/L):称取5.0g对氨基苯磺酰胺(H$_2$NC$_6$H$_4$SO$_3$NH$_2$),溶于350ml盐酸溶液(1+6)中。用纯水稀释至500ml。此试剂可稳定数月。

(4)盐酸N-(1-萘基)-乙二胺溶液(1.0g/L):称取0.5g盐酸N-(1-萘基)-乙二胺(C$_{10}$H$_7$NH$_2$CHCH·NH$_2$·2HCl),溶于500ml纯水中,贮于棕色瓶内,于冰箱内保存,可稳定数周。如变为深棕色,则应重配。

(5)亚硝酸盐氮标准储备液[$\rho(NO_2^--N)=50.00\mu g/ml$]:称取0.2463g在干燥器内放置24小时的亚硝酸钠(NaNO$_2$),溶于纯水中,并稀释至1000ml。每升加2ml氯仿保存。

(6)亚硝酸盐氮标准应用液[$\rho(NO_2^--N)=0.10\mu g/ml$]:取10.00ml亚硝酸盐氮储备液用纯水定容至500ml。再从中取出10.00ml于100ml容量瓶中,用纯水稀释至刻度。临用前配制。

(7)氢氧化铝悬浮液:称取125g硫酸铝钾(KAl(SO$_4$)$_2$·12H$_2$O),溶于1L纯水中,加热至60℃,缓慢加入55ml浓氨水,使成氢氧化铝沉淀。充分搅拌后静置,弃去上清液。反复用纯水洗涤沉淀至倾出液无氯离子(用硝酸银检验)为止,最后加入300ml蒸馏水成悬浮液。使用前振荡均匀。

【实验步骤】

1. 水样的采集、保存与处理 用玻璃瓶或聚乙烯瓶(桶)采样。采样后尽快测定。如需短期保存,于每升水样中加入氯化汞40mg(注意:氯化汞有剧毒),0~4℃避光保存,可稳定1~2天。

若水样混浊或色度较深,可先取100ml水样,加入2ml氢氧化铝悬浮液,搅拌后静置数分钟,过滤,弃去25ml初滤液后,取滤液测定。若仍有颜色,则应进行色度校正。

2. 标准曲线绘制及样品测定

(1)先将水样用酸或碱调节至中性,取25.0ml水样置于50ml比色管中,加纯水至 50ml。

（2）另取 7 支 50ml 比色管,分别加入亚硝酸盐氮标准应用液 0,1.00,2.50,5.00,7.50,10.00 和 12.50ml,加纯水至 50ml。

（3）向各管分别加入 1.0ml 对氨基苯磺酰胺溶液,混匀后放置 2～8 分钟。再加入 1.0ml 盐酸 N-(1-萘基)-乙二胺溶液,立即混匀。

（4）于波长 540nm 处,用 1cm 比色皿于 10 分钟～2 小时测定吸光度。如亚硝酸盐氮浓度低于 4μg/L,改用 3cm 比色皿测定。

（5）以吸光度对亚硝酸盐氮的质量进行线性回归,求回归方程。

【数据处理】

水样中亚硝酸盐氮的质量浓度按照下式计算:

$$\rho(\mathrm{NO_2^- \text{-} N}) = \frac{m}{V}$$

式中:

$\rho(\mathrm{NO_2^- \text{-} N})$——水样中亚硝酸盐氮的质量浓度,mg/L;

m——从回归方程计算出水样管中亚硝酸盐氮的质量,μg;

V——水样体积,ml。

【注意事项】

1. 溶液的酸度对显色的影响较大,如水样偏酸或偏碱,则需用氢氧化钠溶液或磷酸溶液调 pH 至中性后再加显色剂。如遇水样 pH≥11 时,可加入 1 滴酚酞指示剂,边搅拌边逐滴加入磷酸溶液(1+9)至红色刚消失。

2. 显色剂需保存在密闭的棕色瓶中,4℃ 冰箱中稳定至少 1 个月。注意防止空气中氧化氮对试剂的污染。

3. 亚硝酸盐稀溶液不稳定,所以亚硝酸盐氮标准溶液应先配制成浓度较高的储备液,临用前再稀释。

4. 本法适用于生活饮用水及其水源水等较清洁水中亚硝酸盐氮含量的测定。如水样中亚硝酸盐氮浓度过高,也不易显色,需稀释后测定。

5. 本法最低检出量为 0.05μg 亚硝酸盐氮,若取 50ml 水样测定,则最低检出浓度为 0.001mg/L。

【思考题】

1. 简述重氮耦合分光光度法测定水中亚硝酸盐氮的原理。

2. 测定水中的亚硝酸盐氮,对水样的 pH 有何要求? 如何处理? 若水样的色度大或悬浮物过多时,应如何处理?

（陈漫霞）

实验四　水中硝酸盐氮的测定
—— 麝香草酚分光光度法

水中硝酸盐是在有氧环境下,各种形态的含氮化合物中最稳定的氮化合物,亦是含氮有机物经无机化作用最终的分解产物。如水样中仅含有硝酸盐氮,而有机氮、氨氮和亚硝酸盐氮都不存在,则表明水体中含氮有机物已经分解完全。进入人体内的硝酸盐可被还原为亚硝酸盐,饮用水中硝酸盐氮(NO_3^--N)含量过高时,对人体健康的影响与亚硝酸盐氮一样。我国 GB5749—2006《生活饮用水卫生标准》中规定饮用水中硝酸盐氮的限值为10mg/L。

【实验目的】

掌握麝香草酚分光光度法测定水中硝酸盐氮的原理和方法;熟悉麝香草酚分光光度法测定水中硝酸盐氮的干扰因素及其消除方法;了解麝香草酚分光光度法测定水中硝酸盐氮的注意事项。

【实验原理】

硝酸盐和麝香草酚在浓硫酸溶液中形成硝基酚化合物,硝基酚化合物在碱性溶液中发生分子重排,产生黄色化合物,其吸光度与硝酸盐氮含量成正比。

本法适用于生活饮用水及其水源水中硝酸盐氮的测定。

【仪器与试剂】

1. 仪器　分光光度计;具塞比色管,50ml。

2. 试剂

(1)氨水。

(2)乙酸溶液(1 + 4):1 体积冰乙酸(CH_3COOH)与 4 体积纯水混合均匀。

(3)氨基磺酸铵溶液(20g/L):称取 2.0g 氨基磺酸铵($NH_4SO_3NH_2$),用乙酸溶液(1 + 4)溶解,并稀释至 100ml。

(4)麝香草酚乙醇溶液(5g/L):称取 0.5g 麝香草酚[(CH_3)(C_3H_7)C_6H_3OH,Thymol,又名百里酚],溶于无水乙醇,并稀释至 100ml。

(5)硫酸银硫酸溶液(10g/L):称取 1.0g 硫酸银(Ag_2SO_4),溶于 100ml 浓硫酸中。

(6)硝酸盐氮标准储备液[$\rho(NO_3^-$-N) = 1.00mg/ml]:称取 1.8045g 在 105 ~ 110℃ 干燥1 小时的硝酸钾(KNO_3),溶于纯水中,并稀释至 250ml。

(7)硝酸盐氮标准应用液[$\rho(NO_3^-$-N) = 10μg/ml]:吸取 5.00ml 硝酸盐氮标准储备液,用纯水定容至 500ml。

(8)实验用水:三级水。

【实验步骤】

1. 样品采集、保存与处理　用玻璃瓶或聚乙烯瓶(桶)采样。采样后尽快测定。如不能及时测定,每升水样中加入 0.8ml 浓硫酸,于 0 ~ 4℃冰箱保存,24 小时内完成测定。

2. 标准曲线绘制及样品测定

(1)吸取 1.00ml 水样于干燥的 50ml 比色管中。

(2)另取 7 支 50ml 比色管,分别加入硝酸盐氮标准应用液 0,0.05,0.10,0.30,0.50,0.70 和 1.00ml,用纯水补足至 1.00ml。

(3)向各管分别加入 0.1ml 氨基磺酸铵溶液,摇匀后放置 5 分钟。

(4)分别加入 0.2ml 麝香草酚乙醇溶液(由管中央直接滴加到溶液中,勿沿管壁流下),混匀。再加入 2.0ml 硫酸银硫酸溶液,混匀,放置 5 分钟。

(5)各加入 8ml 纯水,混匀后边摇边滴入氨水至溶液的黄色达到最深,使氯化银沉淀溶解为止(9ml 左右)。

(6)加纯水至 25ml,混匀。

(7)于波长 415nm 处,用 2cm 比色皿以纯水为参比测定吸光度。

(8)以吸光度对硝酸盐氮的质量进行线性回归,求回归方程。

【数据处理】

水样中硝酸盐氮的质量浓度按照下式计算:

$$\rho(NO_3^- - N) = \frac{m}{V}$$

式中:

$\rho(NO_3^- - N)$——水样中硝酸盐氮的质量浓度,mg/L;

m——从回归方程计算出水样管中硝酸盐氮的质量,μg;

V——水样体积,ml。

【注意事项】

1. 本实验因取样量小,故需准确控制。吸取的水样及标准溶液要放在比色管的底部,否则误差较大。

2. 浓氨水要慢慢滴加,切勿马上倒转混匀,等溶液冷却后再摇匀。

3. 本法最低检出量为 0.5μg 硝酸盐氮,若取 1.0ml 水样测定,则最低检出浓度为 0.5mg/L。

【思考题】

1. 在标准系列和水样中加入氨基磺酸铵的作用是什么?

2. 氯化物对水中硝酸盐氮的测定有何影响?如何消除?

3. 在标准系列和水样中滴加氨水的作用是什么?操作时要注意什么?

(陈漫霞)

实验五 饮用水中铝的测定
—— 铬天青 S 分光光度法

铝是自然界的常量元素。正常人每天摄入量为 10~100mg,有研究表明,过量摄入铝能干扰磷的代谢,对胃蛋白酶的活性有抑制作用,且对中枢神经有不良影响。GB5749—2006《生活饮用水卫生标准》规定铝的限值为 0.2mg/L。

【实验目的】

掌握铬天青 S 分光光度法测定水中铝的原理和注意事项;熟悉该法的操作步骤;了解影响该法测定水中铝的干扰因素及其消除方法。

【实验原理】

在 pH 为 6.7~7.0 时,铝在聚乙二醇辛基苯醚(OP)和溴代十六烷基吡啶(CPB)的存在下与铬天青 S 反应生成蓝色的四元混合胶束,比色定量。

本法适用于生活饮用水及其水源水中铝的测定。

【仪器与试剂】

1. 仪器　具塞比色管,50ml;酸度计;分光光度计。

2. 试剂

(1)铬天青 S 溶液(1g/L):称取 0.1g 铬天青 S($C_{23}H_{13}O_9SCl_2Na_3$)溶于 100ml 乙醇溶液(1+1)中,混匀。

(2)乳化剂 OP 溶液(3+100):吸取 3.0ml 乳化剂 OP 溶于 100ml 纯水中。

(3)溴代十六烷基吡啶(简称 CPB)(3g/L):称取 0.6g CPB($C_{21}H_{36}BrN$)溶于 30ml 乙醇[$\varphi(C_2H_5OH) = 95\%$]中,加水稀释至 200ml。

(4)乙二胺-盐酸缓冲液(pH 6.7～7.0):取无水乙二胺($C_2H_8N_2$)100ml,加纯水 200ml,冷却后缓缓加入 190ml 浓盐酸,搅匀,用酸度计调节 pH 为 6.7～7.0。如 pH＞7.0,则慢慢滴加盐酸;如 pH＜6.7,可补加乙二胺溶液(1＋2)。

(5)氨水(1＋6):1 体积浓氨水与 6 体积水混合均匀。

(6)乙二胺溶液(1＋2):1 体积乙二胺与 2 体积水混合均匀。

(7)硝酸溶液(0.5mol/L)。

(8)铝标准储备液[$\rho(Al) = 1mg/ml$]:称取 8.792 硫酸铝钾[$KAl(SO_4)_2 \cdot 12H_2O$],溶于纯水中,定容至 500ml。

(9)铝标准应用液[$\rho(Al) = 1\mu g/ml$]:临用前取铝标准储备液稀释而成。

(10)对硝基酚乙醇溶液(1.0g/L):称取 0.1g 对硝基酚,溶于 100ml 乙醇[$\varphi(C_2H_5OH) = 95\%$]中。

(11)实验用水:三级水。

【实验步骤】

1. 样品采集与处理 用聚乙烯瓶(桶)采样,现场加入硝酸,调节 pH≤2。可保存 14 天。

2. 标准曲线绘制及样品测定

(1)取水样 25.0ml 于 50ml 具塞比色管中。

(2)另取 50ml 比色管 7 支,分别加入铝标准应用液 0,0.50,1.00,2.00,3.00,4.00 和 5.00ml,加纯水至 25.0ml。

(3)向各管滴加 1 滴对硝基酚溶液,混匀,滴加氨水至浅黄色,加硝酸溶液至黄色消失,再多加 2 滴。

(4)加 3.0ml 铬天青 S 溶液,混匀后加 1.0ml 乳化剂 OP 溶液,2.0ml CPB 溶液,3.0ml 缓冲液,加纯水稀释至 50ml,混匀,放置 30 分钟。

(5)于波长 620nm 处,用 2cm 比色皿以试剂空白为参比测定吸光度。

(6)以吸光度对铝的质量进行线性回归,求回归方程。

【数据处理】

水样中铝的质量浓度按照下式计算:

$$\rho(Al) = \frac{m}{V}$$

式中:

$\rho(Al)$——水样中铝的质量浓度,mg/L;

m——从回归方程计算出水样管中铝的质量,μg;

V——水样体积,ml。

【注意事项】

1. 本实验测定结果受铝形态影响。目前处理水常用无机高分子聚氯化铝,其残留量随水温升高而增加。而显色需将铝元素转化为三价铝离子,不经处理,不能完全转化过来,难以完全检出。最好用稀酸(pH＜2)消化半小时后测定。

2. 要严格控制反应体系的 pH 在 6.4～7.2,6.7～7.0 显色最灵敏。若大于 7.2 吸光度值急剧下降。

3. 水中铜、锰及铁干扰测定。1ml 抗坏血酸(100g/L)可消除 25μg 铜、30μg 锰的干扰。2ml 巯基乙醇酸(10g/L)可消除 25μg 铁的干扰。

4. 显色时,加入乳化剂后不要剧烈振荡,否则会产生大量泡沫,影响观察。

5. 本法的最低检测质量为 0.20μg,若取 25ml 水样,则最低检测质量浓度为 0.008mg/L,适宜的测定范围为 0.008~0.200mg/L。

【思考题】

1. 显色剂用量如何确定?

2. 显色时间如何确定?

3. 为何在标准系列和水样管中滴加一滴对硝基酚,再用氨水滴至浅黄色? 此处对硝基酚是什么作用?

（赵鸿雁）

实验六　饮用水中铬（Ⅵ）的测定
—— 二苯碳酰二肼分光光度法

铬在工业上广泛用于金属器具的涂镀,以增加其金属光泽和抗腐蚀性能。水中铬主要来自工业废水。铬的毒性与价态有关,其中铬(Ⅵ)的毒性最大,可刺激和腐蚀消化道,引起呕吐、腹泻,甚至内脏出血。GB5749—2006《生活饮用水卫生标准》规定铬(Ⅵ)的限值为 0.05mg/L。

【实验目的】

掌握水中铬(Ⅵ)测定的原理和操作技术;熟悉分光光度计的使用;了解水中铬(Ⅵ)测定的注意事项。

【实验原理】

在酸性条件下,铬(Ⅵ)与二苯碳酰二肼反应,生成紫红色的水溶性配合物,于 540nm 波长处测定吸光度,以标准曲线法定量。

本法适用于生活饮用水及其水源水中铬(Ⅵ)的测定。

【仪器与试剂】

1. 仪器　具塞比色管,50ml;分光光度计。

2. 试剂

(1)硫酸溶液(1+7):10ml 浓硫酸缓慢加入 70ml 纯水中,混合均匀。

(2)二苯碳酰二肼丙酮溶液(2.5g/L):称取 0.25g 二苯碳酰二肼($C_{13}H_{14}N_4O$),溶于 100ml 丙酮中。棕色瓶置冰箱内可保存半个月,颜色变深时不能再用。

(3)铬(Ⅵ)标准储备液[$\rho(Cr)=100\mu g/ml$]:称取经 105~110℃ 恒重的重铬酸钾($K_2Cr_2O_7$)0.1414g,用纯水溶解后定容至 500ml。

(4)铬(Ⅵ)标准应用液[$\rho(Cr)=1.00\mu g/ml$]:取 10.00ml 铬(Ⅵ)标准储备液,用纯水稀释并定容至 1L。

(5)实验用水:三级水。

【实验步骤】

1. 样品预处理　取一定量澄清或经预处理的水样 50ml,置于 50ml 具塞比色管中。

2. 标准曲线的绘制和样品测定

（1）取 50ml 比色管 9 支，分别加入铬（Ⅵ）标准应用液 0,0.20,0.50,1.00,2.00,4.00, 6.00,8.00 和 10.00ml，用蒸馏水定容至刻度。

（2）向水样及标准管中，各加入 2.5ml 硫酸溶液（1+7）及 2.5ml 二苯碳酰二肼溶液，立即摇匀，放置 10 分钟。

（3）于 540nm 波长处，用 1cm 比色皿以水为参比，分别测定标准和样品溶液的吸光度。以吸光度值对浓度进行线性回归，求回归方程。根据回归方程计算水样中铬（Ⅵ）的质量。

【数据处理】

水样中铬（Ⅵ）的质量浓度按照下式计算：

$$\rho(\text{Cr}) = \frac{m}{V}$$

式中：

ρ——水样中铬（Ⅵ）的质量浓度，mg/L；

m——从标准曲线查得样液中铬（Ⅵ）的质量，μg；

V——水样体积，ml。

【注意事项】

1. 所有玻璃器皿均应内壁光滑清洁，不能用重铬酸钾洗液浸泡，必要时可加少量氧化镁使沉淀絮凝便于过滤。

2. 铬与二苯碳酰二肼反应时，酸度对显色反应有影响，溶液的氢离子浓度应控制在 0.05~0.3mol/L，且以 0.2mol/L 时显色最稳定。温度和放置时间对显色有影响，15℃时颜色最稳定，显色后 2~3 分钟，颜色可达最深，且于 5~15 分钟保持稳定。

3. 若水样有颜色，可另取 50ml 水样于 100ml 烧杯中，加入 2.5ml 硫酸溶液，于电炉上煮沸 2 分钟，使水样中的六价铬还原为三价铬。溶液冷却后转入 50ml 比色管中，加纯水至刻度后再多加 2.5ml，而后按六价铬测定方法测定水样空白吸光度。用测得的样品溶液吸光度减去水样空白吸光度，根据回归曲线计算样品中六价铬的质量。

【思考题】

1. 试归纳测定结果的影响因素有哪些？

2. 测定水中六价铬时，所用的玻璃器皿能否用重铬酸钾洗液浸泡，为什么？

（李永新）

实验七　水中挥发性酚类物质的测定
—— 4-氨基安替比林分光光度法

挥发性酚类是蒸馏时能够随水蒸气挥发的酚类，主要指沸点低于 230℃ 的绝大多数一元酚。天然水体中一般不含酚类，地面水体中的酚类主要来自工业废水。酚的毒性较大，可引起头晕、红斑、瘙痒、贫血及神经系统症状。GB5749—2006《生活饮用水卫生标准》规定挥发性酚类的限值为 0.002mg/L（以苯酚计）。

【实验目的】

掌握 4-氨基安替比林分光光度法测定水中挥发性酚的原理和操作技术，正确安装全玻蒸馏装置；熟练运用萃取技术；了解苯酚的纯化和其标准溶液的标定，了解降低 4-氨基安替比林空白值的措施。

【实验原理】

水样经蒸馏后,取一定量馏出液分析。在 pH10.0 ± 0.2 和氧化剂铁氰化钾存在的溶液中,试样中的酚类化合物与4-氨基安替比林反应,生成橙红色的安替比林染料,直接比色或经三氯甲烷萃取后比色,标准曲线法定量。反应式为:

$$\text{(结构式)} + \text{(苯酚)} \xrightarrow[\text{pH 10.0} \pm 0.2]{K_3Fe(CN)_6} \text{(安替比林染料)}$$

本法适用于地表水、地下水、饮用水、工业废水和生活污水中挥发性酚的测定。

【仪器与试剂】

1. 仪器　全玻璃蒸馏器,500ml(不得用橡胶塞、橡胶管连接蒸馏瓶及冷凝器);分液漏斗,500ml;分光光度计。

2. 试剂

(1)实验用水:新制备的蒸馏水或去离子水。

无酚水:每升水中加入 0.2g 经 200℃ 活化 30 分钟的活性炭粉末,充分振摇后,放置过夜,用双层中速滤纸过滤。也可以向普通蒸馏水中加入氢氧化钠使其呈强碱性,再加入高锰酸钾至溶液呈紫红色,移入全玻璃蒸馏器中加热蒸馏,收集馏出液备用。最好使用超纯水,若无超纯水,则需于去离子水中滴加氢氧化钠溶液至 pH > 12,进行重蒸馏。在碱性溶液中,酚形成酚钠不被蒸出。

(2)硫酸铜溶液(100g/L):称取 10g 硫酸铜($CuSO_4 \cdot 5H_2O$),溶于纯水,并稀释至 100ml。

(3)三氯甲烷($CHCl_3$)。

(4)浓盐酸(HCl)。

(5)硫酸溶液(1 + 9):1 体积浓硫酸与 9 体积水混合均匀。

(6)氢氧化钠溶液(100g/L):称取氢氧化钠 10g,用水溶解后,稀释至 100ml。

(7)氨水-氯化铵缓冲溶液(pH9.8):称取 20g 氯化铵(NH_4Cl),溶于 100ml 浓氨水中,密闭瓶塞,置冰箱中保存。

(8)淀粉溶液(10g/L):称取 1g 可溶淀粉,用少量水调成糊状,倒入 100ml 沸腾的水中,继续煮沸至溶液完全透明,冷却后,转入试剂瓶中,置冰箱中保存。

(9)甲基橙指示剂(0.5g/L):称取 0.1g 甲基橙,用水溶解并稀释至 200ml。

(10)pH 试纸。

(11)4-氨基安替比林溶液(20g/L):称取 2.0g 4-氨基安替比林,用蒸馏水溶解,并稀释至 100ml。贮存于棕色瓶中,置冰箱冷藏,可保存 7 天。

(12)铁氰化钾溶液(80g/L):称取 8.0g 铁氰化钾($K_3Fe(CN)_6$),溶于蒸馏水中,并稀释至 100ml。置冰箱冷藏,可保存 7 天。

(13)溴酸钾-溴化钾溶液[$c(1/6KBrO_3) = 0.1mol/L$]:称取 2.784g 干燥的溴酸钾($KBrO_3$),溶于蒸馏水中,加入 10g 溴化钾(KBr),溶解后转入 1000ml 容量瓶中,用水定容至刻度。

（14）硫代硫酸钠标准溶液[$c(Na_2S_2O_3) = 0.01250mol/L$]:将一定体积经过标定的硫代硫酸钠标准溶液[$c(Na_2S_2O_3) = 0.1mol/L$]（配制与标定方法见附录2）置于容量瓶中,用新煮沸放冷的纯水稀释至0.01250mol/L。

（15）精制苯酚:取适量苯酚（C_6H_5OH）于具有空气冷凝管的蒸馏瓶中,加热蒸馏,收集182～184℃的馏出部分,馏分冷却后应为白色结晶,贮于棕色瓶中,于冷暗处密闭保存。

（16）酚标准储备液[$\rho(C_6H_5OH) = 1mg/ml$]:称取1g精制苯酚,溶于1000ml蒸馏水中。

标定方法如下:吸取10.00ml酚标准储备液于250ml碘量瓶中,加水稀释至100ml,加入10.00ml 0.1mol/L溴酸钾-溴化钾溶液,立即加入5ml浓盐酸,盖紧瓶塞,缓缓旋摇混匀,于暗处放置15分钟。加入1g碘化钾,密塞摇匀,暗处放置5分钟,用0.01250mol/L硫代硫酸钠标准溶液滴定至淡黄色,加入1ml淀粉溶液,继续滴定至蓝色刚刚消失为止,记录用量。同时用水代替酚标准储备液做空白试验,记录硫代硫酸钠溶液的用量。酚标准储备液的质量浓度按照下式计算:

$$\rho = \frac{(V_0 - V_1) \times c \times 15.68 \times 1000}{10.00}$$

式中:

ρ——酚标准储备液的质量浓度,mg/L;

V_0——空白试验中硫代硫酸钠溶液的用量,ml;

V_1——酚标准储备液消耗硫代硫酸钠溶液的体积,ml;

c——硫代硫酸钠溶液的浓度,mol/L;

15.68——1mmol硫代硫酸钠标准溶液相当的苯酚质量,mg。

将标定后的溶液置于冰箱中冷藏,可保存1个月。

（17）酚标准中间液[$\rho(C_6H_5OH) = 10\mu g/ml$]:取适量酚标准储备液于100ml容量瓶中,用水定容至刻度,使用当天配制。

（18）酚标准应用液[$\rho(C_6H_5OH) = 1\mu g/ml$]:取适量酚标准中间液于100ml容量瓶中,用水定容至刻度,配制后2小时内使用。

【实验步骤】

1. 水样采集与预处理

（1）水样采集:采样时,用淀粉-碘化钾试纸检测样品中有无游离氯等氧化剂存在。若试纸变蓝,应及时加入过量硫酸亚铁除去。采样量应大于500ml,贮于硬质玻璃瓶中,并于24小时内测定。

（2）样品预处理:取250ml水样,置于500ml全玻蒸馏瓶中,加入25ml无酚水,以甲基橙为指示剂用硫酸溶液（1＋9）酸化至pH 4.0以下（水样由橘黄色变为橙红色）,再加入5ml硫酸铜溶液及数粒玻璃珠。加热蒸馏,收集250ml馏出液于容量瓶中。

2. 标准曲线绘制及样品测定

（1）将250ml水样蒸馏液全部转入250ml分液漏斗中。同时做空白试验。

（2）另取1.00μg/ml酚标准应用液0,0.25,0.50,1.00,3.00,5.00,7.00和10.00ml,分别置于预先盛有100ml蒸馏水的250ml分液漏斗中,再补加蒸馏水至250ml。

（3）向各分液漏斗中加入2ml氨水-氯化铵缓冲溶液,混匀。再加1.50ml 4-氨基安替比林溶液,混匀。最后加入1.5ml铁氰化钾溶液,充分混匀后密塞,静置10分钟。准确加入

10.0ml 三氯甲烷,密闭瓶塞,剧烈振摇 2 分钟,静置分层。

(4)在分液漏斗颈部塞入脱脂棉或滤纸卷,将三氯甲烷层缓缓放入干燥比色管中(弃去最初数滴),用分光光度计于 460nm 波长处,用 3cm 比色皿以三氯甲烷为参比,测定吸光度。以吸光度对浓度进行线性回归,求回归方程。由回归方程计算出样品比色液中酚的质量。

【数据处理】

水样中挥发性酚类的质量浓度(以苯酚计)计算按照下式计算:

$$\rho(C_6H_5OH) = \frac{m}{V}$$

式中:

$\rho(C_6H_5OH)$ ——水样中挥发性酚类的质量浓度,mg/L;

m ——从标准曲线或回归方程得到样液中挥发性酚类的质量,μg;

V ——水样体积,ml。

【注意事项】

1. 氧化剂(如游离氯)、油类、硫化物、有机或无机还原性物质和苯胺类干扰酚的测定。

2. 由于酚类化合物的沸点较高,挥发速度缓慢,收集馏出液的体积必须与原水样体积相同,否则回收率偏低。

3. 各种试剂加入的顺序不能随意更改。4-氨基安替比林的加入量必须准确,以消除其可能分解生成的安替比林红,使空白值增高所造成的误差。

4. 4-氨基安替比林与酚在水溶液中生成的红色染料萃取至三氯甲烷层中可稳定 4 小时,时间过长颜色由红变黄。

【思考题】

1. 什么是挥发性酚? 主要包括哪些酚?

2. 在水样中酚的蒸馏中,为什么要求蒸馏液体积至少达到原水样体积?

3. 简述 4-氨基安替比林光度法的原理。为什么要求控制显色液 pH 为 10.0 ± 0.2?

4. 4-氨基安替比林光度法测定水中挥发性酚的干扰有哪些? 如何消除这些干扰?

(李永新)

实验八 水中阴离子合成洗涤剂的测定
—— 亚甲蓝分光光度法

普通合成洗涤剂的主要活性成分是阴离子表面活性剂,其中使用最广泛的是直链烷基苯磺酸钠。表面活性剂的污染会造成水面产生不易消失的泡沫,并消耗水中的溶解氧。我国 GB 5479—2006《生活饮用水卫生标准》规定饮用水中阴离子表面活性剂不得超过 0.3mg/L,GB3838—2002《地表水环境质量标准》规定 Ⅰ ~ Ⅲ 类水中阴离子表面活性剂浓度不得超过 0.2mg/L,Ⅳ ~ Ⅴ 类水不得超过 0.3mg/L。

【实验目的】

掌握亚甲蓝分光光度法测定水中阴离子合成洗涤剂的基本原理和涉及的有关计算;熟悉亚甲蓝分光光度法测定阴离子表面活性剂的操作技术;了解阴离子表面活性剂的测定意义。

【实验原理】

亚甲蓝染料在水溶液中与阴离子合成洗涤剂形成易被有机溶剂萃取的蓝色化合物,

未反应的亚甲蓝则仍留在水溶液中。根据有机相蓝色的强度,测定阴离子合成洗涤剂的含量。

【仪器与试剂】

1. 仪器 分液漏斗,250ml;比色管,25ml;分光光度计。

2. 试剂

(1)氢氧化钠(NaOH)溶液:40g/L。

(2)硫酸溶液(0.5mol/L):取 2.8ml 浓硫酸加入纯水中,并稀释至 100ml。

(3)三氯甲烷($CHCl_3$)。

(4)十二烷基苯磺酸钠标准储备溶液[$\rho(DBS)=1mg/ml$]:称取 0.500g 十二烷基苯磺酸钠($C_{12}H_{25}-C_6H_4SO_3Na$,简称 DBS),溶于纯水中,定容至 500ml。

(5)十二烷基苯磺酸钠标准应用液[$\rho(DBS)=10\mu g/ml$]:准确吸取 10.00ml 十二烷基苯磺酸钠标准储备溶液,用水稀释至 1000ml,当天配制。

(6)亚甲蓝溶液:先称取 50g 磷酸二氢钠($NaH_2PO_4 \cdot H_2O$)溶于 300ml 水中,转移到 1000ml 容量瓶中,缓慢加入 6.8ml 硫酸($\rho_{20}=1.84g/ml$),摇匀。另称取 30mg 亚甲蓝($C_{16}H_{18}ClN_3S \cdot 3H_2O$),用 50ml 水溶解后也移入容量瓶,用水稀释至标线,摇匀。此溶液贮存于棕色试剂瓶中。

(7)洗涤液:称取 50g 一水磷酸二氢钠($NaH_2PO_4 \cdot H_2O$)溶于 300ml 水中,转移到 1000ml 容量瓶中,缓慢加入 6.8ml 硫酸($\rho_{20}=1.84g/ml$),用水定容。

(8)酚酞指示剂溶液(1g/L):称取 0.1g 酚酞($C_{20}H_{14}O_4$),溶于 50ml 乙醇[$\varphi(C_2H_5OH)=95\%$]中,然后边搅拌边加入 50ml 纯水,滤去形成的沉淀。

(9)玻璃棉或脱脂棉。

(10)实验用水:三级水。

【实验步骤】

1. 吸取 50.0ml 水样,置于 250ml 分液漏斗中(若水样中阴离子表面活性剂 <5μg,应增加水样体积。此时标准系列的体积也应一致;若 >100μg,应减少水样体积,并稀释至 50ml。)

2. 另取 250ml 分液漏斗 7 个,分别加入十二烷基苯磺酸钠标准应用液 0,0.50,1.00,2.00,3.00,4.00 和 5.00ml,用纯水稀释至 50ml。

3. 向水样和标准系列中各加 3 滴酚酞溶液,逐滴加入 40g/L 氢氧化钠溶液,使水样呈红色。然后再逐滴加入 0.5mol/L 硫酸溶液,使红色刚褪去。加入 5ml 三氯甲烷及 10ml 亚甲蓝溶液,猛烈振摇 0.5 分钟,注意约 5 秒放气一次,放置分层。若水相中蓝色耗尽,则应另取少量水样重新测定。

4. 将三氯甲烷相放入预先加有 25ml 洗涤液的第二套分液漏斗中。用力振摇 0.5 分钟,注意约 5 秒放气一次,静置分层。

5. 在各分液漏斗颈管内塞入少许洁净脱脂棉(用以滤除水珠),将三氯甲烷相缓缓放入 25ml 比色管中。再各加 5ml 三氯甲烷于分液漏斗中,振荡并放置分层后,合并三氯甲烷相于 25ml 比色管中,同样再操作一次,最后用三氯甲烷稀释至刻度。

6. 于 650nm 波长,用 3cm 比色皿,以三氯甲烷作参比,测定吸光度。以吸光度对十二烷基苯磺酸钠的质量进行线性回归,求回归方程。

【数据处理】

水样中阴离子表面活性剂的质量浓度计算按照下式计算:

$$\rho(\text{DBS}) = \frac{m}{V}$$

式中：

$\rho(\text{DBS})$ ——水样中阴离子表面活性剂（以十二烷基苯磺酸钠计）的质量浓度，mg/L；

m ——从校准曲线上查得十二烷基苯磺酸钠的质量，μg；

V ——水样体积，ml。

本法用十二烷基苯磺酸钠作为标准，最低检测质量为 5μg。若取 100ml 水样测定，则最低检测质量浓度为 0.050mg/L。

【注意事项】

1. 本方法的目的是测定水样中溶解态的阴离子合成洗涤剂。在测定前，应将水样预先经中速定性滤纸过滤以去除悬浮物。吸附在悬浮物上的表面活性剂不计在内。

2. 在实验条件下，主要被测物是直链烷基苯磺酸钠、烷基磺酸钠和脂肪醇硫酸钠，其他能与亚甲蓝反应的物质对本法有干扰。酚、有机硫酸盐、磺酸盐、磷酸盐以及大量氯化物（2000mg）、硝酸盐（5000mg）、硫氰酸盐等均可使结果偏高。通过水溶液反洗可消除这些正干扰（有机硫酸盐、磺酸盐除外），其中氯化物和硝酸盐的干扰大部分被去除。但并非所有天然的干扰物都能消除，因此被检物总体应确切地称为阴离子表面活性物质或亚甲蓝活性物质（MBAS）。

3. 十二烷基苯磺酸钠标准溶液需用标准品配制。如无标准品，可用市售阴离子型洗衣粉按照如下方法提纯：将洗衣粉用热的乙醇[$\varphi(\text{C}_2\text{H}_5\text{OH}) = 95\%$]溶解，滤去不溶物。再将滤液加热蒸发除去部分乙醇，过滤，弃去滤液。将滤渣再溶于少量热的乙醇中，过滤，如此反复三次。然后于十二烷基苯磺酸钠乙醇溶液中加等体积的纯水，用相当于溶液三分之一体积的石油醚（沸程 30～60℃）萃取，分离出石油醚相，按相同步骤连续用石油醚洗涤 5 次，弃去石油醚。最后将十二烷基苯磺酸钠乙醇溶液蒸发至干，105℃烘干，得到白色或淡黄色固体，即为纯品。

4. 水样应采集在清洁玻璃瓶中，于 4℃下可保存 20 小时；水样中加入水样体积 1% 的甲醛溶液（40% HCHO），可于 4℃可保存 4 天；水样中加入适量氯仿，可于 4℃保存 8 天。

【思考题】

1. 简述本方法的优缺点。

2. 为什么要用洗涤液反洗氯仿层？

（贾　燕）

实验九　自来水中游离余氯的测定
—— N，N-二乙基对苯二胺分光光度法

游离性余氯指水中的 Cl_2、HClO 和 ClO^-。自来水经加氯消毒，接触一段时间后有适量的氯留存于水中，用以保证持续的杀菌能力，也可用来防备供水管网受到外来污染。但含量过高，可使含酚的水产生氯酚臭，还可生成有机氯化物。GB5749—2006《生活饮用水卫生标准》规定集中式给水出厂水的游离性余氯含量≥0.3mg/L，管网末梢水≥0.05mg/L。

【实验目的】

掌握 N,N-二乙基对苯二胺分光光度法测定自来水中游离余氯的方法；熟悉实验注意事

项;了解余氯测定的意义。

【实验原理】

水中游离余氯在 pH6.2~6.5 时,与 N,N-二乙基对苯二胺(DPD)迅速反应生成红色化合物,测量吸光度,与标准比较定量。本法可用高锰酸钾溶液配制永久性标准系列。

【仪器与试剂】

1. 仪器　具塞比色管,10ml;分光光度计。

2. 试剂

(1)磷酸盐缓冲溶液(pH 6.5):称取 24g 无水磷酸氢二钠(Na_2HPO_4),46g 无水磷酸二氢钾(KH_2PO_4),0.8g 乙二胺四乙酸二钠(Na_2-EDTA)和 0.02g 氯化汞($HgCl_2$)。依次溶解于纯水中稀释至 1000ml。$HgCl_2$ 可防止真菌生长,并可消除试剂中微量碘化物对游离余氯测定造成的干扰。注意 $HgCl_2$ 有剧毒,使用时切勿入口和接触皮肤和手指。

(2)N,N-二乙基对苯二胺(DPD)溶液(1g/L):称取 1.0g 盐酸 N,N-二乙基对苯二胺 $[H_2N \cdot C_6H_4 \cdot N(C_2H_5)_2 \cdot 2HCl]$ 或 1.5g 硫酸 N,N-二乙基对苯二胺 $[H_2N \cdot C_6H_4 \cdot N(C_2H_5)_2 \cdot H_2SO_4 \cdot 5H_2O]$,溶解于含8ml 硫酸溶液(1+3)和 0.2g Na_2-EDTA 的无氯纯水中,并稀释至 1000ml。储存于棕色瓶中,在凉爽黑暗处保存。

(3)无需氯水:在无氯纯水中加入少量氯水和漂粉精溶液,使水中总余氯浓度约为 0.5mg/L,加热煮沸除氯。冷却后备用。

(4)氯标准储备液$[\rho(Cl_2)=1000\mu g/ml]$:称取 0.8910g 高锰酸钾($KMnO_4$,优级纯),用纯水溶解并稀释至 1000ml。

(5)氯标准应用液$[\rho(Cl_2)=1\mu g/ml]$:吸取 10.00ml 上述氯标准储备液,加纯水稀释至 100ml,混匀后取 1.00ml,再稀释至 100ml。

(6)实验用水:三级水。

【实验步骤】

1. 样品采集　余氯在水中很不稳定,易分解消失。因此,测定余氯的水样不能保存,应现场采集并进行测定。

2. 标准曲线绘制及样品测定

(1)标准曲线绘制:吸取 0,0.10,0.50,2.00,4.00,8.00ml 氯标准应用液于 6 支 10ml 具塞比色管中,用无需氯水稀释至刻度。各加入 0.5ml 磷酸盐缓冲溶液,0.5ml DPD 溶液,混匀,于波长 515nm,1cm 比色皿,以纯水为参比,测定吸光度,绘制标准曲线。

(2)吸取 10.00ml 水样置于 10ml 比色管中,加入 0.5ml 磷酸盐缓冲溶液,0.5ml DPD 溶液,混匀,立即于 515nm 波长处,1cm 比色皿,以纯水为参比,测量吸光度,记录读数,同时测量样品空白值,在读数中扣除。

【数据处理】

水样中游离氯的浓度按照下式计算:

$$\rho(Cl_2) = \frac{m}{V}$$

式中:

$\rho(Cl_2)$——水样中余氯的质量浓度,mg/L;

m——从标准曲线上查得余氯的质量,μg;

V——水样体积,ml。

【注意事项】

1. 本法最低检测质量为 $0.1\mu g$,若取 10ml 水样测定,则最低检测质量浓度为 $0.01mg/L$。

2. DPD 溶液不稳定,一次配制不宜过多,储存中如溶液颜色变深或褪色,应重新配制。

3. 用含氯水配制标准溶液,步骤繁琐且不稳定。经试验,标准溶液中高锰酸钾量与 DPD 和所标示的余氯生成的红色相似。

4. 高浓度的一氯胺对游离余氯的测定有干扰,可用亚砷酸盐或硫代乙酰胺控制反应以除去干扰。氧化锰的干扰可通过做水样空白扣除。铬酸盐的干扰可用硫代乙酰胺排除。

【思考题】

1. 自来水中游离余氯的采样应注意什么?

2. 磷酸盐缓冲溶液中加入 $HgCl_2$ 的目的是什么?

3. 为何采用高锰酸钾溶液代替标准溶液?

(徐向东)

实验十 游泳水中尿素的测定
—— 二乙酰一肟分光光度法

游泳池水和公共浴场水中的尿素主要来自人体分泌物、排泄物,特别是汗液和尿液的污染。尿素对人的皮肤、黏膜和器官具有较强的毒害及刺激作用,是反映游泳池水质污染程度的一项重要指标。GB9667—1996《游泳场所卫生标准》规定游泳池水尿素含量≤3.5mg/L。

【实验目的】

了解二乙酰一肟测定游泳池水中尿素的原理;熟悉实验步骤及分光光度计的使用;掌握二乙酰一肟测定游泳池水中尿素的方法。

【实验原理】

尿素与二乙酰一肟及安替比林反应呈现黄色,在波长 460nm 处有最大吸收峰,比色定量。反应式如下:

$$
\begin{array}{c}
\text{H}_3\text{C-C=O} \\
\text{H}_3\text{C-C=NOH}
\end{array}
+ \text{H}_2\text{O} \xrightarrow{\text{H}^+}
\begin{array}{c}
\text{H}_3\text{C-C=O} \\
\text{H}_3\text{C-C=O}
\end{array}
+ \text{H}_2\text{N-OH}
$$

二乙酰一肟 二乙酰 羟胺

$$
\begin{array}{c}
\text{H}_3\text{C-C=O} \\
\text{H}_3\text{C-C=O}
\end{array}
+
\begin{array}{c}
\text{H}_2\text{N} \\
\quad\text{CO} \\
\text{H}_2\text{N}
\end{array}
\xrightarrow[\text{安替比林}]{\text{H}^+ \triangle}
\begin{array}{c}
\text{H}_3\text{C-C=N} \\
\qquad\text{CO} \\
\text{H}_3\text{C-C=N}
\end{array}
$$

二乙酰 尿素 二嗪衍生物

本法适用于游泳池水中尿素的测定。

【仪器与试剂】

1. 仪器 分光光度计;恒温水浴锅;棕色具塞比色管,25ml。

2. 试剂

(1)乙酸溶液($\varphi = 10\%$):取 10ml 冰乙酸,用纯水稀释至 100ml。

(2)硫酸溶液(1+1)。

(3)三氯甲烷(CHCl₃)。

(4)二乙酰一肟溶液(20g/L):称取2g 二乙酰一肟 $CH_3COC(NOH)CH_3$ 溶于乙酸溶液($\varphi=10\%$)中,并用此溶液稀释至100ml,保存于棕色瓶备用。

(5)安替比林溶液(2g/L):称取0.2g 安替比林(1,5-二甲基-2-苯-3-吡唑酮 $C_{11}H_{12}N_2O$,溶于硫酸(1+1)中并用此溶液稀释至100ml,在棕色瓶中保存。

(6)尿素标准储备液($\rho=0.1mg/ml$):准确称取0.1000g 尿素$[CO(NH_2)_2]$于小烧杯中,加少量纯水溶解后转入1000ml 容量瓶中,加0.1ml 三氯甲烷并用纯水定容,此溶液每毫升含0.1mg 尿素。冷藏保存。

(7)尿素标准使用液($\rho=10\mu g/ml$):准确吸取尿素标准储备液10.00ml 于100ml 容量瓶中,用纯水定容,此液每毫升含0.01mg 尿素。

(8)实验用水:三级水。

【实验步骤】

1. 样品采集与预处理 用500ml 干燥洁净的玻璃瓶,分别在泳池的深水区和浅水区取样,水样应充满玻璃瓶至溢流并密封保存,并于24小时内完成测定。

2. 标准曲线配制及样品测定

(1)吸取水样5.00ml(尿素含量在0.01~0.10mg/ml 内)于25ml 比色管中并用纯水稀释至10ml。

(2)另取25ml 比色管7支,分别加入尿素标准使用液0、0.25ml、0.50ml、1.00ml、2.00ml、2.50ml、5.00ml,加纯水至10ml,作为标准系列。

(3)样品及标准系列中各加入1.0ml 二乙酰一肟溶液,摇匀,然后加入2.0ml 安替比林溶液,混匀。

(4)将样品及标准系列轻轻盖上比色管塞,置于沸水浴锅中煮沸50分钟,以防溶剂蒸发。注意将水浴锅遮盖,减少光照。

(5)取出比色管后用流动的自来水冷却2分钟,加纯水定容至25ml。

(6)以纯水调节零点,在波长460nm 处,用1cm 比色皿,在避免阳光直射的条件下尽快测定溶液吸光度。以各尿素标准管的吸光度对尿素含量进行线性回归,求回归方程。

【数据处理】

水样中尿素的含量按照下式计算:

$$\rho(尿素)=\frac{m}{V}$$

式中:

$\rho(尿素)$——水样中尿素浓度,mg/L;

m——由回归曲线计算的水样中含尿素的质量,μg;

V——水样体积,ml。

【注意事项】

1. 本方法的最低检出限为0.3μg,若取5.0ml 水样测定,则可测定范围为0~10mg/L。

2. 配制安替比林溶液时,若硫酸浓度大于1+1,溶液显色缓慢且操作不便。

3. 实验显色过程应注意避光,如果溶液在阳光直射下显色后,褪色现象十分明显。室内光线下短时间内无明显褪色,因此显色后应在避免阳光照射的条件下尽快测定。使用棕色比色管效果更好。

4. 当游泳池水中的余氯高于 15mg/L 或硫酸铜含量高于 2.0mg/L 时对反应测定有干扰。游离余氯现场测定,如果太高可以加硫代硫酸钠去除,每 125ml 加入 0.1mg。

【思考题】

1. 为什么反应须在沸水浴中加热一定时间?

2. 反应体系可能存在哪些干扰? 如何去除这些干扰物质?

(董淑江 高 蓉)

实验十一 生活饮用水中多种元素的同时测定
—— 电感耦合等离子体原子发射光谱法

我国 GB5749—2006《生活饮用水卫生标准》对生活饮用水的总硬度(以 $CaCO_3$ 计)标准限值为 450mg/L,铁、锰、硼、铬(六价)和锌的标准限值分别为 0.3、0.1、0.5、0.05 和 1.0mg/L。电感耦合等离子体原子发射光谱法(ICP-AES)作为多元素同时测定技术,适合于水中多种元素的同时分析。

【实验目的】

掌握电感耦合等离子体原子发射光谱法同时测定饮用水中多种元素的基本原理;熟悉电感耦合等离子体原子发射光谱仪的基本结构和使用方法;了解电感耦合等离子体原子发射光谱法测定饮用水中多种元素的实验方法。

【实验原理】

水样由高纯氩气带入电感耦合等离子体原子发射光谱仪雾化系统雾化后形成气溶胶,并进入等离子体轴向通道,在高温和惰性气氛的等离子体焰炬中被充分蒸发、原子化、电离和激发,并发射出待测元素的特征谱线。经过分光后,根据不同的发射特征谱线进行定性分析,根据发射特征谱线强度进行定量分析。

【仪器与试剂】

1. 仪器 电感耦合等离子体原子发射光谱仪。

2. 试剂

(1)浓硝酸(HNO_3):优级纯。

(2)硝酸溶液(2+98)。

(3)钙标准储备液[$\rho(Ca) = 1mg/ml$]:称取经 105～110℃ 干燥至恒量的优级纯碳酸钙($CaCO_3$)0.2497g,加入 20ml 水,然后滴加浓硝酸至完全溶解,煮沸除去二氧化碳,取下冷却,用水定容至 100ml。

(4)镁标准储备液[$\rho(Mg) = 1mg/ml$]:称取在 1000℃ 下灼烧后的优级纯氧化镁(MgO)0.1658g,加入 10ml 硝酸溶液(2+98),完全溶解后,用水定容至 100ml。

(5)铁标准储备液[$\rho(Fe) = 1mg/ml$]:称取纯金属铁(Fe)0.1000g,加入 10ml 硝酸溶液(1+1),加热使其溶解,煮沸除去氮氧化物,冷却,用水定容至 100ml。

(6)锰标准储备液[$\rho(Mn) = 1mg/ml$]:称取纯金属锰(Mn)0.1000g,加入 10ml 硝酸溶液(1+1)溶解后,用水定容至 100ml。

(7)硼标准储备液[$\rho(B) = 1mg/ml$]:称取优级纯硼酸(H_3BO_3)0.5720g,溶于水中,定容至 100ml。

（8）铬标准储备液$[\rho(\text{Cr})=1\text{mg/ml}]$：称取在140℃下干燥1小时的优级纯重铬酸钾（$K_2Cr_2O_7$）0.2829g，溶于水中，定容至100ml。

（9）锌标准储备液$[\rho(\text{Zn})=1\text{mg/ml}]$：称取0.1000g纯金属锌（Zn）于烧杯中，加入10ml硝酸溶液（2+98），完全溶解后，用水定容至100ml。

（10）混合标准使用液（$\rho=100\mu\text{g/ml}$）：分别移取1mg/ml各元素的标准储备液10ml于100ml容量瓶中，用硝酸溶液（2+98）稀释定容。

（11）氩气，纯度大于99.99%。

（12）实验用水：一级水，且电阻率大于18MΩ·cm。

【实验步骤】

1. 样品处理　取100ml水样，用0.45μm的水系微孔滤膜过滤。取浓硝酸2ml于100ml容量瓶中，用过滤后的水样定容，混匀，待测。同时做试剂空白。

2. ICP-AES参考条件　根据所使用仪器的说明操作，使仪器达到最佳工作状态。

射频功率1200W；工作气体：氩气；冷却气流量为15L/min；载气流量：0.80L/min；辅助气流量：1.50L/min；进样时间：30秒；积分时间：3秒。推荐使用的分析线分别为钙317.93nm、镁279.08nm、铁259.94nm、锰257.61nm、硼249.77nm、铬267.72nm和锌213.86nm。

3. 标准曲线配制及测定　取7个100ml容量瓶，依次加入混合标准使用液0,0.10,0.50,1.00,2.00,5.00ml并用硝酸溶液（2+98）稀释至刻度，混匀，得钙、镁、铁、锰、硼、铬和锌的浓度均分别为0,0.10,0.50,1.00,2.00,5.00,50.0μg/ml的标准系列。

在选定的仪器工作条件下，从低浓度到高浓度依次测定混合标准系列溶液，以分析线的谱线强度为纵坐标，浓度为横坐标，分别绘制各元素标准曲线图，计算回归方程。

4. 样品测定　用与标准系列同样方法测定处理好的样品溶液（必要时进行稀释），记录分析线的谱线强度。

【数据处理】

水样中各元素的质量浓度计算按照下式：

$$\rho_i = \rho \times f$$

式中：

ρ_i——水样中某元素的质量浓度，μg/ml；

ρ——从回归方程计算出样品溶液中某元素的质量浓度，μg/ml；

f——水样稀释倍数。

【注意事项】

1. 实验中使用的所有器皿都用10% HNO_3浸泡48小时，去离子水冲洗，晾干备用。

2. 采用合适的分离方法和选择合适的元素谱线、观测高度、入射功率和载气流量，可将光源中的一些干扰效应限制在一定的水平上。对于光谱干扰可采用基于校正干扰系数的方法、分离方法或采用仪器厂家提供的软件进行校正。对于非光谱干扰应采用基体匹配或标准加入法等进行校正。

3. 试样溶液与标准溶液的介质和酸度应尽量一致，保证仪器对溶液提吸速率的稳定，可消除试样产生的物理干扰。

4. 两次进样之间，要用去离子水清洗，以避免相互干扰影响测定的准确性。

【思考题】

1. 除了本实验所用到的ICP-AES方法，测定水中多种元素还可以用哪些分析方法？

2. 如果水样中的某种元素浓度过低不能直接用 ICP-AES 检出,往往需要对水样进行富集,富集的方法通常有哪些?

(肖　琴)

实验十二　水中三卤甲烷的测定
—— 顶空气相色谱法

三卤甲烷是在饮用水氯化消毒过程中氯与水中的有机物所反应生成的一类挥发性卤代烃类化合物,包括三氯甲烷、一氯二溴甲烷、二氯一溴甲烷和三溴甲烷等。三卤甲烷是潜在的致癌物质。我国 GB5749—2006《生活饮用水卫生标准》中规定了饮用水中三氯甲烷、一氯二溴甲烷、二氯一溴甲烷和三溴甲烷的浓度限值分别为:0.06mg/L、0.1mg/L、0.06mg/L 和 0.1mg/L,同时规定各三卤甲烷的实测浓度与其各自限值的比值之和不超过 1。

【实验目的】

掌握气相色谱测定水中三卤甲烷的基本原理;熟悉顶空气相色谱的实验方法;了解顶空法的适用范围。

【实验原理】

水样置于密封的顶空瓶中,在一定的温度下经一定时间的平衡,水中的三卤甲烷逸至上部空间,并在气液两相中达到动态平衡,此时,三卤甲烷在气相中的浓度与它在液相中的浓度成正比。通过对气相中三卤甲烷浓度的测定,可计算出水样中三卤甲烷的浓度。

【仪器与试剂】

1. 仪器　气相色谱仪,配电子捕获检测器;顶空瓶,40ml,使用前 120℃烘烤 2 小时;微量进样针,1μl,气密性进样针,1.0ml;聚四氟乙烯薄膜,用前在 0.5mol/L 的盐酸中煮沸 15 分钟,清水煮 10 分钟;水浴恒温振荡器,控温精度 ±2℃。

2. 试剂

(1)色谱标准物:三氯甲烷($CHCl_3$),二氯一溴甲烷($BrCHCl_2$),一氯二溴甲烷($CHBr_2Cl$),三溴甲烷($CHBr_3$),均为色谱纯。

(2)甲醇(CH_3OH):色谱纯。

(3)抗坏血酸($C_6H_8O_6$)。

(4)混合标准储备液($\rho = 20mg/ml$):于 25ml 容量瓶中先加入十几毫升甲醇溶液,再分别准确称取各三卤甲烷标准物 0.5g,以甲醇定容。

(5)混合标准中间液($\rho = 200\mu g/ml$):取混标储备液 0.1ml 于 10ml 容量瓶中,以甲醇定容。

(6)混合标准应用液($\rho = 2\mu g/ml$):取混标中间液 0.5ml 于 50ml 容量瓶中,以纯水定容。

(7)实验用水:一级水,色谱检测无干扰峰。

【实验步骤】

1. 样品采集与保存　于 600ml 的玻璃采样瓶中先加入 1.2 ~ 2.0g 抗坏血酸,取水至满瓶,密封低温保存。采集后 24 小时内完成测定。

2. 参考色谱条件　毛细管柱:HP-5(30m×0.25mm×0.25μm),或者相同极性的其他毛细管柱;载气:N_2,流速 1ml/min;进样口温度:200℃;柱温:60℃;检测器:250℃;分流比:

1:20。

3. 样品测定

(1)定性分析:分别吸取 1.0μl 色谱纯三氯甲烷、二氯一溴甲烷、一氯二溴甲烷和三溴甲烷蒸气注入气相色谱仪,记录出峰时间,根据保留时间定性。

(2)工作曲线的配制及测定:取 5 个 50ml 容量瓶依次加入标准使用液 0,0.50,1.00,2.00,4.00ml 并用纯水稀释至刻度,混匀,得浓度为 20,40,60,80,160μg/L 的标准系列。

用移液管分别转移 20.0ml 上述溶液至 40ml 的顶空瓶中,各浓度点制作顶空平行样,用带有包裹聚四氟乙烯薄膜垫片的瓶盖密封,于 40℃水浴中恒温振荡 30 分钟,各取液上层空间气体 0.1ml 注入色谱仪。以平行样峰面积的平均值对浓度进行线性回归,求回归方程。

(3)样品测定:平行测定两份样品,在空气中不含有三卤甲烷的实验室,移取水样 20.0ml 于 40ml 的顶空瓶内,于 40℃水浴中恒温振荡 30 分钟,取液上空间气体 0.1ml 注入色谱仪,测得相应峰面积,取平均值。

【数据处理】

根据峰面积定量,将样品峰面积代入回归方程直接计算水样中三卤甲烷的质量浓度,结果以 μg/L 表示。

平行样的相对偏差小于 10% 即为有效测定,否则须重新测定。

【注意事项】

1. 取样时,在液上空间相反复几次抽拉注射器,最后一次缓慢地拉到刻度,得到均匀的气样。

2. 注射器进样前最好预热,且进样时速度要快,否则三卤甲烷易在注射器壁冷凝吸附。

3. 恒温振荡的时间要严格保持一致以确保峰面积的重现性。

【思考题】

影响顶空气相萃取的条件有哪些?如何利用这些条件提高萃取的灵敏度?

(赵鸿雁)

实验十三　水中酚类化合物的测定
—— 高效液相色谱法

酚类化合物是指苯及其稠环的羟基衍生物。酚类化合物是水体中最常见的污染物之一,长期饮用被酚污染的水,可引起头昏、瘙痒、贫血及各种神经系统症状。水中含有少量的酚类即可以产生酚臭,影响水的口感。

【实验目的】

掌握固相萃取柱处理样品的使用方法;熟悉液相色谱仪的操作;了解使用固相萃取柱萃取浓缩水样的注意事项。

【实验原理】

应用固相萃取法,将大体积水样通过萃取小柱,目标物分子通过吸附剂的吸附作用保留在吸附剂上,再用少量溶剂将其洗脱下来,进一步蒸干浓缩。采用高效液相色谱法,甲醇洗脱后进样,经 ODS 色谱柱分离,紫外检测器检测,以保留时间定性,峰面积定量。

本法适用于天然水或饮用水中酚类浓度的测定。

【仪器与试剂】

1. 仪器　高效液相色谱仪,配紫外检测器,C_{18}反相色谱柱;固相萃取装置,C_{18}固相萃取小柱;液相色谱微量进样针,$100\mu l$;微孔滤膜,$0.45\mu m$,水系;一次性针头过滤器,$0.45\mu m$,有机系。

2. 试剂

(1)甲醇(CH_3OH):色谱纯。

(2)标准品:4-硝基酚,2,4-二氯苯酚,2,4,6-三氯苯酚,五氯酚。

(3)冰乙酸(CH_3COOH)。

(4)浓硫酸(H_2SO_4)。

(5)混合标准溶液:于4个25ml容量瓶中,分别准确称取4-硝基酚、2,4-二氯苯酚、2,4,6-三氯苯酚、五氯酚各0.025g,用甲醇定容,得各酚的单标储备液,浓度为1mg/ml。各取2.5ml单标储备液分别放入4个25ml的容量瓶,用甲醇定容后为标准中间液,浓度均为100μg/ml。取2.5ml各标准中间液至一个25ml容量瓶,用甲醇定容后得混合应用液,浓度为10μg/ml。

(6)定性标准溶液:配制与标准溶液浓度相当的单标溶液。

(7)实验用水:一级水,色谱检测无干扰峰。

【实验步骤】

1. 样品处理　取水样1000ml加入0.5mol/L硫酸使pH达到1.5~2.0。然后装上已用甲醇和纯水活化后的固相萃取小柱,以1~5ml/min的流速富集。富集完后,将柱体真空抽干,用2ml甲醇分两次洗脱,再用氮气吹至1ml,待上机测定。

2. 参考色谱条件　色谱柱为C_{18}柱:150mm×4.6mm,5μm;流动相:甲醇+0.5%冰乙酸溶液=65+35;流速:1.0ml/min;检测波长:320nm。

3. 样品测定

(1)定性分析:取各酚类单标标准液分别进样20μl,根据保留时间进行定性。

(2)标准曲线的配制及测定:用甲醇分别配成0.0,0.1,0.2,0.4,0.6,1.0μg/ml的混合标准系列。进样20μl,测定各个标准系列。以相应的峰面积分别对4-硝基酚、2,4-二氯苯酚、2,4,6-三氯苯酚、五氯酚的浓度进行线性回归,求回归方程。

(3)样品测定:取上述处理好的水样经滤膜(0.45μm,有机系)过滤,进样20μl测定,得样品溶液色谱图,将样品峰面积代入回归方程,计算得测定试液中各种酚的浓度。

【数据处理】

水样中各种酚的浓度按照下式计算:

$$\rho(酚) = \frac{\rho_1 \times V_1}{V}$$

式中:

$\rho(酚)$——水样中各种酚的质量浓度,mg/L;

ρ_1——从标准曲线查得水样洗脱液中各种酚的质量浓度,μg/ml;

V_1——洗脱液经浓缩后的终体积,ml;

V——水样体积,ml。

【注意事项】

1. 天然水或饮用水中酚类化合物的含量较低,不能直接测定,需要进行水样富集。使用固相萃取方法进行样品前处理,可将大量水样进行浓缩,试剂用量少,手续简单又能满足酚类化合物的测定要求。

2. 固相萃取操作分为活化、上样、淋洗和洗脱四步。活化过程注意不要使小柱干涸;上样时注意流速不要过快,以 1ml/min 为宜,最大不超过 5ml/min;淋洗完毕后最好把小柱完全抽干;洗脱过程注意流速不要过快,以 1ml/min 为宜。一般来说,活化和平衡可适当快些,但上样和洗脱时要控制流速不要太快,否则会因传质不充分使回收率降低或重现性不好。

3. 本实验也可使用极性稍强的两亲型固相萃取柱。

【思考题】

1. 固相萃取技术中,影响萃取效率的因素有哪些?

2. 固相萃取过程中一般有几个步骤,分别起什么作用,有哪些注意点?

(赵鸿雁)

实验十四　自来水中常见阴离子的测定
—— 离子色谱法

氟化物、氯化物、硝酸盐和硫酸盐均为水质检测项目,一般采用离子选择电极法、容量法或分光光度法测定。由于各种阴离子的测定原理和方法不同,故不能同时测定,且操作繁琐、工作量大。离子色谱法具有样品前处理简单、多种离子同时测定、不使用有毒试剂、灵敏度较高等优点,适用于自来水中多种阴离子的同时测定。GB5749—2006《生活饮用水卫生标准》规定氟化物、氯化物、硝酸盐(以 N 计)和硫酸盐的限值分别为 1.0mg/L、250mg/L、10mg/L 和 250mg/L。

【实验目的】

掌握离子色谱法测定阴离子的原理和方法;熟悉离子色谱测定法的样品前处理;了解离子色谱仪的基本构成和操作。

【实验原理】

水样中的待测阴离子随淋洗液进入离子交换柱系统(由保护柱和分离柱组成),根据分离柱对各阴离子的亲和力差异进行分离,已分离的阴离子流经阳离子交换柱或抑制器系统,被转换为具有高电导度的强酸,淋洗液则转变为弱电导度的碳酸。用电导检测器检测各阴离子成分的电导率,以相对保留时间和峰高或峰面积定性和定量。

本法适用于生活饮用水及水源水中可溶性氟化物、氯化物、硝酸盐和硫酸盐的测定。

【仪器与试剂】

1. 仪器　离子色谱仪:包括进样系统、分离柱及保护柱、抑制器和电导检测器;滤膜,0.22μm。

2. 试剂

(1)淋洗液:碳酸氢钠[$c(NaHCO_3) = 1.7mmol/L$]-碳酸钠[$c(Na_2CO_3) = 1.8mmol/L$]溶液:称取 0.5712g 碳酸氢钠($NaHCO_3$)和 0.7632g 碳酸钠(Na_2CO_3),溶于纯水中,并稀释至 4000ml。

(2)氟化物(F^-)标准储备液[$\rho(F^-) = 1mg/ml$]:称取 2.210g 经 105℃干燥至恒重的氟化钠(NaF),用纯水溶解并稀释至 1000ml。

（3）氯化物标准储备液［$\rho(Cl^-) = 1mg/ml$］：称取 1.6485g 经 105℃ 干燥至恒重的氯化钠（NaCl），用纯水溶解并稀释至 1000ml。

（4）硝酸盐标准储备液［$\rho(NO_3^-) = 1mg/ml$］：称取 7.218g 经 105℃ 干燥至恒重的硝酸钾（KNO_3），用纯水溶解并稀释至 1000ml。

（5）硫酸盐标准储备液［$\rho(SO_4^{2-}) = 1mg/ml$］：称取 1.8141g 经 105℃ 干燥至恒重的硫酸钾（K_2SO_4），用纯水溶解并稀释至 1000ml。

（6）混合阴离子标准溶液（F^- 5mg/L，Cl^- 和 NO_3^- 8mg/L，SO_4^{2-} 40mg/L）：分别吸取氟化物、氯化物、硝酸盐和硫酸盐标准储备液 5.00ml、8.00ml、8.00ml、40.00ml 于 1000ml 容量瓶中，用纯水定容至刻度后，混匀。

（7）实验用水：含各种待测阴离子应低于仪器的最低检测限，并经 0.22μm 滤膜过滤。

【实验步骤】

1. 样品预处理　将水样经 0.22μm 滤膜过滤，除去浑浊物质。对硬度高的水样，必要时，可先经过阳离子交换树脂柱，然后再经过 0.22μm 滤膜过滤。

2. 样品测定

（1）标准曲线的配制及测定：开启离子色谱仪，调节合适的淋洗液流速，使仪器达到平衡、基线达到稳定。将混合阴离子标准溶液及 3 次等比稀释的 4 种不同浓度标准溶液，依次注入进样系统。以峰高或者峰面积对浓度进行线性回归，求回归方程。

（2）样品测定：将预处理后的水样注入离子色谱仪的进样系统，记录峰高或峰面积。由回归方程计算出水样中各种阴离子的质量浓度。

【注意事项】

1. 水样中存在较高浓度的低分子量有机酸时，可能干扰测定，加标后测定可以帮助鉴别此类干扰；水样中某一阴离子含量过高，可能影响其他被测离子的分析，将样品稀释可改善此类干扰。

2. 操作中必须严格防止纯水、器皿以及水样预处理过程中的污染，以确保分析的准确性。

3. 为了防止保护柱和分离柱堵塞，样品必须经 0.22μm 的滤膜过滤。

【思考题】

1. 离子交换色谱中，抑制器的作用是什么？

2. 离子色谱法的分离方式有哪几种，本实验采用的是哪一种？

（李永新）

实验十五　水中挥发性有机物的测定
—— 气相色谱-质谱法

挥发性有机物（VOCs）是沸点为 50～260℃、常温下以蒸气形式存在于空气中的一大类有机物的总称。已有研究证明，该类化合物对生态环境和人类健康均会产生严重的不良影响。GB 3838—2002《地表水环境质量标准》对地表水中必须监测的挥发性有机物做了相应的规定。

【实验目的】

掌握气相色谱-质谱法测定水中挥发性有机物的原理和方法；熟悉内标定量方法和吹扫

捕集技术;了解气相色谱-质谱仪的基本构成与操作。

【实验原理】

样品中的挥发性有机物经高纯氦气(或氮气)吹扫后吸附于捕集管中,将捕集管加热并以高纯氦气反吹,热解吸出来的成分经气相色谱分离后,用质谱仪进行检测。通过与待测目标化合物的保留时间和标准质谱图相比较进行定性,内标法定量。

本法适用于海水、地下水、地表水、生活污水和工业废水中27种挥发性有机物的测定。

【仪器与试剂】

1. 仪器 气相色谱/质谱仪,色谱部分具有分流/不分流进样口,可程序升温,质谱部分具有70eV的电子轰击(EI)电离源,具有NIST质谱图库、手动/自动调谐、数据采集、定量分析及谱库检索等功能;吹扫捕集装置:吹扫装置能直接连接在色谱部分,并能自动启动色谱,应带有5ml吹扫管,捕集管(1/3Tenax、1/3硅胶、1/3活性炭混合吸附剂或其他等效吸附剂);气密性注射器,5ml;样品瓶,40ml棕色玻璃瓶,具硅橡胶-聚四氟乙烯衬垫螺旋盖;2ml棕色玻璃瓶,具聚四氟乙烯-硅胶衬垫和实心螺旋盖。

2. 试剂

(1)甲醇(CH$_3$OH):使用前需通过检验,确认无目标化合物或目标化合物浓度低于方法检出限。

(2)盐酸溶液(1+1):1体积浓盐酸与1体积纯水混合均匀。

(3)抗坏血酸(C$_6$H$_8$O$_6$)。

(4)标准储备液[$\rho = 100\mu g/ml$ 或 $500\mu g/ml$]:可直接购买市售有证混合标准溶液,或用高浓度标准溶液配制。

(5)标准中间液[$\rho = 25\mu g/ml$]:用甲醇稀释标准储备液至相应浓度,冰箱中避光可保存1个月。

(6)混合内标标准溶液[$\rho = 25\mu g/ml$]:用氟苯和1,4-二氯苯-d$_4$作为内标,可直接购买市售有证标准溶液,或用高浓度标准溶液配制。

(7)氦气:纯度≥99.999%。

(8)氮气:纯度≥99.999%。

(9)实验用水:使用前需经过空白检验,确认在目标化合物的保留时间区间内无干扰峰出现或目标化合物浓度低于方法检出限。

【实验步骤】

1. 样品采集与预处理 用40ml棕色玻璃瓶采集平行双样,每批样品至少带一个现场空白和一个运输空白。采样前用甲醇清洗样品瓶,采集样品时,向每个样品瓶中加入25mg抗坏血酸,然后将水样直接装满至溢出,瓶内不留空间。取样时应尽量避免或减少样品在空气中的暴露。

2. 仪器参考条件

(1)吹扫捕集参考条件。吹扫温度:室温或恒温;吹扫流速:40ml/min;吹扫时间:11分钟;干吹扫时间:1分钟;预脱附温度:180℃;脱附温度:190℃;脱附时间:2分钟;烘烤温度:200℃;烘烤时间:6分钟。

(2)气相色谱参考条件。毛细管柱:30m×0.25mm×1.4μm(固定液为6%腈丙苯基/94%二甲基聚硅氧烷);进样口温度:220℃;进样方式:分流进样(分流比为30:1);程序升温:初始温度35℃,保留2分钟,以5℃/min升至120℃,再以10℃/min升至220℃,保持2

分钟;载气:氦气;流速:1.0ml/min。

（3）质谱参考条件。离子源:EI 源;电子轰击能量:70eV;离子源温度:230℃;接口温度:280℃;扫描方式:全扫描或选择离子扫描(SIM)。扫描范围:m/z 35～270;溶剂延迟时间:2 分钟。

全扫描方式质谱数据采集:应采集每个目标化合物 $m/z \geqslant 35$ 以上的所有离子,但有水或二氧化碳峰存在时,扫描的质量范围可以从 m/z 45 开始。

SIM 方式质谱数据采集:每个目标化合物应选择一个定量离子和至少一个辅助离子,如果可能,还要选择一个确认离子(如卤素的同位素),确保定量离子没有受到重叠峰中相同离子的干扰。

3. 样品测定

（1）标准曲线的绘制:使用全扫描方式,分别移取一定量的标准中间液快速加到装有空白试剂水的容量瓶中,定容至刻度混匀,配制目标化合物的浓度分别为 5.00,20.0,50.0,100 和 200μg/L 的标准系列。然后用 5ml 的气密性注射器吸取各标准溶液 5.0ml,加入 10.0μl 内标标准溶液(氟苯和 1,4-二氯苯-d$_4$,$\rho = 25$μg/ml)。将各标准溶液从低浓度到高浓度依次注入吹扫管,按照仪器参考条件进行测定,记录标准系列目标化合物和相对应内标的保留时间、响应值。以目标化合物和相对应内标的响应值比为纵坐标、浓度比为横坐标,进行线性回归,求回归方程。

使用 SIM 方式:分别移取一定量的标准中间液快速加到装有空白试剂水的容量瓶中,定容至刻度混匀,配制目标化合物的浓度分别为 1.0,4.0,10.0,20.0 和 40.0μg/L 标准系列。然后用 5ml 的气密性注射器吸取标准溶液 5.0ml,加入 2.0μl 内标标准溶液(氟苯和 1,4-二氯苯-d$_4$,$\rho = 25$μg/ml),从低浓度到高浓度依次测定注入吹扫管,按照仪器参考条件进行测定,记录标准系列目标化合物和相对应内标的保留时间、定量离子的响应值。以目标化合物和相对应内标的响应值比为纵坐标、浓度比为横坐标,进行线性回归,求回归方程。

注:若建立的线性校准曲线的相关系数小于 0.990,也可以采用非线性拟合曲线进行校准,曲线相关系数需大于等于 0.990。采用非线性校准曲线时,应至少采用 6 个浓度点进行校准。

（2）样品测定:全扫描方式进行测定,是将样品瓶恢复至室温后,用气密性注射器吸取 5.0ml 样品,向样品中加入 10.0μl 内标标准溶液(氟苯和 1,4-二氯苯-d$_4$,$\rho = 25$μg/ml),使样品中内标的浓度为 50μg/L,将样品快速注入吹扫管中,按照仪器参考条件进行测定。记录样品中目标化合物和相对应内标的保留时间、响应值。

SIM 方式进行测定,是将样品瓶恢复至室温后,用气密性注射器吸取 5.0ml 样品,向样品中加入 2.0μl 内标标准溶液(氟苯和 1,4-二氯苯-d$_4$,$\rho = 25$μg/ml),使样品中内标的浓度均为 10μg/L,将样品快速注入吹扫管中,按照仪器参考条件测定。记录样品中目标化合物和相对应内标的保留时间、定量离子的响应值。

空白试验:用气密性注射器吸取 5.0ml 空白试剂水,向空白试剂水中加入 10.0μl 的内标标准溶液,使空白试剂水中内标的浓度均为 50μg/L(使用 SIM 时,内标的浓度应为 10μg/L),将空白试剂水快速注入吹扫管中,按照仪器参考条件进行测定。

【数据处理】

1. 目标化合物的定性分析　对于每个目标化合物,应使用标准溶液或通过校准曲线经过多次进样建立保留时间窗口,保留时间窗口为 ±3 倍的保留时间标准偏差,样品中目标化合物的保留时间应在保留时间的窗口内。

对于全扫描方式,目标化合物在标准质谱图中的丰度高于30%,所有离子应在样品质谱图中存在,而且样品质谱图中的相对丰度与标准质谱图中的相对丰度的绝对值偏差应小于20%。对于某些化合物,一些特殊的离子如分子离子峰,即使其相对丰度低于30%,也应该作为判别化合物的依据。如果样品存在明显的背景干扰,则在比较时应扣除背景影响。

对于SIM方式,目标化合物的确认离子应在样品中存在。对于落在保留时间窗口中的每一个化合物,样品中确认离子相当于定量离子的相对丰度与通过最近校准标准获得的相对丰度的绝对值偏差应小于20%。

2. 目标化合物的定量分析　将样品测定获得,且经定性鉴别后的各目标化合物和内标的响应值代入各自的校准曲线中进行计算。

【注意事项】

1. 采样前,若水样中总余氯的量超过5mg/L,应先测定总余氯,然后按40ml样品瓶中,总余氯每超过5mg/L多加25mg的抗坏血酸。采样时,水样呈中性时,向每个样品瓶中加入0.5ml盐酸溶液,拧紧瓶盖;水样呈碱性时,应加入适量盐酸溶液使样品pH≤2。当水样加盐酸溶液后产生大量气泡时,应弃去该样品,重新采集样品。重新采集的样品不应加盐酸溶液,样品标签上应注明未酸化,该样品应在24小时内分析。

2. 样品采集后冷藏运输。运回实验室后应立即放入冰箱中,在4℃以下保存,14天内分析完毕。样品存放区域应无有机物干扰。

3. 在测定前,应通过自动或手动调谐对质量轴进行校正。

4. 在绘制各标准物质的标准曲线和对样品进行定量时,请按照表3-3所提供的对应定量内标分别进行绘制和计算。

表3-3　目标化合物的定量离子和辅助离子

出峰顺序	目标化合物中文名称	目标化合物英文名称	类型	定量内标	定量离子(m/z)	辅助离子(m/z)
1	氯乙烯	vinyl chloride	目标化合物	1	62	64
2	1,1-二氯乙烯	1,1-dichloroethene	目标化合物	1	96	61,63
3	二氯甲烷	methylene chloride	目标化合物	1	84	86,49
4	反式-1,2-二氯乙烯	trans-1,2-dichloroethene	目标化合物	1	96	61,98
5	2-氯-1,3-丁二烯	2-chloro-1,3-butadiene	目标化合物	1	53	88
6	顺式-1,2-二氯乙烯	cis-1,2-dichloroethene	目标化合物	1	96	61,98
7	氯仿	chloroform	目标化合物	1	83	85,47
8	四氯化碳	carbon tetrachloride	目标化合物	1	117	119,121
9	苯	benzene	目标化合物	1	78	77,51
10	1,2-二氯乙烷	1,2-dichloroethane	目标化合物	1	62	64,98
11	氟苯	fluorobenzene	内标1	—	96	77
12	三氯乙烯	trichloroethylene	目标化合物	1	95	130,132
13	环氧氯丙烷	1-chloro-2,3-epoxypropane	目标化合物	1	57	49

续表

出峰顺序	目标化合物中文名称	目标化合物英文名称	类型	定量内标	定量离子（m/z）	辅助离子（m/z）
14	甲苯	toluene	目标化合物	1	91	92
15	四氯乙烯	tetrachloroethylene	目标化合物	1	166	168,129
16	氯苯	chlorobenzene	目标化合物	2	112	77,114
17	乙苯	ethylbenzene	目标化合物	2	91	106
18 19	间,对-二甲苯	m,p-xylene	目标化合物	2	106	91
20	邻-二甲苯	o-xylene	目标化合物	2	106	91
21	苯乙烯	styrene	目标化合物	2	104	78,103
22	溴仿	bromoform	目标化合物	2	173	175,254
23	异丙苯	isopropylbenzene	目标化合物	2	105	120
24	1,4-二氯苯-d4	1,4-dichlorobenzene-d4	内标 2	—	152	115,150
25	1,4-二氯苯	1,4-dichlorobenzene	目标化合物	2	146	111,148
26	1,2-二氯苯	1,2-dichlorobenzene	目标化合物	2	146	111,148
27	六氯丁二烯	hexachlorobutadiene	目标化合物	2	225	223,227

【思考题】

1. 采集水样时,为什么要在样品瓶中加入抗坏血酸?

2. 内标物的选取应符合什么条件? 加入内标物的作用是什么? 本实验为什么要采用两个内标?

（李永新）

§3 空气理化检验篇

实验一 空气中二氧化硫的测定
——盐酸副玫瑰苯胺分光光度法

二氧化硫（SO_2）又称为亚硫酸酐,是一种无色并有强烈刺激性臭味的气体。SO_2 可对眼结膜和呼吸道黏膜产生刺激作用,严重时可造成局部炎症和腐蚀性组织坏死。SO_2 的二次污染物硫酸雾对眼结膜和呼吸道黏膜的刺激、腐蚀作用更大。GB 3095—2012《环境空气质量标准》中规定二类区 SO_2 的浓度限值为 $0.50mg/m^3$（1 小时平均）和 $0.15mg/m^3$（24 小时平均）;GBZ 2.1—2007《工作场所中有害物质职业接触限值》中规定二氧化硫的短时间接触容许浓度（PC-STEL）为 $10mg/m^3$。

【实验目的】

掌握盐酸副玫瑰苯胺法测定大气中二氧化硫的原理;熟悉其测定方法和相关卫生标准;

了解评价大气中二氧化硫含量的卫生学意义。

【实验原理】

空气中 SO_2 用装有甲醛缓冲溶液的多孔玻板吸收管采集后,生成稳定的羟甲基磺酸,在碱性条件下,羟基甲基磺酸与盐酸副玫瑰苯胺(PRA)反应,生成红色化合物,该红色化合物在 575nm 波长处有最大吸收,测定吸光度值,标准曲线法定量。

本方法适用于环境大气中二氧化硫浓度的测定,也适用于室内和车间空气中二氧化硫浓度的测定。

【仪器与试剂】

1. 仪器 大气采样器;U 形多孔玻板吸收管;分光光度计;具塞比色管,10ml。

2. 试剂

(1)碘化钾(KI):优级纯,经 110℃ 干燥 2 小时。

(2)氢氧化钠溶液(1.5mol/L):将 6.0g 氢氧化钠(NaOH)溶解在 100ml 水中,冷却到室温,置于试剂瓶中,用胶塞密封。

(3)环己二胺四乙酸(简称 CDTA,0.050mol/L)溶液:称取 1.82g 1,2-环己二胺四乙酸($C_{14}H_{22}N_2O_8$)溶于 10ml 氢氧化钠溶液中,用水稀释至 100ml,置于冰箱中保存。

(4)吸收液储备液:将 5.3ml 36% ~38% 的甲醛(HCHO)溶液、20ml 0.050mol/L CDTA 溶液以及 2.04g 邻苯二甲酸氢钾,溶于少量水中,用水稀释至 100ml。储存于冰箱,可保存一年。

(5)吸收液:将吸收储备液用水稀释 100 倍。临用前现配。

(6)氨基磺酸溶液(6g/L):称取 0.60g 氨基磺酸(H_2NSO_3H)于烧杯中,加入 1.5mol/L 氢氧化钠溶液 4.0ml,待溶解后,用水稀释至 100ml,摇匀。现用现配。

(7)盐酸副玫瑰苯胺溶液(简称 PRA,2g/L):精确称取 0.20g 盐酸副玫瑰苯胺($C_{19}H_{17}N_3 \cdot HCl$,纯度不得低于 95%),溶于 100ml 盐酸溶液(1mol/L)中,为储备液。吸取 20ml 此液和 25ml 磷酸溶液(3mol/L)于 250ml 容量瓶中,用水稀释至刻度。暗处可保存 9 个月。

(8)碘标准溶液[$c(1/2 I_2) = 0.0100mol/L$]:将一定体积经过标定的碘标准溶液[$c(1/2 I_2) = 0.1mol/L$](附录 2)置于容量瓶中,用新煮沸放冷的纯水稀释至 0.0100mol/L。

(9)硫代硫酸钠标准溶液[$c(Na_2S_2O_3) = 0.0100mol/L$]:将一定体积经过标定的硫代硫酸钠标准溶液[$c(Na_2S_2O_3) = 0.1mol/L$](附录 2)置于容量瓶中,用新煮沸放冷的纯水稀释至 0.0100mol/L。

(10)淀粉溶液(5g/L):称取 0.5g 可溶性淀粉,用少量水调成糊状,缓慢倒入 100ml 沸水中,继续煮沸至溶液澄清透明,冷却后储存于试剂瓶中。临用时现配。

(11)乙二胺四乙酸二钠溶液(0.5g/L):称取 0.25g 乙二胺四乙酸二钠($Na_2EDTA \cdot 2H_2O$),溶于 500ml 新煮沸并冷却的水中。使用时现配。

(12)二氧化硫标准溶液:称取 0.20g 亚硫酸钠(Na_2SO_3)溶解于 200ml EDTA-2Na 溶液中,缓缓摇匀以防充氧,此溶液 1ml 相当于 320 ~400μg 二氧化硫。放置 2 ~3 小时后用碘量法标定其浓度。

标定方法如下:移取亚硫酸钠溶液 20.00ml 于 250ml 碘量瓶中,加入 50ml 新煮沸并冷却的水,20.00ml 碘标准溶液[$c(1/2 I_2) = 0.01mol/L$]和 1ml 冰乙酸,盖塞摇匀,于暗处放置 5 分钟,用硫代硫酸钠标准溶液[$c(Na_2S_2O_3) = 0.0100mol/L$]滴定至淡黄色,加入 2ml 淀粉溶液,继续滴定至蓝色刚刚消失即为终点。记录硫代硫酸钠标准溶液的用量。同时进行空白滴定。按下式计算二氧化硫的浓度：

$$\rho = \frac{c_{Na_2S_2O_3} \times (V_0 - V_1) \times 32.02}{20.00} \times 1000$$

式中：

ρ ——二氧化硫标准溶液的浓度，$\mu g/ml$；

V_1 ——标准溶液滴定所用硫代硫酸钠溶液的体积，ml；

V_0 ——空白滴定所用硫代硫酸钠溶液的体积，ml；

$c_{Na_2S_2O_3}$ ——硫代硫酸钠标准溶液的浓度，mol/L；

20.00——亚硫酸钠标准溶液的体积，ml；

32.02——二氧化硫（$1/2\ SO_2$）的摩尔质量，g/mol。

标定后，立即用吸收液稀释成 $4.0\mu g/ml$ 的二氧化硫标准应用液，贮存于冰箱中，可稳定 1 个月。

（13）实验用水：三级水。

【实验步骤】

1. 样品的采集、保存、运输及处理

（1）样品采集：在合适的采样时间，选择有代表性的采样点，用 1 只装有 10.00ml 吸收液的棕色多孔玻板吸收管，以 0.5L/min 的流量采集≥15 分钟空气样品。采样时应避免阳光直射吸收液。

（2）样品保存和运输：将多孔玻板吸收管置于清洁的容器内运输和保存。样品在室温下可稳定 15 天。

（3）样品处理：用吸收管中的吸收液洗涤进气管内壁 3 次。取 4.00ml 于具塞比色管中，加入 6.00ml 吸收液，混匀，供测定。若样品液中待测物的浓度超过测定范围，可用吸收液稀释后测定，计算时乘以稀释倍数。

（4）现场空白：将装有 10.00ml 吸收液的多孔玻板吸收管带至采样点，除不连接空气采样器采集空气样品外，其余操作同样品，作为样品的空白对照。

2. 标准曲线绘制及样品测定

（1）标准曲线绘制：在 5 只具塞比色管中，分别加入 0、1.00、2.00、3.00、4.00ml 二氧化硫标准应用液，各管加入吸收液至 10.0ml，配制成 SO_2 含量分别为 0、4、8、12、16μg 的标准系列。向各标准管中加入 1.0ml 氨基磺酸溶液，摇匀，放置 10 分钟。加 1.0ml 氢氧化钠溶液。迅速将此溶液倒入装有 3ml 盐酸副玫瑰苯胺溶液的具塞比色管中，塞好塞子，混匀。在 30℃ 水浴中反应 15 分钟。取出，于 575nm 波长下，以水作为参比测量吸光度，每个浓度重复测定 3 次，以测得的吸光度均值对相应的二氧化硫含量（μg）绘制标准曲线。

（2）样品测定：用测定标准系列的操作条件测定样品溶液和空白对照溶液，测得的样品吸光度值减去空白对照吸光度值后，由标准曲线得样品中二氧化硫的含量（μg）。

【数据处理】

按下式计算空气中二氧化硫的浓度：

$$\rho(SO_2) = \frac{10 \times m}{4 \times V_0}$$

式中：

$\rho(SO_2)$ ——空气中 SO_2 浓度，mg/m^3；

10——样品吸收液的总体积,ml;

m——测得样品吸收液中二氧化硫的含量(减去样品空白),μg;

V_0——换算成标准状态下的采样体积,L。

【注意事项】

1. 样品的采集、运输和保存过程中应避光。采样时吸收液的温度应保持在 23～29℃, 样品溶液应尽可能在 5℃下贮存和运输,否则采样效率会降低。

2. 采样后吸收液如浑浊,则应离心分离,取澄清液测定,否则应重新采样。

3. 在吸收管中加吸收液,注意不要溅洒到吸收管外,要从直管一侧加样,在另一侧用吸耳球吸,加好后,缓冲球一侧与采样器连接。

4. 本实验主要干扰物为氮氧化物、臭氧和锰、铜、铬等离子,加入氨基磺酸可消除氮氧化物的干扰;采样后放置 20 分钟,可使臭氧分解;加入 EDTA-2Na 可消除或减少某些重金属离子的干扰。

5. 显色温度、显色时间的选择及操作时间的掌握是本实验成败的关键,应根据实验室条件、不同季节的室温选择适当的显色温度和时间,并在颜色稳定时间内测定吸光度,以免测定结果偏低。

6. 显色剂的浓度和用量对显色效果有影响,如空白管底色深,可降低 PRA 溶液的浓度。PRA 溶液中的盐酸用量对显色效果亦有影响,盐酸过多,标准系列显色浅,过少则空白管显色深。一般盐酸浓度以 25g/L 为宜。

7. 显色反应需要在酸性溶液中进行,显色剂的加入方式对吸光度影响很大,一定要按照操作步骤进行,将样品管和标准系列管倒入事先装有 PRA 溶液的比色管中进行显色反应。

8. 盐酸副玫瑰苯胺不易溶于水,应先研细后再用盐酸溶解。配置的溶液应放置 3 天,达到稳定状态后使用。

9. 甲醛浓度对显色有影响。甲醛溶液浓度过高,空白值增加,浓度过低,显色时间延长,选用 0.2% 甲醛溶液较为合适。配制甲醛溶液时,可直接用 36%～38% 甲醛的上层清液加蒸馏水稀释,不需要标定。

10. 用过的比色皿及比色管应及时用稀酸洗涤,否则红色很难洗净。

11. 六价铬能使化合物的紫红色褪去,使测定结果偏低,故应避免用铬酸洗液洗涤玻璃仪器。

【思考题】

1. 测定大气中二氧化硫浓度有何卫生学意义?

2. 本实验中加入氨基磺酸的作用是什么?

(王　丽　高艳荣)

实验二　空气中一氧化氮、二氧化氮的测定

一氧化氮(NO)和二氧化氮(NO_2)是空气中常见的污染物。NO 吸入后可进入深部呼吸道而引起呼吸困难或窒息,甚至损害中枢神经;NO_2 可对整个呼吸道形成强烈的刺激和腐蚀作用。我国环境空气质量标准中氮氧化物的浓度限值为 0.25mg/m³(1 小时平均),工作场所空气中氧化氮(换算成 NO_2)的最高容许浓度是 5mg/m³。

【实验目的】

掌握空气中氮氧化物的测定原理;熟悉空气中氮氧化物的采样方法;了解测定氮氧化物时空气样品的处理方法。

（一）工作场所空气中一氧化氮、二氧化氮的测定

【实验原理】

空气中的一氧化氮通过三氧化铬氧化管,氧化成二氧化氮;二氧化氮吸收于水中生成亚硝酸,再与对氨基苯磺酸起重氮化反应,与盐酸萘乙二胺耦合成玫瑰红色,在540nm波长下测量吸光度,进行测定。用两支吸收管平行采样,一支带氧化管,另一支不带;通过氧化管测得一氧化氮和二氧化氮总浓度,不通过氧化管测得二氧化氮浓度,由两管测得的浓度之差,为一氧化氮浓度。

本法适用于工作场所空气中氮氧化物的测定。

【仪器与试剂】

1. 仪器　多孔玻板吸收管;气体采样器:流量范围 0～3L/min;分光光度计;氧化管,双球形玻璃管,球内径为 15mm,内装约 8g 三氧化铬-石英砂,两端用玻璃棉塞紧;具塞比色管,10ml。

2. 试剂

(1)冰乙酸(CH_3COOH):优级纯。

(2)三氧化铬-石英砂的制备:筛取 20～30 目石英砂,用 6mol/L 盐酸溶液浸泡一夜,倾去盐酸溶液,水洗至中性,于 105℃烘干。称取 5g 三氧化铬,加入 2ml 水,调成糊状,再加入 95g 处理后的石英砂,搅拌均匀。除去多余的溶液,在红外线灯下烤干,颜色应为暗红色,置于瓶内备用。

(3)吸收液储备液:50ml 冰乙酸与 900ml 水混合均匀,加入 5.0g 对氨基苯磺酸($NH_2C_6H_4SO_3H$),搅拌至溶解,再加入 0.05g 盐酸萘乙二胺(又名 N-甲萘基盐酸二氨基乙烯,$C_{10}H_7NH_2CHCH_2NH_2 \cdot 2HCl$),用水稀释至 1000ml,装于棕色瓶中,于冰箱中可保存 1 个月。

(4)吸收液:取吸收液储备液与水按 4:1 的比例混匀。临用时现配。

(5)氮氧化物标准储备溶液(0.10mg/ml,以 NO_2^- 计):准确称取 0.1500g 亚硝酸钠($NaNO_2$,优级纯,于 105℃ 干燥 2 小时),溶于水,定量转移入 1000ml 容量瓶中,稀释至刻度。

(6)氮氧化物标准应用液(5μg/ml,以 NO_2^- 计):准确移取氮氧化物储备液 5ml 至 100ml 容量瓶中,加水至 100ml 刻度。

(7)实验用水:三级水。

【实验步骤】

1. 样品的采集与处理

(1)样品采集

1)平行采样:将两支各装有 5.0ml 显色液的多孔玻板吸收管平行放置,一支进气口接氧化管,并使管口略微朝下倾斜;另一支不接氧化管,分别以 0.5L/min 流量采集空气样品,直至吸收管呈现淡红色。记录采样时间、气温、气压。

2)串联采样:在采样点,用氧化管串联两只各装有 5.0ml 显色液的多孔玻板吸收管,以定点采样方式、0.5L/min 流量,采集空气样品,直至吸收管呈现淡红色。

(2)样品运输和保存:采样后,立即封闭多孔玻板吸收管的进出气口,置于清洁的容器内运输和保存。

（3）样品处理:用采过样的吸收管中的吸收液洗涤进气管内壁 3 次,放置 15 分钟,供测定。

（4）样品空白:将装有 5.0ml 显色液的多孔玻板吸收管带至采样点,除不连接采样器采集空气样品外,其余操作同样品。

2. 标准曲线的绘制及样品测定

（1）标准曲线绘制:按表 3-4 配制标准系列。

表 3-4   氮氧化物标准系列

管号	0	1	2	3	4	5	6
标准应用液(ml)	0	0.05	0.10	0.20	0.30	0.50	0.70
水(ml)	1	0.95	0.90	0.80	0.70	0.50	0.30
吸收液(ml)	4	4	4	4	4	4	4
NO_2^- 含量(μg)	0	0.25	0.50	1.00	1.50	2.50	3.50

将各标准管混匀,室温放置 15 分钟。在波长 540nm 处分别测定标准系列溶液的吸光度,以标准系列溶液的吸光度值对氧化氮含量(μg)绘制标准曲线和进行线性回归。

（2）样品测定:用测定标准系列的操作条件测定样品和样品空白吸收液的吸光度,用样品溶液的吸光度值减去空白溶液的吸光度值,由回归方程计算样品溶液中的氮氧化物的含量(μg)。

【数据处理】

空气中氮氧化物的含量用下式计算:

$$\rho = \frac{m}{V_0} \times 1.32$$

式中:

ρ ——空气中氮氧化物的浓度,mg/m^3;

m ——样品溶液中氮氧化物的含量,μg;

1.32——由气态氧化氮换算成液态氧化氮的系数;

V_0 ——标准状况下的采样体积,L。

空气中一氧化氮的浓度用下式计算:

$$\rho_m = \rho_t - \rho_d$$

ρ_m ——空气中一氧化氮的浓度,mg/m^3;

ρ_t ——接氧化管的吸收管测得的一氧化氮和二氧化氮的总浓度,mg/m^3;

ρ_d ——不接氧化管的吸收管测得的二氧化氮的浓度,mg/m^3。

【注意事项】

1. 采样时,平行管的进气口必须尽量靠近,采样的开始时间和结束时间一致。样品的采集、运输和保存过程中避免阳光照射。

2. 制备好的三氧化铬-石英砂应是松散的,若粘在一起,说明三氧化铬比例太大,可适当增加一些石英砂重新制备。

3. 三氧化铬-石英砂氧化管适合在空气相对湿度 30% ~ 70% 时使用,空气相对湿度较大时,因部分二氧化氮被氧化管吸附,使二氧化氮的回收率下降,应勤换氧化管;相对湿度较小时,可使氧化效率下降。所以,在氧化管装入氧化剂之后,用经过水面的潮湿空气通过氧化管,平衡1小时,然后放入相对湿度为50%左右的恒湿密闭容器中保存,备用。当氧化管因吸湿板结或部分变为绿色,应及时更换。

4. 吸收液应无色,若呈现微红色,则说明吸收液吸收了空气中的二氧化氮或者水中有亚硝酸根离子。吸收液在使用过程中应避免日光直接照射,要求用棕色瓶保存,采样时也尽量使用棕色采样管。用普通采样管时,则须用黑纸或黑布包裹。

（二）环境空气中一氧化氮、二氧化氮的测定

【实验原理】

空气中的二氧化氮被串联的第一支吸收瓶中的吸收液吸收并反应生成粉红色偶氮染料。空气中的一氧化氮不与吸收液反应,通过氧化管时被酸性高锰酸钾溶液氧化为二氧化氮,被串联的第二支吸收瓶中的吸收液吸收并反应生成粉红色偶氮染料。生成的偶氮染料在波长540nm处的吸光度与二氧化氮的含量成正比。分别测定第一支和第二支吸收瓶中样品的吸光度,计算两支吸收瓶内二氧化氮和一氧化氮的质量浓度,两者之和即为氮氧化物的质量浓度(以二氧化氮计)。

【仪器与试剂】

1. **仪器** 分光光度计;空气采样器:流量范围0.1~1.0L/min;采样管,硼硅玻璃管、不锈钢管、聚四氟乙烯管或硅胶管;吸收瓶,可装10,25,50ml吸收液的多孔玻板吸收瓶,液柱高度不低80mm;氧化瓶,可装5,10,50ml酸性高锰酸钾溶液的洗气瓶,液柱高度不低于80mm。

2. **试剂**

(1)冰乙酸(CH_3COOH)。

(2)硫酸溶液[$c(1/2\ H_2SO_4) = 1mol/L$]:取15ml浓硫酸,缓慢加入500ml水中,搅拌均匀,冷却备用。

(3)酸性高锰酸钾溶液(25g/L):称取25g高锰酸钾于1000ml烧杯中,加入500ml水,稍微加热使其全部溶解,然后加入1mol/L硫酸溶液500ml,搅拌均匀,贮于棕色试剂瓶中。

(4)N-(1-萘基)乙二胺盐酸盐储备液(1.00g/L):称取0.50g N-(1-萘基)乙二胺盐酸盐[$C_{10}H_7NH(CH_2)_2NH_2 \cdot 2HCl$]于500ml容量瓶中,用水溶解稀释至刻度。此溶液贮于密闭的棕色瓶中,在冰箱中冷藏可稳定保存3个月。

(5)显色液:称取5.0g对氨基苯磺酸($NH_2C_6H_4SO_3H$)溶解于约200ml 40~50℃热水中,将溶液冷却至室温,全部移入1000ml容量瓶中,加入50ml N-(1-萘基)乙二胺盐酸盐储备溶液和50ml冰乙酸,用水稀释至刻度。此溶液贮于密闭的棕色瓶中,在25℃以下暗处存放可稳定三个月。若溶液呈现淡红色,应弃之重配。

(6)吸收液:使用时将显色液和水按4:1($V:V$)比例混合,即为吸收液。吸收液的吸光度应小于或等于0.005。

(7)亚硝酸盐标准储备液[$\rho(NO_2^-) = 250\mu g/ml$]:准确称取0.3750g亚硝酸钠[$NaNO_2$,优级纯,使用前在$(105 \pm 5)$℃干燥恒重]溶于水,移入1000ml容量瓶中,用水稀释至标线。此溶液贮于密闭棕色瓶中于暗处存放,可稳定保存三个月。

(8)亚硝酸盐标准工作液[$\rho(NO_2^-) = 2.5\mu g/ml$]:准确吸取亚硝酸盐标准储备液1.00ml于100ml容量瓶中,用水稀释至标线。临用现配。

【实验步骤】

1. 样品的采集、保存与处理

（1）样品的采集

1）短时间采样（1小时以内）：取两支内装10.0ml吸收液的多孔玻板吸收瓶和一支内装5～10ml酸性高锰酸钾溶液的氧化瓶（液柱高度不低于80mm），用尽量短的硅橡胶管将氧化瓶串联在两支吸收瓶之间，以0.4L/min流量采气4～24L。

2）长时间采样（24小时）：取两支大型多孔玻板吸收瓶，装入25.0ml或50.0ml吸收液（液柱高度不低于80mm），标记液面位置。取一支内装50ml酸性高锰酸钾溶液的氧化瓶，接入采样系统，将吸收液恒温在（20±4）℃，以0.2L/min流量采气288L。采样过程注意观察吸收液颜色变化，避免因氮氧化物浓度过高而穿透。

（2）样品的保存：样品采集、运输及存放过程中避光保存，样品采集后尽快分析。若不能及时测定，将样品于低温暗处存放，样品在30℃暗处存放，可稳定8小时；在20℃暗处存放，可稳定24小时；于0～4℃冷藏，至少可稳定3天。

（3）现场空白：将装有吸收液的吸收瓶带至采样点，除不连接采样器采集空气样品外，其余操作同样品。

2. 标准曲线绘制及样品测定

（1）标准曲线的绘制：取6支10ml具塞比色管，按表3-5制备亚硝酸盐标准溶液系列。

表3-5　NO_2^- 标准溶液系列

管号	0	1	2	3	4	5
标准工作液（ml）	0	0.40	0.80	1.20	1.60	2.00
水（ml）	2.00	1.60	1.20	0.80	0.40	0.00
显色液（ml）	8.00	8.00	8.00	8.00	8.00	8.00
NO_2^- 浓度（μg/ml）	0.00	0.10	0.20	0.30	0.40	0.50

各管混匀，于暗处放置20分钟（室温低于20℃时放置40分钟以上），用10mm比色皿，在波长540nm处，以水为参比测量吸光度，扣除0号管的吸光度后，对应 NO_2^- 的浓度（μg/ml），用最小二乘法计算标准曲线的回归方程。

标准曲线斜率控制在0.180～0.195（吸光度·ml/μg），截距控制在±0.003。

（2）样品测定：采样后样品放置20分钟，室温20℃以下放置40分钟以上，用水将采样瓶的样品补充至标线，混匀。用测定标准系列的操作条件测定样品吸收液的吸光度。同时测定空白样品的吸光度。若样品的吸光度超过标准曲线的上限，应用实验室空白试液稀释，再测定其吸光度。

【数据处理】

空气中二氧化氮浓度 ρ_{NO_2}（mg/m³）用下式计算：

$$\rho_{NO_2} = \frac{(A_1 - A_0 - a) \times V \times D}{b \times f \times V_0}$$

空气中一氧化氮的浓度 ρ_{NO}（mg/m³）以二氧化氮（NO_2）计，按下式计算：

$$\rho_{NO} = \frac{(A_2 - A_0 - a) \times V \times D}{b \times f \times V_0 \times K}$$

空气中一氧化氮浓度 ρ'_{NO} 以一氧化氮（NO）计，按下式计算：

$$\rho'_{NO} = \frac{\rho_{NO} \times 30}{46}$$

空气中氮氧化物的浓度 ρ_{NO_x}（mg/m^3）以二氧化氮（NO_2）计，按下式计算：

$$\rho_{NO_x} = \rho_{NO_2} + \rho_{NO}$$

式中：

A_1、A_2——串联的第一支和第二支吸收瓶中样品的吸光度；

A_0——实验室空白的吸光度；

b——标准曲线的斜率，吸光度·ml/μg；

a——标准曲线的截距；

V——采样用吸收液体积，ml；

V_0——标准状况下的采样体积，L；

K——一氧化氮氧化为二氧化氮的系数，0.68；

D——样品的稀释倍数；

f——Saltzman 实验系数 0.88（当空气中二氧化氮浓度高于 0.72mg/m^3 时，f 取值 0.77）。

【注意事项】

1. 空气中二氧化硫浓度为氮氧化物浓度 30 倍时，空气中臭氧浓度超过 0.25mg/m^3 时，对二氧化氮的测定产生负干扰。空气中过氧乙酰硝酸酯（PAN）对二氧化氮的测定产生正干扰。采样时在采样瓶入口端串接一段 15~20cm 长的硅橡胶管，可排除干扰。

2. 当氧化管中有明显的沉淀物析出时，应及时更换。

3. 一般情况下，内装 50ml 酸性高锰酸钾溶液的氧化瓶可使用 15~20 天（隔日采样）。

4. 采样过程注意观察吸收液颜色变化，避免因氮氧化物浓度过高而穿透。

5. 若现场空白和实验室空白相差较大，查找原因，重新采样。

【思考题】

1. 如果要对 NO 和 NO_2 分别测定，应如何采样？

2. 为什么吸收管在采样、运输和保存的过程中都应避光？

3. 在空气中氮氧化物测定的结果计算中，为什么要除以 NO_2 的转换系数？

（王　丽　高艳荣）

附：

Saltzman 实验系数的测定

用装有 10ml 吸收液的吸收管，按照采样方法采集 NO_2 标准气体，当吸收液中 [NO_2^-] ≈ 0.5μg/ml 时停止采样（可与标准系列管比较颜色深浅加以判断）；用标准气体的浓度乘以采样体积计算实际采集到标准气体中 NO_2 的量（W）。按照测定方法测定吸收液中 NO_2^- 的量（Y）。用该量除以采集标准气体中 NO_2 的量，求得 Saltzman 转换系数（f）值：

$$f = \frac{Y}{W}$$

式中：

f——Saltzman 转换系数；

Y——按照测定方法测定吸收液中 NO_2^- 的量；

W——采集到标准气体中 NO_2 的量。

实验三　室内空气中臭氧的测定
——靛蓝二磺酸钠分光光度法

臭氧(O_3)是具有特殊臭味的淡蓝色气体。臭氧具有强氧化性和强烈的刺激作用，可对眼结膜、呼吸道黏膜产生刺激作用，并可损害中枢神经系统、免疫系统，加速衰老，甚至可诱发恶性肿瘤。室内空气质量卫生标准中臭氧的浓度限值为 $0.16mg/m^3$。

【实验目的】

掌握靛蓝二磺酸钠分光光度法测定空气中臭氧的原理和方法；熟悉多孔玻板吸收管采集空气样品的操作方法；了解空气中臭氧测定的卫生学意义。

【实验原理】

在磷酸缓冲溶液存在下，空气中的臭氧与吸收液中的靛蓝二磺酸钠(IDS)等摩尔反应，生成无色的靛红磺酸钠，使溶液褪色，溶液褪色程度与臭氧的浓度成正比。在 610nm 处测定溶液的吸光度值，根据蓝色褪去的程度，定量分析空气中臭氧的浓度。

本法适用于臭氧含量较高的空气样品测定。

【仪器与试剂】

1. 仪器　大气采样器；分光光度计；聚四氟乙烯采样导管；多孔玻板吸收管；恒温水浴箱或保温瓶；水银温度计；具塞比色管，10ml。

2. 试剂

(1)溴酸钾标准储备液[$c(1/6KBrO_3)=0.1000mol/L$]：称取 1.3918g 溴酸钾($KBrO_3$，优级纯，180℃烘 2 小时)，置于烧杯中，用水溶解后，定量转移至 500ml 容量瓶中，用水稀释至刻度。

(2)溴酸钾-溴化钾标准溶液：移取 10.00ml 溴酸钾标准储备液于 100ml 容量瓶中，加入 1.0g 溴化钾，溶解后用水稀释至刻度。

(3)磷酸盐缓冲溶液(0.050mol/L)：称取 6.8g 磷酸二氢钾(KH_2PO_4)和 7.1g 磷酸氢二钠(Na_2HPO_4)，用水溶解后，稀释到 1000ml。

(4)硫代硫酸钠标准溶液[$c(Na_2S_2O_3)=0.0050mol/L$]：将一定体积经过标定的硫代硫酸钠标准溶液[$c(Na_2S_2O_3)=0.1mol/L$](附录2)置于容量瓶中，用新煮沸放冷的纯水稀释至 0.0050mol/L。

(5)硫酸溶液(1+6)：1 体积浓硫酸缓慢加入 6 体积水中。

(6)淀粉溶液(2.0g/L)：称取 0.20g 可溶性淀粉，用少量的水调成糊状，缓慢倒入 100ml 的沸水中，煮沸至溶液澄清。

(7)靛蓝二磺酸钠(IDS)储备液：称取 0.25g 靛蓝二磺酸钠($C_{16}H_8N_2Na_2O_8S_2$)，用水溶解，转入 500ml 棕色容量瓶中，用水稀释至刻度，摇匀，24 小时后标定。

标定方法如下：取 20.00ml IDS 储备液于 250ml 碘量瓶中，加入 20.00ml 溴酸钾-溴化钾标准溶液，加入 50ml 水，加盖。放入(16±1)℃的水浴箱或保温瓶中，待溶液的温度平衡后，加入硫酸溶液(1+6)5.0ml，加盖，摇匀并开始计时，在(16±1)℃水浴或保温瓶中，暗处放置(35±1)分钟。加入 1.0g 碘化钾，加盖并摇匀至完全溶解，暗处放置 5 分钟，用硫代硫酸钠标准溶液[$c(Na_2S_2O_3)0.0050mol/L$]滴定至淡黄色，加入 5ml 淀粉溶液，继续滴至溶液蓝色恰好褪去，溶液呈亮黄色。平行滴定所用硫代硫酸钠标准溶液的体积之差不应大于

0.05ml。按下式计算 IDS 相当于臭氧的质量浓度：

$$\rho = \frac{c_1 V_1 - c_2 V_2}{V} \times 12.00 \times 10^3$$

式中：

ρ——每毫升靛蓝二磺酸钠溶液相当于臭氧的质量浓度，$\mu g/ml$；

c_1——溴酸钾-溴化钾标准溶液的浓度，mol/L；

V_1——溴酸钾-溴化钾标准溶液的体积，ml；

c_2——硫代硫酸钠标准溶液的浓度，mol/L；

V_2——滴定所用硫代硫酸钠标准溶液的体积，ml；

V——IDS 储备液的体积，ml；

12.00——臭氧的摩尔质量（$1/4 O_3$），g/mol。

该溶液在 20℃以下、暗处保存可稳定 2 周。

(8)IDS 标准溶液：将标定后的 IDS 储备液，用磷酸盐缓冲溶液逐级稀释成每毫升相当于 1.00μg 臭氧的 IDS 标准溶液。

(9)IDS 吸收液：将标定后的 IDS 储备液，用磷酸盐缓冲溶液稀释成每毫升相当于 2.5μg 或者 5.0μg 臭氧的 IDS 吸收液。此溶液于 20℃以下暗处可保存 1 个月。

(10)实验用水：三级水。

【实验步骤】

1. 样品的采集与处理

(1)样品采集：用硅胶管连接两个内装(10.00 ± 0.02)ml IDS 吸收液的多孔玻板吸收管，罩上黑布套，以 0.5L/min 的流量采样 5~30L。当吸收液褪色约 60% 时(与现场空气样品比较)，立即停止采样。当确信空气中臭氧质量浓度较低，不会穿透时，可以用棕色玻板吸收管采样。

(2)样品保存：采样后的样品在 20℃以下暗处保存至少可稳定 1 周。

(3)样品处理：采样后，将两支吸收管中的样品溶液分别移入 10ml 比色管中，用少量水洗涤吸收管，使总体积分别为 10ml，作为样品溶液。

(4)现场空白：用同一批制的 IDS 吸收液，装入多孔玻板吸收管中，带到现场采样。除了不采集空气样品外，其他环境条件保持与采集空气的样品管相同。

2. 标准曲线的绘制及样品测定　按表 3-6 配制标准系列。

表 3-6　IDS 标准系列

管号	1	2	3	4	5	6
IDS 标准溶液/ml	10.00	8.00	6.00	4.00	2.00	0.00
磷酸盐缓冲溶液/ml	0.00	2.00	4.00	6.00	8.00	10.00
臭氧含量/μg	0.00	0.20	0.40	0.60	0.80	1.00

用 20mm 比色皿，以水为参比，分别在 610nm 处测定标准系列溶液、样品溶液和空白溶液的吸光度。以标准系列中零浓度管与各标准管吸光度值之差对臭氧含量(μg)进行线性回归，建立回归方程：$y = a + bx$

【数据处理】

按下式计算空气中臭氧的浓度：

$$\rho(O_3) = \frac{(A_0 - A_1) + (A_0 - A_2) - a}{b \times V_0}$$

式中：

$\rho(O_3)$——空气中臭氧的浓度，mg/m^3；

A_0——现场空白样品吸光度的平均值；

A_1——第一只样品管溶液的吸光度值；

A_2——第二只样品管溶液的吸光度值；

b——标准曲线的斜率；

a——标准曲线的截距；

V_0——换算为标准状态的采样体积，L。

【注意事项】

本方法干扰多，空气中的氯气、二氧化氮产生正干扰，但一般情况下浓度很低，不会造成显著的误差。当二氧化硫、硫化氢、过氧乙酰硝酸酯（PAN）和氟化氢等的浓度高于750，110，1800，2.5$\mu g/m^3$ 时，产生负干扰。

【思考题】

采用靛蓝二磺酸钠分光光度法测定臭氧时，空气中哪些共存的物质会对测定的结果产生干扰作用？

（王　丽　高艳荣）

实验四　室内空气中甲醛的测定
—— 乙酰丙酮分光光度法

甲醛是室内空气主要污染物之一，对皮肤和黏膜有强烈的刺激作用。GB/T 18883—2002《室内空气质量标准》规定：室内空气中甲醛最高容许浓度（1 小时均值）为 0.10mg/m^3。工作场所空气中甲醛最高容许浓度为 0.5mg/m^3。

【实验目的】

掌握乙酰丙酮分光光度法测定空气中甲醛的原理以及多孔玻板吸收管采集空气样品的操作方法；熟悉实验操作步骤和大气采样器的使用；了解乙酰丙酮分光光度法测定空气中甲醛的卫生学意义和注意事项。

【实验原理】

空气中的甲醛经水吸收后，在 pH =6 的乙酸-乙酸铵缓冲溶液中，与乙酰丙酮作用，在沸水浴条件下，迅速生成稳定的黄色化合物 3,5-二甲酰基-2,4-二甲基-1,2-二氢吡啶（DLL），该化合物在波长 413nm 处有最大吸收，其反应式如下：

【仪器和试剂】

1. 仪器　采样器,流量范围为 0.2～1.0L/min;皂膜流量计;多孔玻板吸收管,50ml 或 125ml、采样流量 0.5L/min 时,阻力为(6.7±0.7)kPa,单管吸收效率大于 99%;具塞比色管,25ml,具 10ml 和 25ml 刻度,经校正;分光光度计;标准皮托管:具校正系数;采样引气管,聚四氟乙烯管,内径 6～7mm,引气管前端带有玻璃纤维滤料;空盒气压表;水银温度计,0～100℃;pH 酸度计;水浴锅。

2. 试剂

(1)不含有机物的蒸馏水:加少量高锰酸钾的碱性溶液于水中再进行蒸馏即得(在整个蒸馏过程中水应始终保持红色,否则应随时补加高锰酸钾)。

(2)吸收液:不含有机物的重蒸馏水。

(3)乙酸铵(CH$_3$COONH$_4$)。

(4)冰乙酸(CH$_3$COOH)。

(5)乙酰丙酮(C$_5$H$_8$O$_2$)。

(6)乙酰丙酮溶液[φ(C$_5$H$_8$O$_2$)=0.25%]:称取 25g 乙酸铵,加少量水溶解,加 3ml 冰乙酸及 0.25ml 新蒸馏的乙酰丙酮,混匀再加水至 100ml,调整 pH=6.0,此溶液于 2～5℃贮存,可稳定 1 个月。

(7)盐酸溶液(1+5)。

(8)氢氧化钠溶液(30g/100ml)。

(9)碘标准溶液[c(1/2I$_2$)=0.1mol/L]:配制与标定方法见附录 2。

(10)淀粉溶液(1g/100ml):称取 1g 淀粉,用少量水调成糊状,倒入 100ml 沸水中,呈透明溶液,临用时配制。

(11)硫代硫酸钠标准溶液[c(Na$_2$S$_2$O$_3$)=0.1mol/L]:配制与标定方法见附录 2。

(12)甲醛标准储备液:取 10ml 含量为 36%～38% 甲醛溶液,放入 500ml 容量瓶中,加水稀释至刻度。其准确浓度用下述方法标定:

精确量取 5.00ml 待标定的甲醛储备溶液,置于 250ml 碘量瓶中,加入 30.00ml 碘溶液 [c(1/2I$_2$)=0.1000mol/L],立即逐滴加入 30g/100ml 氢氧化钠溶液,至颜色褪到淡黄色为止(大约 0.7ml)。放置 10 分钟,加盐酸溶液(1+5)5ml 酸化,(空白滴定时需多加 2ml),在暗处放置 10 分钟,加入 100ml 新煮沸冷却的水,用硫代硫酸钠标准溶液[c(Na$_2$S$_2$O$_3$)=0.1mol/L]滴定,至溶液呈淡黄色时,加入 1ml 1g/100ml 淀粉溶液继续滴定恰使蓝色褪尽为止。记录所用硫代硫酸钠标准溶液的体积(V_2),ml。同时以水作试剂空白滴定,并记录空白滴定所用硫代硫酸钠标准溶液的体积(V_1),ml。重复做两次滴定,所用硫代硫酸钠溶液体积误差不超过 0.05ml。甲醛溶液的浓度用以下公式计算:

$$\rho(\text{甲醛}) = \frac{(V_1 - V_2) \times c_{\text{Na}_2\text{S}_2\text{O}_3} \times 15.0}{5.00}$$

式中:

ρ(甲醛)——甲醛溶液的浓度,mg/ml;

V_1——试剂空白消耗硫代硫酸钠溶液体积的平均值,ml;

V_2——标定甲醛标准储备溶液消耗硫代硫酸钠溶液体积的平均值,ml;

$c_{\text{Na}_2\text{S}_2\text{O}_3}$——硫代硫酸钠溶液的准确物质的量浓度,mol/L;

(13)甲醛标准应用溶液(5.00μg/ml):临用时,将甲醛标准储备溶液用不含有机物的蒸馏水稀释成甲醛标准应用液,2~5℃贮存,可稳定一周。

【实验步骤】

1. 样品采集、保存及处理

(1)样品采集:采样系统由采样引气管、采样吸收管和空气采样器串联组成,吸收管体积为50ml或125ml,吸收液装液量分别为20ml或50ml,以0.5~1.0L/min的流量,采气5~20分钟。

(2)样品的保存:采集的样品如不能立即分析,应置于2~5℃贮存,并且需在2日内分析完毕,以防甲醛被氧化。

(3)空白试验:用现场未采样空白吸收管的吸收液按样品测定的步骤进行空白测定。

2. 标准曲线的绘制及样品测定

(1)标准曲线的测定

1)取7支25ml具塞比色管,分别加入甲醛标准应用液0,0.20,0.80,2.00,4.00,6.00和7.00ml。

2)在上述标准系列中,将标准溶液用水稀释定容至10.0ml。

3)分别在每支比色管中加0.25%乙酰丙酮溶液2.0ml,混匀,置于沸水浴中加热3分钟。

4)待比色管中的混合溶液冷却至室温后,用1cm比色杯,以水为参比,于波长413nm处测定吸光度值。

5)以吸光度对甲醛的含量进行线性回归,求回归方程。

(2)样品测定

1)准确将吸收后的样品溶液和现场空白溶液移入25ml比色管中(小于10ml),用蒸馏水定容至10.0ml标线。

2)按照与标准系列相同的操作步骤显色,测样品管及空白管吸光度值,如果样品溶液吸光度超过标准曲线的范围,则可将样品溶液用水稀释后再分析。

3)将样品管吸光度减去空白管吸光度值代入回归方程中,得到样品溶液中甲醛的含量(μg)。

【数据处理】

空气样品甲醛的浓度按照下式计算:

$$\rho(甲醛) = \frac{m}{V_0} \times f$$

式中:

$\rho(甲醛)$——空气中甲醛的浓度,mg/m^3;

m——样品溶液管中甲醛的含量,μg;

f——样品溶液稀释倍数;

V_0——换算成标准状况下的采样体积,L。

【注意事项】

1. 本法最大的优点是测定结果不受乙醛、酚类等物质干扰;但SO_2对结果有一定影响,使用$NaHSO_3$作为保护剂则可以消除SO_2的干扰。

2. 本法操作简便,重现性好,但灵敏度较低,当采样体积为10L时,最低检出浓度为$0.5mg/m^3$。因此,本方法主要用于工业废气中甲醛的测定;已知室内空气中甲醛浓度较大($0.032mg/m^3$)时,才适于测定室内空气中的甲醛含量。

3. 日光照射能使甲醛被氧化,因此在采样时选用棕色吸收管,在样品运输和存放过程中,都应采取避光措施。

【思考题】

1. 采样过程中为什么要记录现场的气温和气压?

2. 简述样品采集后如何保存。

(吴　磊　程　静)

实验五　空气中硫化氢的测定
—— 亚甲蓝分光光度法

硫化氢是一种无色、有腐蛋臭味的弱酸性气体,具有强烈的神经毒性,对黏膜亦有明显的刺激作用,主要从呼吸道侵入人体而致人体中毒。居住区大气中硫化氢一次测定最高容许浓度为 $0.01mg/m^3$,工作场所最高容许浓度为 $10mg/m^3$。

【实验目的】

掌握亚甲蓝分光光度法测定居住区大气中硫化氢的实验原理和注意事项;熟悉亚甲蓝分光光度法测定空气中硫化氢的实验步骤;了解亚甲蓝分光光度法测定空气中硫化氢的卫生学意义。

【实验原理】

空气中硫化氢被碱性氢氧化镉悬浮液吸收,形成硫化镉沉淀。吸收液中加入聚乙烯醇磷酸铵可以减低硫化镉的光分解作用。然后,在硫酸溶液中硫化氢与对氨基二甲基苯胺溶液和三氯化铁溶液作用,生成亚甲基蓝。根据颜色深浅,比色定量。

本法适用于居住区大气中硫化氢浓度的测定。

【仪器与试剂】

1. 仪器　大型气泡吸收管,10ml 并配有黑色避光套;空气采样器,0.2～2L/min;具塞比色管,10ml;分光光度计。

2. 试剂

(1)吸收液:称取 4.3g 硫酸镉($3CdSO_4 \cdot 8H_2O$)和 0.3g 氢氧化钠以及 10g 聚乙烯醇磷酸铵分别溶于水中。临用时,将 3 种溶液相混合,剧烈振摇至完全混溶,再用水稀释至 1L。贮于冰箱中可保存一周。

(2)对氨基二甲基苯胺储备液:量取 50ml 浓硫酸,缓慢加入 30ml 水中,放冷后,称量 12g 对氨基二甲基苯胺盐酸盐[$(CH_3)_2NC_6H_4 \cdot 2HCl$]溶于硫酸溶液中。置于冰箱中,可保存一年。

(3)对氨基二甲基苯胺应用液:量取 2.5ml 储备液,用硫酸溶液(1+1)稀释至 100ml。

(4)三氯化铁溶液:称量 100g 三氯化铁($FeCl_3 \cdot 6H_2O$)溶于水中,稀释至 100ml。若有沉淀,需要过滤后使用。

(5)混合显色液:临用时,按 1ml 对氨基二甲基苯胺应用液和 1 滴(0.04ml)三氯化铁溶液的比例相混合。此混合液要现用现配,若出现有沉淀物生成,应弃之不用。

(6)磷酸氢二铵溶液(400g/L):称取 40g 磷酸氢二铵[$(NH_4)_2HPO_4$]溶于水中,并稀释至 100ml。

(7)硫代硫酸钠标准溶液[$c(Na_2S_2O_3) = 0.0100mol/L$]:将一定体积经过标定的硫代硫

酸钠标准溶液[$c(Na_2S_2O_3)=0.1mol/L$](附录2)置于容量瓶中,用新煮沸放冷的纯水稀释至0.0100mol/L。

(8)碘标准溶液[$c(1/2I_2)=0.0100mol/L$]:将一定体积经过标定的碘标准溶液[$c(1/2 I_2)=0.1mol/L$](附录2)置于容量瓶中,用新煮沸放冷的纯水稀释至0.0100mol/L。

(9)0.5%淀粉溶液:称取0.5g可溶性淀粉,加5ml水调成糊状后,再加入100ml沸水,并煮沸2~3分钟,至溶液透明,冷却,临用现配。

(10)盐酸溶液(1+1):1体积浓盐酸与1体积水混合均匀。

(11)硫化钠溶液(Na_2S):取硫化钠晶体($Na_2S\cdot9H_2O$),用少量水清洗表面,用滤纸吸干。称量0.71g硫化钠晶体,溶于新煮沸冷却的水中,再稀释至1L。用下述方法标定:吸取20.00ml碘标准溶液[$c(1/2I_2)=0.0100mol/L$]于250ml碘量瓶中,加90ml水,加1ml盐酸溶液(1+1),准确加入10.00ml硫化钠溶液,混匀,放在暗处3分钟。用0.0100mol/L硫代硫酸钠标准溶液滴定至浅黄色,加1ml 0.5%淀粉液,呈蓝色,滴定至蓝色刚刚消失(由于有硫生成,使溶液呈微混浊色。此时,要特别注意滴定终点颜色突变)。记录所用硫代硫酸钠标准溶液的体积。同时另取10ml水做空白滴定,其滴定步骤完全相同,记录空白滴定所用硫代硫酸钠标准溶液的体积。样品滴定和空白滴定各重复做两次,两次滴定所用硫代硫酸钠的体积误差不超过0.05ml。

硫化氢浓度按如下公式计算:

$$\rho_0 = \frac{V_2 - V_1}{10} \times c_{Na_2S_2O_3} \times 17$$

式中:

ρ_0 ——硫化氢的浓度,mg/ml;

V_2 ——空白滴定所用硫代硫酸钠的体积,ml;

V_1 ——样品滴定所用硫代硫酸钠的体积,ml;

$c_{Na_2S_2O_3}$ ——硫代硫酸钠标准溶液的浓度,mol/L;

(12)硫化氢标准溶液[$\rho(H_2S)=5\mu g/ml$]:将经标定的硫化钠溶液,立即用新煮沸冷却的水稀释成5μg/ml的硫化氢的标准溶液。

(13)实验用水:三级水。

【实验步骤】

1. 样品采集、保存与处理

(1)样品采集:将盛装有10ml吸收液的大型气泡吸收管避光带至采样点。取一支大型气泡吸收管,连接在小流量大气采样器上,以0.5~1.5L/min流量,避光采集空气样品30L,记录采样时的温度和大气压力。同时做现场空白试验。

(2)样品保存与处理:采样后的样品置于暗处,并在6小时内显色;或在现场加显色液,带回实验室,当天比色测定。

2. 标准曲线绘制及样品测定

(1)标准曲线绘制

1)取10ml具塞比色管6支,分别加入吸收液10.00,9.90,9.80,9.60,9.40和9.20ml,再依次向每支比色管中加入硫化氢标准溶液0,0.10,0.20,0.40,0.60和0.80ml。

2)向标准液中立即加1ml混合显色液,加盖倒转,缓缓混合均匀,放置30分钟。

3)向各管滴加1滴磷酸氢二铵溶液,摇匀,以排除Fe^{3+}的颜色。

4）于波长 665nm 处，用 2cm 比色皿以水为参比测定吸光度。

5）以吸光度对硫化氢的含量（μg）进行线性回归，求回归方程。

（2）样品测定

1）将采样后的吸收液和空白吸收液分别全部转入 10ml 具塞比色管中，用少量吸收液洗涤吸收管，合并洗液于比色管中，并用吸收液稀释至刻度。

2）按照与标准系列相同的操作步骤显色，测样品管吸光度值。

3）将吸光度值（样品管减去现场空白管）代入回归方程中，得到样品溶液中硫化氢含量（μg）。

【数据处理】

空气样品中硫化氢的浓度按照下式计算：

$$\rho(\mathrm{H_2S}) = \frac{m}{V_0}$$

式中：

$\rho(\mathrm{H_2S})$ ——空气中硫化氢浓度，mg/m^3；

m ——样品溶液管中硫化氢的含量，μg；

V_0 ——换算成标准状况下的采样体积，L。

【注意事项】

1. 根据现场硫化氢浓度，选择采样流量，使最大采样时间不超过 1 小时。

2. 为减少光的影响，样品的采集、运输和保存过程中应避光；空气中 SO_2 浓度小于 $1mg/m^3$，NO_2 浓度小于 $0.6mg/m^3$ 时，不干扰测定。

3. 硫化钠在水中极不稳定，稀释后应立即绘制标准曲线，标准溶液必须临用时新配，现标定，现使用。

4. 吸收液为白色混悬液，每次用时要剧烈振摇均匀再量取。

5. 如果样品溶液吸光度超过标准曲线的范围，则可将样品溶液用吸收液稀释后再分析。

【思考题】

1. 吸收液中加入聚乙烯醇磷酸铵的作用是什么？

2. 为什么在比色前要加入磷酸氢二铵溶液？

（吴　磊　付国庆）

实验六　空气中苯系物的测定

苯系物是毒性较强的化合物，空气中的苯系物是各种排放源综合作用的结果。在欧盟颁布的《物质和混合物分类、包装及标签法规》中，苯被认定为 1A 类致癌物，甲苯为 2 类致生殖毒物，二甲苯和乙苯也具有不同程度的急慢性毒性。我国对于室内空气中苯、甲苯和二甲苯的 1 小时平均浓度限值分别为 $0.11mg/m^3$、$0.20mg/m^3$ 和 $0.20mg/m^3$。我国工作场所空气中苯、甲苯和二甲苯 15 分钟短时间接触容许浓度（PC-STEL）分别为 $10mg/m^3$、$100mg/m^3$ 和 $100mg/m^3$。

（一）活性炭吸附/二硫化碳解吸气相色谱法

【实验目的】

掌握空气中基于活性炭吸附/二硫化碳解吸的苯系物测定原理和方法；熟悉实验操作步骤和气相色谱仪的使用；了解空气中苯系物测定方法的注意事项。

【实验原理】

用活性炭采样管富集环境空气和室内空气中苯系物,二硫化碳解析,使用带有氢火焰离子化检测器(FID)的气相色谱仪测定分析。

【仪器与试剂】

1. 仪器　气相色谱仪,配火焰离子化检测器;色谱柱;内装 100mg 和 50mg 两段活性炭的碳管;空气采样器;溶剂解吸瓶,5ml;微量注射器,10μl。

2. 试剂

(1)二硫化碳:色谱鉴定无干扰杂峰。

(2)标准溶液:加约 5ml 二硫化碳于 10ml 容量瓶中,用微量注射器准确加入 10μl 苯、甲苯和二甲苯(色谱纯;在 20℃,1μl 苯、甲苯、邻二甲苯、间二甲苯和对二甲苯分别为 0.8787mg、0.8669mg、0.8802mg、0.8642mg 和 0.8611mg),用二硫化碳稀释至刻度,即为标准溶液。或直接使用市售标准溶液。

(3)N_2:纯度 99.999%,用净化管净化。

(4)H_2:纯度 99.99%。

【实验步骤】

1. 样品的采集与保存　在采样地点打开活性炭管,两端孔径至少 2mm,以 0.5L/min 的速度,抽取 25L 空气。

采样后,立即用聚四氟乙烯帽封闭活性炭管两端,4℃ 避光密闭保存,30 天内分析,置清洁容器内运输和保存。样品置冰箱内至少可保存 2 周。

2. 样品处理　将采过样的前后段活性炭分别放入溶剂解吸瓶中,各加入 1.0ml 二硫化碳,塞紧管塞,振摇 1 分钟,解吸 30 分钟。解吸液供测定。若浓度超过测定范围,用二硫化碳稀释后测定,计算时乘以稀释倍数。

3. 参考气相色谱条件　毛细管色谱柱:30m × 0.32mm × 0.25μm,RTX-5;恒压:50kPa;程序升温:50℃,保持 1 分钟,15℃/min 升至 120℃,保持 1 分钟;载气:氮气;分流比:60∶1;汽化室温度:250℃;检测室温度:250℃;空气流量:400ml/min;氢气流量:40ml/min;尾吹气流量:30ml/min。

4. 标准曲线绘制及样品测定

(1)定性分析:分别吸取 1.0μl 苯、甲苯、邻二甲苯、间二甲苯和对二甲苯的标准溶液,注入气相色谱仪分析,记录各自出峰时间,根据保留时间定性。

(2)标准曲线绘制:按表 3-7 用二硫化碳稀释标准溶液,配成所需混合标准溶液系列。

表 3-7　混合标准溶液系列

管号	0	1	2	3	4
苯浓度/(μg/ml)	0	13.7	54.9	219.7	878.7
甲苯浓度/(μg/ml)	0	13.6	54.2	216.7	866.9
邻二甲苯浓度/(μg/ml)	0	13.8	55.0	220.0	880.2
对二甲苯浓度/(μg/ml)	0	13.5	54.0	216.0	864.2
间二甲苯浓度/(μg/ml)	0	13.4	53.8	215.3	861.1

分别进样 1.0μl,测定各标准系列;以测得的峰面积分别对苯、甲苯和二甲苯浓度(μg/ml)进行线性回归,求回归方程。

(3)空白对照:将活性炭管带至采样地点,除不连接采样器采集空气样品外,其余操作同样品,作为样品的空白对照。

(4)样品测定:用测定标准系列的操作条件测定样品和空白对照解吸液;测得的样品中待测物峰面积值减去空白对照峰面积值后,由标准曲线计算解吸液中苯、甲苯和二甲苯的浓度(μg/ml)。

【数据处理】

空气中苯、甲苯和二甲苯的浓度按下式计算:

$$\rho = \frac{(\rho_1 + \rho_2) \times V}{V_0 D}$$

式中:

ρ ——空气中苯、甲苯和二甲苯,mg/m^3;

ρ_1, ρ_2 ——测得活性炭前后段解吸液中苯、甲苯和二甲苯的浓度,μg/ml;

V ——解吸液的体积,ml;

V_0 ——标准采样体积,L;

D ——解吸效率,%。

【注意事项】

1. 二硫化碳必须经色谱鉴定无苯、甲苯和二甲苯残留方可使用,否则会导致检出限升高和测定误差。

2. 二硫化碳易挥发,解吸液尽可能及时分析,否则需要密封后冷冻保存。

3. 每批活性炭管使用前必须测定解吸效率,苯、甲苯和二甲苯的解吸效率通常要求达到 90% 以上。

4. 苯、甲苯和二甲苯对 100g 活性炭的穿透容量要求分别为 7mg、13.1mg 和 10.8mg。

5. 先将活性炭管的前段进行解吸测定,如果测定结果显示苯、甲苯和二甲苯未超出活性炭的穿透容量,活性炭管的后段可以不用解吸测定;如果超出活性炭的穿透容量,则需要测定。

6. 按采样体积 1.5L 计,本法苯、甲苯和二甲苯最低检出浓度分别可达到 0.9mg/m^3、1.8mg/m^3 和 4.9mg/m^3。

(二)热解吸气相色谱法

【实验目的】

掌握空气中基于活性炭吸附/热解吸的苯系物测定原理和方法;熟悉热解吸操作步骤和气相色谱仪的使用;了解空气中苯系物热解吸测定方法的注意事项。

【实验原理】

空气中的苯、甲苯和二甲苯用活性炭富集,热解吸后,经气相色谱柱分离和火焰离子化检测器检测,以保留时间定性,峰面积定量。

【仪器与试剂】

1. **仪器** 配火焰离子化检测器的气相色谱仪;内装 100mg 活性炭的热解吸型活性炭管;空气采样器;热解吸器;100ml 和 1ml 注射器。

2. **试剂** 标准气:用微量注射器准确抽取 1.0μl 苯、甲苯、邻二甲苯、间二甲苯和对二甲苯(色谱纯;在 20℃,1μl 苯、甲苯、邻二甲苯、间二甲苯和对二甲苯分别为 0.8787mg、0.8669mg、0.8802mg、0.8642mg 和 0.8611mg),注入 100ml 注射器中,用清洁空气稀释至 100ml,配成标准气。或用国家认可的标准气配制方法。

【实验步骤】

1. 样品的采集与保存　同二硫化碳解吸法。

2. 样品处理　将采过样的活性炭管放入热解吸器中,进气口一端与 100ml 注射器相连,另一端与载气相连。用氮气以 50ml/min 流量于 350℃下解吸至 100ml,解吸气供测定。若浓度超过规定范围,可用清洁空气稀释后测定,计算时乘以稀释倍数。

3. 参考气相色谱条件　同二硫化碳解吸法。

4. 标准曲线绘制及样品测定

(1)定性分析:分别吸取 0.2ml 苯、甲苯、邻二甲苯、间二甲苯和对二甲苯的标准气,注入气相色谱仪分析,记录各自出峰时间,根据保留时间定性。

(2)标准曲线绘制:分别取 0、1.0、2.5、5.0、10.0ml 标准气注入 100ml 注射器中,用清洁空气稀释成表 3-8 混合标准系列。

表 3-8　混合标准溶液系列

管号	0	1	2	3	4
苯浓度/(μg/ml)	0	0.088	0.22	0.44	0.88
甲苯浓度/(μg/ml)	0	0.087	0.22	0.43	0.87
邻二甲苯浓度/(μg/ml)	0	0.088	0.22	0.44	0.88
对二甲苯浓度/(μg/ml)	0	0.086	0.22	0.43	0.86
间二甲苯浓度/(μg/ml)	0	0.086	0.22	0.43	0.86

分别进样 0.2ml,测定各标准系列;以测得的峰面积分别对苯、甲苯和二甲苯浓度(μg/ml)进行线性回归,求回归方程。

(3)空白对照:同二硫化碳解吸法。

(4)样品测定:用测定标准系列的操作条件测定样品和空白对照解吸气;测得的样品中待测物峰面积值减去空白对照峰面积值后,由标准曲线计算解吸气中苯、甲苯和二甲苯的浓度(μg/ml)。

【数据处理】

空气中苯、甲苯和二甲苯的浓度按下式计算:

$$\rho = \frac{\rho_1 \times 100}{V_0 D}$$

式中:

ρ ——空气中苯、甲苯和二甲苯,mg/m^3;

ρ_1 ——测得解吸气中苯、甲苯和二甲苯浓度,μg/ml;

100 ——解吸气体积,ml;

V_0 ——标准采样体积,L;

D ——解吸效率,%。

【注意事项】

1. 对活性炭管解吸效率和穿透容量的要求见二硫化碳解吸法。

2. 采集工作场所空气中待测物浓度较高时,应串联两根热解吸型活性炭管进行样品采样。先将前根活性炭管进行热解吸测定,如果测定结果显示苯、甲苯和二甲苯未超出活性炭的穿透容量,则第二根活性炭管可以不用热解吸测定;如果超出活性炭的穿透容量,则需要测定。

3. 按采样体积 1.5L 计,本法苯、甲苯和二甲苯最低检出浓度分别可达到 $0.033mg/m^3$、$0.067mg/m^3$ 和 $0.13mg/m^3$。

【思考题】

1. 如何确定二硫化碳解吸苯系物所需要的时间?

2. 毛细管气相色谱中分流进样的作用是什么?

3. 为什么需要测定活性炭管的解吸效率和穿透容量?

4. 为什么采用热解吸法的苯系物灵敏度高于二硫化碳解吸法?

(王和兴 周 颖)

实验七 空气中溴氰菊酯和氰戊菊酯含量的测定
—— 高效液相色谱法

溴氰菊酯(deltamethrin)和氰戊菊酯(cypermethrin)是对光稳定的高效、广谱拟除虫菊酯农药,广泛用于农业种植、家庭卫生等领域作为杀虫剂。过多接触或吸入其蒸气会损害人体的神经系统,造成慢性中毒,出现恶心、头痛、幻觉等症状。我国作业环境标准规定空气中溴氰菊酯时间加权平均容许浓度为 $0.03mg/m^3$,氰戊菊酯 $0.05mg/m^3$。

【实验目的】

掌握空气中溴氰菊酯或氰戊菊酯测定原理和方法;熟悉实验操作步骤和高效液相色谱仪的使用;了解空气中菊酯类测定方法的注意事项。

【实验原理】

空气中的气溶胶态溴氰菊酯或氰戊菊酯用超细玻璃纤维滤纸采集,甲醇洗脱后进样,经 C_{18} 色谱柱分离,紫外检测器检测,以保留时间定性,峰面积定量。

【仪器与试剂】

1. 仪器 高效液相色谱仪,具紫外光检测器,波长为 254nm(用于溴氰菊酯),220nm(用于氰戊菊酯);C_{18} 色谱柱;空气采样器;具塞离心管,5ml;微量注射器;小采样夹,滤料直径为 25mm;采样夹,滤料直径为 40mm;超细玻璃纤维滤纸。

2. 试剂

(1)甲醇:色谱鉴定无干扰峰。

(2)标准溶液:准确称取 0.0300g 溴氰菊酯或氰戊菊酯,用少量丙酮溶解后,定量转移入 10ml 容量瓶中,用甲醇稀释至刻度,此溶液为 3.0mg/ml 标准储备液,临用前,用甲醇稀释成 100.0μg/ml 溴氰菊酯或氰戊菊酯标准应用液。或用国家认可的标准溶液配制。

(3)实验用水:一级水,色谱检测无干扰峰。

【实验步骤】

1. 样品的采集、保存及处理

（1）样品采集

1）短时间采样：在采样点，用装有超细玻璃纤维滤纸的采样夹，以定点或个体采样方式、5L/min 流量，采集 15 分钟空气样品。

2）长时间采样：在采样点，用装有超细玻璃纤维滤纸的小采样夹，以定点或个体采样方式 1L/min 流量，采集 2～8 小时空气样品。

（2）样品保存：采样后，将超细玻璃纤维滤纸的接尘面朝里对折，放入具塞离心管运输和保存。室温下，样品可保存 7 天。

（3）样品处理：向装有采过样的超细玻璃纤维滤纸的具塞离心管中，加入 3.0ml 的甲醇，用玻璃棒将超细玻璃纤维滤纸浸泡在甲醇中，洗脱 20 分钟，离心后，上清液供测定，若上清液中待测物的浓度超过测定范围，可用甲醇稀释后测定，计算时乘以稀释倍数。

（4）空白对照：将装好超细玻璃纤维滤纸的采样夹带至采样点，除不连接空气采样器采集空气样品外，其他操作同样品。

2. 参考高效液相色谱条件　色谱柱：C_{18}，250mm × 4.6mm，5μm；流动相：甲醇 + 水 = 95 + 5；流速：1.0ml/min。

3. 标准曲线绘制及样品测定

（1）标准曲线绘制：取 5 支具塞离心管，用甲醇稀释标准应用液成 0～50.0μg/ml 浓度范围的溴氰菊酯或氰戊菊酯标准系列；参照仪器操作条件，将仪器调节至最佳测定状态，进样 20μl，测定标准系列，每个浓度重复测定 3 次，以测定的峰面积均值对相应的溴氰菊酯或氰戊菊酯浓度（μg/ml）绘制标准曲线或计算回归方程。

（2）样品测定：用测定标准系列的操作条件测定样品和空白对照的上清液；测得的峰面积值由标准曲线或回归方程得溴氰菊酯或氰戊菊酯的浓度（μg/ml）。

【数据处理】

空气中溴氰菊酯或氰戊菊酯的浓度按下式计算：

$$\rho = \frac{3\rho_1}{V_0}$$

式中：

ρ——空气中溴氰菊酯或氰戊菊酯的浓度，mg/m^3；

ρ_1——测得的样品上清液中溴氰菊酯或氰戊菊酯的浓度（减去样品空白），μg/ml；

3——上清液的体积，ml；

V_0——标准状况下的采样体积，L。

【注意事项】

1. 样品处理时，加入甲醇后，一定要充分捣碎采样滤纸，保证洗脱效率接近 100%。

2. 采过样的玻璃纤维滤纸暂时保存在洁净的离心管中，注意避免日光直射离心管或进入温度较高的环境中。

【思考题】

1. 居室或劳动场所进行采样，应如何布置采样点及采样类型？

2. 空气中的拟除虫菊酯类农药还有哪些测定方法？各有何特点？

（刘国良）

§4　生物材料检验篇

实验一　尿中铅的测定
—— 石墨炉原子吸收分光光度法

铅是人体非必需重金属元素,可以通过空气、水和食物等途径进入人体,当其含量在人体内超过一定水平时,会对健康产生危害。铅可以影响神经、造血、骨骼、内分泌、免疫、生殖和发育等各类器官,主要的靶器官是神经系统和造血系统。更为严重的是它影响婴幼儿的生长和智力发育,损伤认知功能、神经行为和学习记忆等脑功能,严重者造成痴呆。我国 GBZ 37—2002《国家职业卫生标准》中规定,正常人尿铅浓度不得超过 0.07mg/L。

【实验目的】

掌握石墨炉原子吸收分光光度法测定尿铅的原理及条件优化方法;熟悉石墨炉基本构造和工作原理;了解尿铅测定的卫生学意义。

【实验原理】

在基体改进剂存在下,尿液中的铅离子在石墨炉高温下原子化,吸收铅空心阴极灯发射的 283.3nm 共振线,在一定浓度范围内,其吸收值与铅含量成正比,标准曲线法定量。

本法适用于正常人、铅作业工人尿中铅的测定。

【仪器与试剂】

1. 仪器　原子吸收分光光度计,配石墨炉和背景校正装置;铅空心阴极灯;普通石墨管;聚乙烯广口塑料瓶,250ml;聚乙烯细口塑料瓶,100ml;尿比重计。

2. 试剂

(1) 硝酸:ρ_{20} = 1.42g/ml,优级纯。

(2) 氨水:ρ_{20} = 0.88g/ml。

(3) 基体改进剂:称取 4.0g 磷酸二氢铵($NH_4H_2PO_4$,光谱纯)溶于约 20ml 水中,加入 6.0g 抗坏血酸溶解后,稀释至 100ml,混匀,储存于聚乙烯细口塑料瓶中。

(4) 钼溶液(100g/L):称取 18.4g 钼酸铵[$(NH_4)_6Mo_7O_{24} \cdot 4H_2O$]溶于约 50ml 水中,加入 8ml 氨水,用水稀释成 100ml,混匀,储存于聚乙烯细口塑料瓶中。

(5) 铅标准储备液[$\rho(Pb)$ = 1.0mg/ml]:精确称取 0.1000g 金属铅(光谱纯),加入水约 10ml、硝酸 1ml,加热溶解,用水稀释成 100ml。临用前用基体改进剂逐级稀释成 0.2μg/ml 的铅标准应用液,储存于聚乙烯细口塑料瓶中。

(6) 实验用水:二级水。

【实验步骤】

1. 尿液采集和保存　用广口聚乙烯塑料瓶收集一次尿液约 100ml,尽快用比重计测定比重。从中移取 5.0ml 尿液于 5ml 聚乙烯平底塑料管中,加入 0.05ml 浓硝酸,摇匀,4℃冰箱可保存 2 周。测定前需要彻底摇匀,依铅含量高低,用水适当稀释,作为测定尿样。

2. 仪器参数设置与条件优化　波长:283.3nm;灯电流:7.5mA;狭缝:1.3nm;进样量:10μl;载气:Ar,150ml/min(原子化时停气);背景校正:塞曼效应或自吸效应或氘灯;原子化程序:干燥(45~70℃,40 秒),灰化(450℃,30 秒),原子化(1950℃,7 秒),清洗(2050℃,

3 秒)。

3. 石墨管涂钼处理　向普通石墨管中加入 100g/L 钼溶液 20μl,在载气流量 100ml/min,温度 45~70℃下干燥 50 秒,450℃灰化 30 秒,1950℃原子化 7 秒,重复此操作 10 次。涂钼石墨管内壁的底部应呈灰白色。

4. 标准曲线绘制及样品测定

(1)标准曲线的绘制:取 6 个 1.5ml 塑料离心管,用微量加样器分别加入 0.2μg/ml 铅标准应用液 0,0.03,0.06,0.09,0.12 和 0.15ml,用基体改进剂补足至 0.20ml,再分别加入正常人混合尿 0.20ml,配成铅质量浓度分别为 0,15,30,45,60 和 75μg/L 的标准系列溶液。在仪器操作条件下,分别进样 10μl,测定各管的吸光度值。以标准各管吸光度值减去对照管(即零管)吸光度值(A)对铅标准管浓度(ρ,μg/L)进行线性回归,求回归方程。

(2)样品测定:以水作为空白溶液,分别取水、测定尿样 0.20ml 于 1.5ml 塑料离心管中,加入 0.20ml 基体改进剂,混匀。分别进样 10μl,在仪器操作条件下测定各管吸光度值。以样品管吸光度值减去空白管吸光度值,从回归方程计算稀释尿样的铅浓度。

【数据处理】

1. 计算尿样换算成标准比重(1.020)下的浓度校正系数 k。

$$k = \frac{1.020 - 1.000}{\text{实测比重} - 1.000}$$

2. 计算尿中铅的浓度。

$$\rho = \rho_1 \times k \times D$$

式中:

ρ ——尿液中铅的质量浓度,μg/L;

ρ_1 ——测定尿样中铅的浓度,μg/L;

k ——浓度校正系数;

D ——尿液稀释倍数。

【注意事项】

1. 石墨管可以买商品化的涂钼石墨管。未经涂钼处理的普通石墨管亦适用,原子化温度为 2000℃,7 秒。

2. 对照试验是指取正常人混合尿按照标准溶液吸光度值测定方法测定其吸光度值。

3. 尿样采集时间不限,但是采集时需要脱离现场环境,换下工作服,搞好个人卫生后,在洁净的房间内留尿样,防止环境中铅的污染。

4. 尿液中加入硝酸可以起保存尿液作用,如果当天测定,也可不加。

5. 基体改进剂中因含抗坏血酸,容易被氧化,需避光保存,4℃可保存 1 个月以上。

6. 实验所用玻璃和塑料器皿需用硝酸溶液(1 + 1)浸泡过夜,冲洗干净,晾干备用。

【思考题】

1. 基体改进剂的作用是什么? 常见的基体改进剂有哪些? 各有什么作用?

2. 样品测定过程中,因尿液中含有机体多,造成石墨管中积炭很多,从而影响后续样品的测定,如何处理?

3. 尿液黏稠度大,如何更好地进样和保证好的重现性?

(杨慧仙)

实验二 头发中锌的测定
—— 火焰原子吸收分光光度法

锌是人体重要的微量元素之一,参与多种重要的代谢过程和生理作用。有研究表明缺锌或过量摄入可增加癌症的发病率。人体内含有 2～3g 锌,主要分布在骨骼、肌肉、血浆和头发中。头发中锌的含量比较稳定,且易采集、贮存,可以反映体内锌的贮存量及营养状态。各地区由于水质、土壤以及生活习惯等因素的不同,头发中锌含量也不同,人头发中锌含量参考范围为 53.7～327μg/g。

【实验目的】

掌握原子吸收分光光度法测定头发中锌的原理和方法;熟悉原子吸收分光光度计的使用;了解头发样品的采集和处理方法。

【实验原理】

头发样品经洗涤、酸消解后,用火焰原子吸收分光光度法进行锌含量的测定。从光源发出的锌元素特征谱线通过样品蒸气时,被锌元素的基态原子吸收,在一定条件下,发射光谱的吸收程度与样品中锌元素含量成正比,标准曲线法定量。

【仪器与试剂】

1. 仪器　火焰原子吸收分光光度计;锌空心阴极灯;电热板;锥形瓶,50ml;微波消解仪;聚四氟乙烯消解罐。

2. 试剂

(1)试剂均用优级纯,实验用水为去离子水。

(2)硝酸溶液(1+1):1 体积浓硝酸与 1 体积去离子水混合均匀。

(3)硝酸溶液(φ = 70%):吸取 70ml 硝酸用去离子水稀释至 100ml。

(4)硝酸溶液(φ = 1%):吸取 10ml 硝酸用去离子水稀释至 1000ml。

(5)混合消化液($HNO_3 + HClO_4 = 4 + 1$):4 体积浓硝酸与 1 体积高氯酸混合均匀。

(6)5% 中性洗涤液。

(7)锌标准储备液[$\rho(Zn)$ = 1.00mg/ml]:准确称取光谱纯锌 0.25g,用 10ml HNO_3 溶液(1+1)溶解,然后去离子水定容至 250ml。

(8)锌标准应用液[$\rho(Zn)$ = 10μg/ml]:吸取 10.00ml 锌标准储备液,用 1% 硝酸溶液定容至 1000ml。

【实验步骤】

1. 样品采集、保存与处理

(1)样品采集、保存:用洁净的不锈钢剪刀剪取受检者枕部距发根 1～2cm 处的头发 1g 左右,放入洁净烧杯内用 5% 中性洗涤液,浸泡 30 分钟,用玻璃棒搅拌洗涤,去离子水冲洗至无泡沫,滤干,80℃烘干,滤纸包好放干燥器内备用。

(2)样品处理(可选用其中一种方法消解)

1)湿法消解:准确称取发样 0.2g 于 50ml 锥形瓶中,加 2 颗玻璃珠和混合消化液 10ml,放置数分钟让样品溶解,置于电热板上选低温挡消解,保持微沸状态。当锥形瓶中溶液由棕褐色逐渐变至淡黄色或无色时,表明样品基本消化完全。如发现锥形瓶中溶液变为棕黑色,而硝酸烟已冒尽时,应立即取下锥形瓶冷却,补加适量硝酸后继续消化,直至锥形瓶中溶液变为无色透明,继续加热至近干,将锥形瓶从电热板上取下,冷却至室温。用适量 1% 硝酸溶液溶解锥形瓶中残渣并反复吹洗内壁,转移至 25ml 容量瓶中,用 1% 硝酸溶液定容至刻度,摇匀,待测。同时做空白对照。

2)微波消解:准确称取发样 0.2g 于聚四氟乙烯微波消解罐中,加入 70% 硝酸溶液 5ml,装好罐盖,放入微波消解仪进行消解。微波消解程序见表 3-9。待消解完成后,冷却,取出消解罐,将消解液转移入 25ml 容量瓶中,用 1% HNO_3 溶液淋洗消解罐,合并于 25ml 容量瓶中,定容至刻度。同时做空白对照。

表 3-9　微波消解程序

步骤	功率(W)	压力(MPa)	时间(分钟)
1	400	0.2	3
2	400	0.7	3
3	600	1.0	5

2. 仪器参考条件　测定波长 213.9nm;灯电流 5mA;狭缝 0.4nm;空气流量 6L/min;乙炔流量 1.2L/min。

3. 标准曲线的配制及样品测定　于 6 个 10ml 容量瓶中,分别吸取锌标准应用液 0,0.50,1.00,1.50,2.00 和 2.50ml,用 1% 硝酸溶液稀释至刻度,摇匀。得到浓度分别为 0,0.50,1.00,1.50,2.00 和 2.50μg/ml 的锌标准系列。依次测定标准系列、空白对照液和样品溶液,以标准系列测得的吸光度对锌浓度进行线性回归,求回归方程。

【数据处理】

头发中锌的含量按照下式计算:

$$\omega(\mathrm{Zn}) = \frac{(\rho - \rho_0) \times V}{m}$$

式中:

$\omega(\mathrm{Zn})$——头发样品中锌的含量,μg/g;

ρ——用回归方程计算得样品液中锌的浓度,μg/ml;

ρ_0——用回归方程计算得空白液中锌的浓度,μg/ml;

V——样品消解后定容的体积,ml;

m——称取头发样品的质量,g。

【注意事项】

1. 锌在环境中大量存在,极易造成污染,影响实验的准确性,必须同时做空白对照,给予扣除。

2. 所有实验用玻璃器皿需用 10% 硝酸溶液浸泡 24 小时以上,然后用去离子水冲洗干净备用。

3. 染色的头发对测定结果有影响,不要采集。

4. 空心阴极灯要预热 30 分钟。点燃火焰前,必须先开空气阀门,后开乙炔气阀门;熄灭火焰时,必须先关乙炔气阀门,后关空气阀门。

5. 若样品吸光度超过标准曲线范围,则用 1% 硝酸溶液稀释后再测定。

6. 使用微波消解仪前一定要仔细阅读仪器的使用说明书和使用注意事项。

【思考题】

1. 讨论湿法消化样品的优缺点。

2. 为什么要同时做空白对照？

3. 如果样品的吸光度值超过标准曲线范围,如何处理?

(陈漫霞)

实验三　尿中马尿酸和甲基马尿酸的测定
—— 高效液相色谱法

马尿酸(hippuric acid,HA)和甲基马尿酸(methyl hippuric acid,MHA)分别为甲苯和二甲苯的生物代谢物。马尿酸是甲苯的非特异性代谢产物,受多种因素影响,但在群体调查中,其结果判别有一定意义,因此,我国公布的职业接触甲苯的生物接触限值中仍以马尿酸为主,其值为 1.5g/g 肌酐。ACGIH 2013 年公布的生物接触指数(biological exposure index,BEI)中,已取消马尿酸作为接触甲苯的 BEI 值判定标准。甲基马尿酸是二甲苯的特异性生物代谢产物,为广泛采用的接触二甲苯的生物监测指标,2013 年 ACGIH 公布的甲基马尿酸的 BEI 值为 1.5g/g 肌酐。

【实验目的】

掌握高效液相色谱法测定尿中马尿酸和甲基马尿酸的原理和注意事项;熟悉样品前处理步骤和高效液相色谱仪的使用;了解测定尿中马尿酸和甲基马尿酸的卫生学意义和色谱条件。

【实验原理】

尿液经酸化后,用乙酸乙酯萃取其中的马尿酸和甲基马尿酸,反相 C_{18} 液相色谱柱分离,紫外检测器检测,以保留时间定性,峰面积定量。

本法适用于正常人和职业接触甲苯及二甲苯工人尿中马尿酸和甲基马尿酸的测定。

【仪器与试剂】

1. 仪器　高效液相色谱仪,配紫外检测器;微量进样器,10μl;离心机;恒温水浴锅;旋涡混合器;玻璃离心管,10ml;聚乙烯塑料瓶,100ml;尿比重计。

2. 试剂

(1)盐酸溶液(1+1):1 体积浓盐酸与 1 体积水混合均匀。

(2)冰乙酸(CH_3COOH)。

(3)氯化钠(NaCl)。

(4)甲醇(CH_3OH):色谱纯。

(5)乙酸乙酯($C_4H_8O_2$):色谱纯。

(6)马尿酸(HA)和甲基马尿酸(MHA)标准储备液:准确称取 HA 和 MHA 标准品各 0.05g,分别用水溶解并转移至 50ml 容量瓶中,加水定容,混匀。此溶液配制为 1mg/ml 标准储备溶液,4℃保存。

(7)实验用水:一级水。

【实验步骤】

1. 样品采集与处理

(1)用聚乙烯塑料瓶收集工人的班末尿,尽快测量肌酐含量,不符合要求的尿样弃掉,重新采样。

(2)采集的尿样按0.1%(V:V)的比例加入浓盐酸,室温下运输。于4℃冰箱中可保存2周。

(3)吸取1.0ml混匀尿样于10ml离心管中,加入0.1ml盐酸溶液(1+1),0.3g氯化钠。振荡溶解后,加入4.0ml乙酸乙酯,于旋涡混合器上混合1分钟,1000r/min离心5分钟使之分层。吸取0.4ml乙酸乙酯层于具塞试管中,低于70℃水浴挥发至干,加1.0ml水溶解残留物,0.45μm滤膜过滤,取10μl滤液注入色谱分析。

2. 参考色谱条件　色谱柱:C$_{18}$键合多孔硅胶柱(150mm×4.6mm,5μm);检测波长:254nm;柱温:35℃;流动相:甲醇+水+冰乙酸=20+80+0.01;流速:1.0ml/min。

3. 工作曲线绘制及样品测定

(1)定性分析:分别吸取HA和MHA的标准溶液,注入高效液相色谱仪分析,记录各自出峰时间,根据保留时间定性。

(2)取4支10ml离心管,分别加入HA和MHA标准储备溶液0,0.10,0.20,0.50ml,补加水至1.00ml(分别含马尿酸和甲基马尿酸0,0.10,0.20,0.50mg),各管按样品预处理步骤进行处理。

(3)分别取10μl处理后的标准溶液注入色谱仪分析(相当于0,0.10,0.20,0.50μg),保留时间定性,峰面积定量。以HA或MHA的峰面积对进样量进行线性回归,求回归方程。

【数据处理】

$$\rho = \frac{m}{V \times \rho_{肌酐}} \times 10$$

式中:

ρ ——尿中HA或MHA的浓度,mg/g肌酐;

m ——由标准曲线上查得的HA或MHA的含量,μg;

V ——进样体积,ml;

$\rho_{肌酐}$ ——尿样肌酐含量,g/L。

【注意事项】

1. 尿样需按0.1%(V:V)比例加入浓盐酸,或按0.1%(m:m)的比例加入百里酚,于4℃保存,至少可以稳定15天。也可将尿样酸化,用乙酸乙酯提取,提取液蒸干保存,至少可以稳定半年。

2. 加入氯化钠后,需振荡使其溶于样品中,再进行乙酸乙酯萃取,才能达到防止乳化的目的。

3. 乙酸乙酯易挥发,加入后须尽快盖紧管塞。加入水溶解残渣时,可旋涡混合辅助溶解。

4. 方法最低检测浓度为马尿酸0.015mg/L,甲基马尿酸0.03mg/L。

【思考题】

1. 为何提取时要加入盐酸溶液和氯化钠?

2. 若萃取过程中发生乳化,对测定有什么影响? 常用的防止乳化的方法有哪些?

3. 为何要挥干乙酸乙酯? 能直接用乙酸乙酯提取液进样分析吗? 为什么?

4. 有什么方法可以校正因乙酸乙酯挥发产生的测定误差?

5. 色谱分析时,流动相中加入乙酸的目的是什么?

(邹晓莉)

实验四 血清中维生素 A 和维生素 E 的测定
—— 高效液相色谱法

维生素 A 和维生素 E 属于脂溶性维生素。维生素 A 可维持正常的视觉功能和促进生长与生殖;缺乏维生素 A 会造成夜盲症、眼干燥症及儿童发育不良等;但过量摄入维生素 A 会导致皮肤干燥、脱屑和脱发等症状。维生素 E 可促进性激素分泌,具有抗氧化作用;缺乏维生素 E 可能会引起生育障碍和机体提前衰老等,甚至会引发遗传性疾病和代谢性疾病;但长期大剂量摄入维生素 E,可出现胃肠及性腺功能紊乱,还会诱发血栓性静脉炎、肺栓塞、下肢水肿等问题。血清中的维生素含量在一定程度上可以反映人体摄入的情况,为指导人们正确补充维生素提供实验室数据和依据。

【实验目的】

掌握高效液相色谱法测定血清中维生素 A 和维生素 E 的原理和注意事项;熟悉样品前处理步骤和高效液相色谱仪的使用;了解血清样品中有机物分析常用的样品前处理方法及其原理。

【实验原理】

血清样品经沉淀蛋白后,用正己烷萃取其中的维生素 A 和维生素 E,氮吹浓缩,反相 C_{18} 液相色谱柱分离,紫外检测器检测,以保留时间定性,峰面积定量。

【仪器与试剂】

1. 仪器　高效液相色谱仪,配紫外检测器;微量进样器,$10\mu l$;氮吹仪;离心机;旋涡混合器;eppendorf 管,3.0ml 和 1.5ml;微量移液器,$100\sim1000\mu l$。

2. 试剂

(1)无水乙醇(C_2H_5OH)。

(2)正己烷(C_6H_{14}):色谱纯。

(3)甲醇(CH_3OH):色谱纯。

(4)维生素 A 和维生素 E 标准溶液:准确称取维生素 A 和维生素 E 标准品各 0.01g,分别加甲醇溶解,转移并定容至 10ml 容量瓶中,混匀,配制成 1mg/ml 标准储备溶液,4℃避光保存。

(5)实验用水:一级水。

【实验步骤】

1. 样品采集与处理

(1)抽取血样放置于真空采血管中,待其凝集后,3000r/min 离心 10 分钟分离血清,吸取上层血清于 EP 管中,-20℃避光保存。

(2)取 0.50ml 血清于 EP 管中,加入 0.50ml 无水乙醇沉淀蛋白质,旋涡混匀 1 分钟。加入 1.0ml 正己烷,旋涡混匀 1 分钟,萃取其中的维生素 A 和维生素 E。

(3)12000r/min 离心 2 分钟使有机相和水相分层,吸取上层正己烷 0.80ml 于另一 EP 管中,氮吹至干,0.2ml 甲醇溶解残渣,12 000r/min 离心 2 分钟或 0.45μm 滤膜过滤,取上清液或滤液 10μl 进色谱仪分析。

2. 参考色谱条件　色谱柱:C_{18} 键合多孔硅胶(250mm×4.6mm,5μm);流动相:甲醇;流速:1.0ml/min;柱温:25℃;紫外检测采用波长切换方式进行,波长切换程序为:0~8分钟,325nm;8~15分钟,292nm。

3. 标准曲线绘制及样品测定

(1)定性分析:分别吸取维生素 A 和维生素 E 标准溶液,注入高效液相色谱仪分析,记录各自出峰时间,根据保留时间定性。

(2)分别吸取 1mg/ml 维生素 A 和维生素 E 标准储备溶液 1.00ml 于 10ml 容量瓶中,用甲醇定容,稀释成 100μg/ml 的混合标准应用液。

(3)分别准确吸取该标准应用液 0,0.20,0.40,0.60,0.80,1.00ml 于 6 个 10ml 容量瓶中,甲醇定容,配制成维生素 A 和维生素 E 浓度均为 0,2.00,4.00,6.00,8.00,10.0μg/ml 的标准系列溶液。

(4)取 10μl 标准系列溶液注入色谱仪分离分析,保留时间定性,峰面积定量。以维生素 A 或维生素 E 的峰面积为纵坐标,维生素 A 或维生素 E 的浓度为横坐标,分别绘制标准曲线。

(5)根据样液峰面积,从标准曲线上查出进样液中维生素 A 或维生素 E 的浓度。

【数据处理】

$$\rho = \frac{\rho_1 \times 0.2 \times V}{V_1 \times V_{样品}}$$

式中:

ρ ——血清中维生素浓度,mg/L;

ρ_1 ——由标准曲线查得的维生素浓度,mg/L;

V ——样品中加入的正己烷总体积,ml;

V_1 ——用于氮吹的正己烷有机相体积,ml;

$V_{样品}$ ——用于分析的血清体积,ml。

【注意事项】

1. 维生素 A 易见光分解,在样品保存、前处理和分析时须避光操作。

2. 氮吹后的残渣用甲醇溶解时,可用旋涡混匀,保证维生素完全溶解。

3. 本法维生素 A 和维生素 E 的检出限分别为 0.012mg/L 和 0.015mg/L。若样品中浓度较低,可增大样品量进行测定,但注意同时增大乙醇的用量,保证样品中的蛋白沉淀完全。

【思考题】

1. 血样中有较高含量的蛋白质,如果不去除蛋白,会对测定有什么影响? 常用的去除蛋白质的方法有哪些?

2. 氮吹后的残渣为何用甲醇进行溶解? 是否能用其他溶剂来溶解? 选择溶解测定样品的溶剂需要注意哪些方面?

(邹晓莉)

实验五　血液中乙醇的测定
—— 顶空气相色谱法

当乙醇在人体血液内达到一定浓度时,人对外界的反应能力、控制能力会下降,处理紧急情况的能力也随之下降。酒后驾驶已经被列为车祸致死的主要原因。驾驶员是否饮酒或醉酒驾驶的判定指标主要为呼出气和血液中的酒精含量。GB19522－2010《车辆驾驶人员血液、呼气酒精含量阈值与检验》中规定，驾驶人员血液中的酒精含量大于或者等于20mg/100ml，小于80mg/100ml的驾驶行为为饮酒驾驶；驾驶人员血液中的酒精含量大于或者等于80mg/100ml的驾驶行为为醉酒驾驶。

【实验目的】

掌握顶空气相色谱法测定血液中乙醇的原理和注意事项，内标法的原理和定量方法；熟悉顶空气相色谱仪或手动顶空的操作；了解适合顶空气相色谱的测定范围。

【实验原理】

利用乙醇的易挥发性，在密闭的顶空瓶内，乙醇分子从液相中逸出液面进入气相中。在一定温度下，乙醇分子在气液两相之间的分配达到动态平衡，此时乙醇在气相中的浓度和它在液相中的浓度成正比。气相中的乙醇经气相色谱柱分离，火焰离子化检测器检测，以保留时间定性，峰面积和内标法定量（叔丁醇为内标物）。

本法适用于全血中乙醇（酒精）的测定。

【仪器与试剂】

1. 仪器　气相色谱仪，配火焰离子化检测器；顶空进样器（配1ml定量进样环）或恒温加热器；精密移液器，20～1000μl；样品瓶，10ml，顶空自动进样器用；硅橡胶垫；铝帽；密封钳。

2. 试剂

（1）乙醇标准储备液：准确称取0.1g（含量不小于99.9%）乙醇标准品，用水稀释并定容至10ml容量瓶中，配制成10.0mg/ml乙醇标准储备液。4℃保存，可稳定6个月。

（2）叔丁醇标准溶液：准确称取适量叔丁醇标准品0.02g（含量不小于99.9%，精确至0.0001g），用水稀释并定容至100ml容量瓶中，配制成0.20mg/ml叔丁醇标准溶液。4℃保存，可稳定6个月。

（3）实验用水：一级水。

【实验步骤】

1. 样品采集与预处理

（1）样品采集：抽取血样时不应采用醇类药品对皮肤进行消毒；抽取的血样中应添加抗凝剂或用抗凝真空采血管，防止血液凝固；采样容器洁净、干燥。采样后封装，低温运输，4℃保存，及时检测。

（2）样品处理：取0.50ml待测血样和0.10ml叔丁醇标准溶液，加入样品瓶中，瓶口加上硅橡胶垫，用密封钳加封铝帽，混匀。置顶空进样器或恒温加热器中，70℃加热15分钟，进行气相色谱仪分析。

2. 参考色谱条件　色谱柱：INNOWAX（30m×0.25mm×0.25μm）或极性相当者；柱温：70℃；检测器温度：250℃；进样口温度：250℃；载气（纯度≥99.999%氮气）流速：1ml/min；分流比：1:10。

顶空自动进样器条件：加热箱温度70℃；样品瓶加热平衡时间15分钟；样品瓶加压时间0.10分钟；定量环温度105℃；定量环充满时间0.10分钟；定量环平衡时间0.05分钟；传输线温度110℃；进样时间1分钟。

若为手动顶空分析，恒温加热器条件：加热箱温度70℃，样品瓶加热平衡时间15分钟，吸取顶空瓶内气体 0.40ml 进样分析。

3. 工作曲线绘制及样品测定 分别吸取 10.0mg/ml 乙醇标准储备液 0,0.10,0.20, 0.50,0.80,1.00,2.00,3.00ml 至 10ml 容量瓶,用水定容,配成 0,0.10,0.20,0.50,0.80, 1.00,2.00,3.00mg/ml 乙醇标准系列溶液。吸取各标准系列溶液 0.50ml,加入 0.10ml 叔丁醇标准溶液,按样品预处理操作步骤进行密封。置顶空进样器或恒温加热器中 70℃ 加热 15 分钟后,进气相色谱仪分析。以各管乙醇与叔丁醇峰面积比对乙醇浓度进行线性回归,求回归方程。血样中乙醇的含量根据样品测得的峰面积,从工作曲线上查出。亦可用空白血样代替水,绘制工作曲线。

定性分析:吸取 3.00mg/ml 乙醇标准溶液 0.50ml,加入 0.1ml 水,按工作曲线测定程序进行顶空气相色谱测定,记录乙醇出峰时间;吸取 0.10ml 叔丁醇标准溶液,加入 0.5ml 水,按工作曲线测定程序进行顶空气相色谱测定,记录叔丁醇出峰时间。以各自的保留时间进行定性。

【数据处理】

根据血样的峰面积,从工作曲线查得的乙醇浓度即为血样中乙醇含量。

样品应同时平行测定两份,两份样品测定结果的偏差若不超过 5% 时(有凝血块的血样不超过 10%),结果按两份样品结果的平均值计算,两份样品相差若超过 5% 时(有凝血块的血样超过 10%),需重新测定。

【注意事项】

1. 采集样品时,注意消毒剂对测定的影响,切不可使用酒精消毒。

2. 吸取血样时,最好使用黏稠样品专用移液器,减少取样误差。

3. 采集样品后,须尽快测定,乙醇的挥发和血样的变质,均会使得血样中的乙醇含量发生变化。未能及时检测的血液样品,需在 -20℃ 保存,1 周内完成测定。

4. 若采用手动顶空分析,影响气液平衡的因素均应严格控制。

5. 本法检出限为 0.01mg/ml,定量限为 0.05mg/ml。该方法可以同时测定乙醇、甲醇、正丙醇、乙醛、丙酮、异丙醇和正丁醇,且可用于尿液样品中这些物质的分析。

【思考题】

1. 采用内标法定量在哪些方面可提高方法的性能?

2. 影响气液平衡的因素均会影响顶空分析,若采用手动顶空分析,有哪些操作因素会影响测定?

3. 采用空白血样和水作为工作曲线中标准系列溶液的基质,两者有什么不同?

(邹晓莉)

实验六 全血中百草枯的测定
—— 高效液相色谱-串联质谱法

百草枯(1,1-二甲基-4,4'-二氯二吡啶,1,1'-dimethyl-4,4'-bipyridinium,Paraquat,PQ)是一种高效、广谱、廉价、对环境污染小的有机杂环类除草剂。急性百草枯中毒可引起急性肺水肿、急性呼吸窘迫综合征、急性化学性肺炎、急性呼吸衰竭、迟发性肺纤维化及肝脏、肾脏、心脏等多器官损伤,死亡率高。百草枯中毒时,血液中百草枯呈阳性,为可靠的接触指标,可为诊断或鉴别诊断提供参考。

【实验目的】

掌握高效液相色谱-串联质谱法测定全血中百草枯的原理和方法;熟悉氮吹仪的使用;了解高效液相色谱-串联质谱仪的操作及注意事项。

【实验原理】

百草枯易溶于水,主要以阳离子形式存在。全血样品经沉淀蛋白后,取上清液于高效液相色谱-质谱仪测定。百草枯在 C_{18} 柱中,与流动相中的三氟乙酸形成疏水性离子对而被分离,经质谱检测器检测,标准曲线法定量。

本法适用于百草枯接触者全血中百草枯浓度的测定。

【仪器与试剂】

1. 仪器 高效液相色谱仪,带串联质谱检测器(电喷雾离子源);冷冻离心机;氮吹仪。

2. 试剂

(1)乙腈(CH_3CN):色谱纯。

(2)三氟乙酸(CF_3COOH):色谱纯。

(3)乙腈+水(1+1):1 体积乙腈与 1 体积水混合均匀。

(4)百草枯标准溶液[$\rho = 1mg/ml$]:准确称取百草枯对照品 5mg 于 5ml 容量瓶中,用甲醇溶解并稀释至刻度,即得浓度为 1mg/ml 标准储备液。

(5)实验用水:一级水。

【实验步骤】

1. 样品预处理 吸取 1.00ml 全血样品,加入 3ml 乙腈,涡旋 1 分钟,4000r/min 离心 8 分钟,取上清液在氮吹仪上 80℃ 吹干。残渣用 200μl 乙腈+水(1+1)溶解,于 12 000r/min 离心 2 分钟,取上清液供测定。同时处理样品空白。

2. 仪器参考条件

(1)色谱条件:色谱柱:C_{18}柱(100mm×2.1mm,3μm);流动相:乙腈+水(含 0.3% 三氟乙酸)= 5 + 95;流速:0.3ml/min。

(2)质谱条件(具体条件因质谱仪不同有差异):离子源:电喷雾离子源,正离子模式检测;离子源喷雾电压:5500V;离子源辅助加热器温度:500℃;源内气体:高纯氮气;扫描方式:多反应离子监测;用于定量分析的离子对:m/z 185.2 > 169.1,定性分析离子对:m/z 185.2 > 169.1,185.2 > 158.1。

3. 样品测定

(1)定性分析:取百草枯单标标准溶液进样 10μl,根据定性离子对和保留时间定性。

(2)工作曲线的配制及测定:准确吸取合适量的标准储备液,分别用空白全血配制浓度为 0.10,0.50,1.00,2.50,5.00 和 10.00μg/ml 的百草枯标准系列。同样品处理操作。进样 10μl,测定各个标准溶液。以定量离子的色谱峰高或峰面积对百草枯的浓度进行线性回归,求回归方程。

(3)样品测定:取上述处理后的样品溶液,经 0.22μm 针头过滤器过滤后,进样 10μl,得到样品溶液色谱图,将样品峰高或峰面积代入回归方程,计算血样中百草枯的浓度。

【数据处理】

全血样品中百草枯的质量浓度按照下式计算:

$$\rho(\text{百草枯}) = \frac{(\rho_1 - \rho_0) \times V}{V_s}$$

式中：

ρ(百草枯)——样品中百草枯的质量浓度,mg/L;

ρ_1——由回归方程计算的样液中百草枯的质量浓度,µg/ml;

ρ_0——由回归方程计算的空白液中百草枯的质量浓度,µg/ml;

V——样液总体积,ml;

V_s——血样体积,ml。

【注意事项】

1. 由于 PQ 为联吡啶类化合物,易溶于水,极性强,一般的反相色谱难以保留,因此需在流动相中加入离子对试剂,且流动相中水相比例较高。

2. 高效液相色谱系统流动相中使用离子对试剂,需要较长的时间才能使系统达到平衡。

3. 样液需经 0.22µm 针头过滤器过滤后进样。

4. 用于溶解样品残渣的溶剂对峰形影响较大,使用甲醇溶解时,峰响应值较高,但峰形差;使用乙腈-水体系溶解时,峰形较好。

【思考题】

1. 在进行百草枯的色谱分离时,流动相中为何要添加三氟乙酸?

2. 全血处理时,加入乙腈的作用是什么?

(李永新)

实验七　尿中双酚 A 的测定
—— 超高效液相色谱串联质谱法

双酚 A(bisphenol A,BPA)简称二酚基丙烷,被广泛用作环氧树脂和聚碳酸酯树脂生产的交联剂。目前每年全世界产量达到数百万吨。实验室研究已证实 BPA 为内分泌干扰物(edocrine disruptingchemicals,EDCs),流行病学研究也提示人群中 BPA 暴露与多种生殖和代谢性疾病有关。尿中 BPA 常被用作人群暴露的生物标志物。测定尿中 BPA 浓度是研究 BPA 暴露和健康效应的基本技能之一。

【实验目的】

掌握超高效液相色谱串联质谱法测定尿中 BPA 的原理;熟悉实验操作步骤和固相萃取过程;了解超高效液相色谱串联三重四级杆质谱仪的使用和分析方法的注意事项。

【实验原理】

尿中 BPA 葡萄糖醛酸螯合物用 β-葡萄糖醛酸酶水解为原型 BPA 后,经固相萃取净化、反相高效液相色谱分离和三重四级杆质谱检测后,根据保留时间和子离子定性,内标峰面积定量。

【仪器与试剂】

1. 仪器与设备　配有电喷雾离子源(electrospray ionization,ESI)的超高效液相色谱串联三重四级杆质谱仪;感量为 0.1mg 的天平;微量加样枪;固相萃取装置;水浴锅;氮吹仪;0.22µm 有机系微孔滤膜。

2. 试剂与材料

(1)有机溶剂:色谱纯甲醇(CH_3OH)、色谱纯乙腈(CH_3CN)。

（2）β-葡萄糖醛酸酶溶液：活性单位≥100 000单位/ml。

（3）乙酸铵缓冲液（pH5.0）：准确称取7.7g乙酸铵溶解于100ml纯水中，加入6ml乙酸混匀，浓度为1mol/L。

（4）BPA标准储备溶液（1.00mg/ml）：准确称取10mg BPA（$C_{15}H_{16}O_2$）标准品（纯度≥95%）于10.0ml容量瓶中，用甲醇溶解并定容至刻度，配成1.00mg/ml的标准储备溶液，–20℃保存。

（5）BPA标准应用溶液：用甲醇稀释BPA标准储备液，配成BPA浓度为10.0μg/ml的标准溶液后，再用20%甲醇水溶液逐级稀释成浓度分别为1000ng/ml和10.0ng/ml的标准应用溶液。

（6）BPA-d_{16}标准储备溶液：准确称取10mg BPA-d_{16}标准品（同位素纯度≥95%）于10.0ml容量瓶中，用甲醇溶解并定容至刻度，配成1.00mg/ml的标准储备溶液，–20℃保存。

（7）BPA-d_{16}标准应用溶液：用甲醇稀释BPA-d_{16}标准储备液，配成BPA-d_{16}浓度为10.0μg/ml的标准溶液后，再用20%甲醇水溶液逐级稀释成浓度为400ng/ml的标准应用溶液。

（8）C_{18}固相萃取小柱：规格为60mg/3ml或相当者。

（9）氨水。

（10）实验用水：一级水。

【实验步骤】

1. 样品采集与保存　用聚丙烯管收集约10ml尿样，冷藏运输至实验室；如不能尽快分析，于4℃下可保存2周；–80℃超低温可长期保存。

2. 样品前处理

（1）酶解：取1.0ml尿样，加入50μl的400ng/ml BPA-d_{16}内标标准溶液，200μl乙酸铵缓冲液和15μl的β-葡萄糖醛酸酶溶液混匀后，37℃水浴7小时以上。

（2）固相萃取：将酶解后的尿样全部倒入预先经2ml甲醇和2ml水预活化的C_{18}固相萃取小柱内，待尿样全部通过小柱后，用2ml的10%甲醇水溶液淋洗小柱，之后用真空泵保持负压20分钟，待测物用2ml甲醇洗脱。整个过程流速大致控制在0.5ml/min。洗脱液在45℃水浴下用弱氮气流吹至近干，用1.0ml 30%甲醇水溶液复溶，混匀，过微孔滤膜，滤液（尿样处理液）待色谱质谱分析。

3. 参考色谱质谱条件

（1）色谱条件：色谱柱：C_{18}色谱柱，100mm×2.1mm，1.7μm或者相当者；流速：0.7ml/min；流动相：水（A）和乙腈（B）；线性梯度洗脱程序：0分钟，5% B；7.0分钟，60% B；8.0分钟，95% B；8.5分钟，5% B；10.0分钟，5% B；进样量：10μl。

（2）质谱条件：电喷雾离子源：负离子模式；毛细管电压：2.8kV；锥孔电压：45V；提取锥电压：4V；离子源温度：120℃；锥孔气流量：40L/h；脱溶剂气（N_2）流量：1000L/h；脱溶剂温度：400℃；碰撞气：氩气；BPA多反应监测（multiple reaction monitoring，MRM）设置：碰撞能量为18eV，定量离子对为227.1>212.3；碰撞能量为28eV，定性离子对为227.1>133.1；BPA-d_{16}MRM设置：碰撞能量为30eV，定量离子对为241.1>223.3。

4. 标准曲线绘制及样品测定

（1）定性分析：尿样中BPA的色谱保留时间与标准溶液中对应的保留时间偏差在

±2.5%,而且尿样中 BPA 的两个子离子(m/z 212.3,133.1)相对丰度与标准溶液相应子离子相对丰度偏差不超过表 3-10 的规定,即可判断样品中存在 BPA。

表 3-10　子离子相对丰度最大允许偏差

相对离子丰度(%)	>50	20~50	10~20	≤10
允许相对偏差(%)	±20	±25	±30	±50

(2)内标标准曲线的绘制:取 7 个 2ml 进样瓶,按表 3-11 配制标准溶液序列。

表 3-11　标准溶液系列的配制

管号	1	2	3	4	5	6	7
10ng/ml BPA 标准工作溶液/μl	25	50	100	500	0	0	0
1000ng/ml BPA 标准工作溶液/μl	0	0	0	0	20	50	100
400ng/ml BPA-d_{16}标准工作溶液/μl	50	50	50	50	50	50	50
30% 甲醇水溶液/μl	925	900	850	450	930	900	850
BPA-d_{16}浓度/(ng/ml)	20	20	20	20	20	20	20
BPA 浓度/(ng/ml)	0.25	0.50	1.0	5.0	20	50	100

分别以 BPA 浓度为横坐标,BPA 的峰面积与 BPA-d_{16}峰面积之比为纵坐标,绘制内标标准曲线。

(3)试剂空白:取 1.0ml 纯水,代替尿样,按样品前处理操作,获得试剂空白处理液,用于色谱分析。

(4)样品测定:在相同条件下,取标准溶液、试剂空白处理液和尿样处理液各 10μl 进色谱质谱联用仪分析;根据 BPA 的定量离子(m/z 212.3)的色谱峰面积与内标 BPA-d_{16}的定量离子(m/z 223.3)峰面积之比,由 BPA 内标标准曲线计算试剂空白处理液和尿样处理液中 BPA 浓度。

【数据处理】

尿中 BPA 浓度按下式计算:

$$\rho(\mathrm{BPA}) = \frac{(\rho_1 - \rho_2) \times V_1}{V_2}$$

式中:

$\rho(\mathrm{BPA})$——尿中 BPA 浓度,ng/ml;

ρ_1——尿样处理液中 BPA 浓度,ng/ml;

ρ_2——试剂空白处理液中 BPA 浓度,ng/ml;

V_1——处理液体积,ml;

V_2——尿样体积,ml。

【注意事项】

1. 本法测定的尿中 BPA 浓度为总浓度,包括尿中游离的 BPA 和与葡萄糖醛酸结合的 BPA 两部分;如需测定游离 BPA,在样品处理中不加入 β-葡萄糖醛酸酶即可;用总浓度减去游离的 BPA 浓度,可获得与葡萄糖醛酸结合的 BPA 浓度。

2. 在尿样采集过程中尽量避免尿样与塑料制品的接触,降低 BPA 的背景污染。

3. 如果需要,可以在流动相中加入一定量的氨水(如 0.1%),促进 BPA 的电离,提高分析灵敏度。

4. BPA 的同位素内标除了 BPA-d_{16},还有其他选择如 BPA-C_{13}。

5. 试剂空白、标准曲线和尿样中必须添加相同量的同位素内标。

6. 本法的定量限为 0.1ng/ml,适宜的测定范围为 0.1~100ng/ml。

7. 本法测定的是尿中双酚 A 的原始浓度。当比较不同尿样双酚 A 浓度时,注意对原始浓度进行校正,以消除尿量稀释效应。校正方法有肌酐校正、比重校正等。

【思考题】

1. 试剂空白、标准曲线和尿样中添加的同位素内标量为什么必须相同?

2. 为什么子离子相对丰度越小,所允许的相对丰度偏差越大?

3. 尿样处理过程中加入 β-葡萄糖醛酸酶的作用是什么?

4. 同位素分子量如何计算?

(王和兴　周　颖)

实验八　血清中微量元素的测定
—— 电感耦合等离子体质谱法

血清中微量元素较多,在人体内有非常重要的作用。电感耦合等离子体质谱技术相对于原子吸收光谱和电感耦合等离子发射光谱等光谱法测定微量元素,可以同时测定多种痕量和微量元素,且动态线性范围宽,精密度高、分析速度快。该仪器越来越多地应用于微量、痕量元素分析中。

【实验目的】

掌握电感耦合等离子体质谱同时测定血清样品中多种元素的方法;熟悉样品前处理步骤和电感耦合等离子体质谱仪的使用;了解电感耦合等离子体质谱的基本原理、仪器主要结构。

【实验原理】

样品由载气带入雾化系统进行雾化后,以气溶胶形式进入等离子体的轴向通道,在高温和惰性气体中被充分蒸发、解离、原子化和电离,转化成带电荷的正离子经离子采集系统进入质谱仪,质谱仪根据离子的质荷比即元素的质量数进行分离并定性、定量的分析。在一定浓度范围内,元素质量数处所对应的信号响应值与其浓度成正比。

【仪器与试剂】

1. 仪器　电感耦合等离子体质谱仪。

2. 试剂

(1)硝酸(HNO_3):优级纯。

(2)硝酸溶液(2+98)。

(3)标准单元素储备溶液($\rho = 1.000g/L$):锌(Zn)、铜(Cu)、硒(Se)、铝(Al)、镁(Mg)、锰(Mn)、镉(Cd)、铁(Fe)、铬(Cr)、钒(V)、钴(Co)、镍(Ni)、钼(Mo),相应浓度的持证单标溶液或混合溶液。

(4)混合标准使用液:取适量的混合标准储备液或各单标标准储备溶液,用硝酸溶液(2+98)逐级稀释至相应的浓度,配制成下列浓度的混合标准使用溶液:Fe、Cu、Zn、Mg(ρ = 10mg/L),Se、Al、Mn、Cd、Cr、V、Co、Ni、Mo(ρ = 100μg/ml)。

(5)调谐液:购买有国家认证的含锂(Li)、钇(Y)、铈(Ce)、铊(Tl)(ρ = 10μg/L)标准调谐溶液。

(6)内标溶液(ρ = 5mg/L):国家标准物质研究中心购置 Sc、Ge 和 In。内标液选择要求待测样品中不能含有该元素。

(7)标准参考质控血清:购买标准品。

(8)氩气:纯度不低于 99.99%。

(9)实验用水:一级水,且电阻率大于 18MΩ·cm。

【实验步骤】

1. 样品采集与处理

(1)样品采集:用抗凝真空采血管采静脉血 15ml,静置 30 分钟后放入离心半径为 5cm 的离心机中,3200r/min 离心 10 分钟。取上层血清约 1.5ml,−20℃保存备用。

2. 样品处理

(1)微波消解处理:准确吸取血清样品 0.5ml,置耐压耐高温微波消解罐中,准确加入浓硝酸溶液 5ml。盖好聚四氟乙烯罐盖,并拧紧保护盖,同时密闭,并将消解罐放入消解仪的转盘中,设定的微波消解条件进行消解反应,待消解完成后,在可调温电炉上将消解罐中的酸赶至近干,以去离子水将罐中物质全部转移至 10ml 容量瓶中定容,即为待测样品溶液。同时做试剂空白和标准参考物质溶液。

(2)直接稀释处理:取 0.50ml 人血清样品加入硝酸(2+98)稀释至 10ml,混匀。同时制备空白溶液。

3. 仪器操作参考　等离子体功率:1200W;工作气体:氩气;冷却气流量:14L/min;辅助气流量:1L/min;雾化气流量:0.85L/min;进样量:0.6ml/min;雾化室温度:3℃。

4. 仪器调谐及干扰消除　为了确保测量的准确性和稳定性,在测试前用 10μg/L 的锂(Li)、钇(Y)、铈(Ce)、铊(Tl)的混合标准调谐溶液对仪器进行调谐。连续测定空白样和待测样品。可以通过优化仪器条件和选择合适的干扰校正方程来校正由氧化物、双电荷、质量等所带来的质谱干扰。非质谱干扰主要来源于样品基体,由于血清样内标元素对分析信号进行校正,以有效地克服信号漂移,消除一定的基体干扰,提高实验数据可信度。分别采用 $^{156}CeO^+/^{140}Ce^+$ 比值和 $^{140}Ce^{2+}/^{140}Ce^+$ 比值验证氧化物和双电荷离子浓度,将这两个比值控制在 2% 以下,降低了仪器和载气所带来的基体干扰。通过检测系统的优化调谐,可以提高样品的检测范围。

5. 标准曲线配制及测定　吸取混合标准使用液,分别在 5 个 50ml 聚四氟乙烯容量瓶中用硝酸溶液(2+98)配制成下列浓度的标准系列溶液:Mg(ρ = 0、0.2、0.5、0.8、1mg/L)Fe、Cu、Zn(ρ = 0、20、50、80、100μg/L),Se、Al、Mn、Cd、Cr、V、Co、Ni、Mo(ρ = 0、0.4、1.0、2.0、3.0μg/L)。

标准曲线的浓度范围可根据测量需要进行调整。内标标准溶液可直接加入各样品中,也可在样品雾化之前通过蠕动泵在线加入。内标液使用前用硝酸溶液(2+98)稀释为 10μg/L。表 3-12 为各待测元素适合的内标物。

表 3-12　常见元素测定时选择的内标元素

元素	分析物质量	内标物
锌(Zn)	66、68	锗(Ge)
铜(Cu)	63、65	钪(Sc)
硒(Se)	77	锗(Ge)
铝(Al)	27	钪(Sc)
镁(Mg)	24	钪(Sc)
锰(Mn)	55	钪(Sc)
镉(Cd)	111、114	铟(In)
铁(Fe)	57	钪(Sc)
铬(Cr)	52、53	钪(Sc)
钒(V)	51	钪(Sc)
钴(Co)	59	钪(Sc)
镍(Ni)	60	钪(Sc)
钼(Mo)	98	铟(In)

6. 开机,当仪器真空度达到要求时,用调谐液调整仪器各项指标,使仪器灵敏度、氧化物、双电荷分辨率各项指标达到测定要求后,编辑测定方法,干扰方程及选择各测定元素,引入内标溶液,观测内标灵敏度,调脉冲/模拟调谐指标,符合要求后,将试剂空白、标准系列、样品溶液分别测定。选择各元素内标,选择各标准,输入各参数,绘制标准曲线,计算回归方程。

【数据处理】

计算机会根据设定的标准曲线,计算出待测样品的各元素浓度,并打印出来。

【注意事项】

1. 采用该法测定血清中的元素时,为确保测量的准确性、稳定性,测试前要采用混合标准溶液对仪器进行优化调谐,消除干扰因素。

2. 由于 ICP-MS 灵敏度非常高,在样品制备期间要特别注意污染问题。最好在超净条件下进行实验;制备好的标准品或样品要储存在干净的聚乙烯瓶或聚四氟乙烯瓶中。

3. 样品之间应穿插清洗空白溶液来清洗系统,要有充足的时间除去上一样品的记忆效应,数据采集前应有充足的样品提升时间(30 ~ 40 秒)。

4. 实验结束后,用硝酸溶液(2 +98)或去离子水冲洗进样系统,冲洗干净后,关闭等离子体,松开蠕动泵夹,关闭循环水、排风、氩气减压阀。

5. 不同品牌仪器适用的调谐液有所差别,均由仪器厂家配备。大部分都含有以上提及的调谐元素。目的是通过调谐优化灵敏度,检验质量校准是否正确,检验离子比率响应是否正确,最小化干扰。

6. 在线加标方便省事,但若管路老化、混合不均匀也会导致内标回收率漂移增大;离线加标效果更好,但工作量大。

7. 血清直接稀释进样,要注意定期清洗中心管,否则容易管口积炭,烧毁炬管,一般 300 个血样至少清洗一次。

【思考题】

1. 该法测定血清中元素时有什么干扰因素？如何消除这些干扰？
2. 检测前为什么进行仪器优化调试？
3. 与原子吸收光谱法比较,ICP-MS 有哪些优点？
4. 内标液元素选择的条件是什么？
5. 微波消解处理样品和直接稀释处理样品所测得结果有什么不同？为什么？

（燕小梅　赵鸿雁）

§5　化妆品理化检验篇

实验一　化妆品中砷和汞的测定
——氢化物发生原子荧光光度法

化妆品中添加汞、砷、铅等化学成分具有一定的祛斑美白功效。砷和汞对人体有剧毒,长期的皮肤微量接触会导致神经系统的损伤。我国 2007 年的《化妆品卫生规范》中明确规定:汞在化妆品中的限量为 1mg/kg;砷在化妆品中的限量为 10mg/kg。

【实验目的】

掌握化妆品中砷和汞含量测定的多种样品处理方法;熟悉氢化物发生原子荧光光谱法测定元素含量的操作技巧;了解微波消解仪的使用操作过程和安全注意事项。

（一）砷

【实验原理】

样品经消解处理后,砷以五价砷的形态存在。在酸性条件下,五价砷被硫脲 + 抗坏血酸溶液还原为三价砷;硼氢化钠与酸作用产生的大量新生态氢,三价砷被氢还原成气态的砷化氢,经载气带入石英原子化器中,砷化氢受热后分解为原子态砷,在砷空心阴极灯发射光谱激发下,产生原子荧光,在一定浓度范围内,其荧光强度与砷含量成正比,与标准系列比较定量。

【仪器和试剂】

1. 仪器　原子荧光光度计;微波消解仪;高压密闭消解罐;聚四氟乙烯溶样杯;电热板或水浴锅;容量瓶;分析天平;锥形瓶,150ml。

2. 试剂

（1）硝酸（HNO_3）:优级纯。

（2）硫酸（H_2SO_4）:优级纯。

（3）盐酸（HCl）:优级纯。

（4）氧化镁。

（5）六水硝酸镁溶液（500g/L）:称取六水硝酸镁 500g,加水溶解至 1L。

（6）过氧化氢[$\omega(H_2O_2) = 30\%$]。

（7）硫脲-抗坏血酸混合溶液:称取硫脲[$(NH_2)_2CS$]12.5g,加水约 80ml,加热溶解,待冷却后加入抗坏血酸（$C_6H_8O_6$）12.5g,稀释到 100ml,储存于棕色瓶中,可保存 1 个月。

（8）氢氧化钠溶液（1g/L）:称取氢氧化钠（NaOH）1g 溶于水中,稀释至 1L。

（9）硼氢化钠溶液（7g/L）:称取硼氢化钠（$NaBH_4$,纯度≥98%）7g 溶于 1L 氢氧化钠溶液(1g/L)中。

(10)硫酸(1+9):取优级纯浓硫酸 10ml,缓慢加入 90ml 水中。

(11)酚酞指示剂(1g/L 的乙醇溶液):称取酚酞($C_{20}H_{14}O_4$)0.1g 溶于 50ml 95% 的乙醇中,加水至 100ml。

(12)盐酸 = 1+1。

(13)砷标准储备溶液[$\rho(As) = 1g/L$]:称取经 150℃ 干燥 2 小时的三氧化二砷(As_2O_3)0.6600g,溶于 10ml 氢氧化钠溶液(1g/L)中,滴加 2 滴酚酞指示剂,用硫酸溶液(1+9)中和至中性,加入硫酸溶液(1+9)10ml,转移至 500ml 容量瓶中,加水至刻度,混匀。临用前逐级稀释为 $\rho(As) = 1mg/L$ 的砷标准应用液。

(14)实验用水:二级水。

【实验步骤】

1. 样品处理(可选择一种)

(1)HNO_3-H_2SO_4 湿式消解法:准确称取混匀试样约 1.00g,置于 150ml 锥形瓶中;同时做试剂空白。样品如含乙醇等挥发性有机溶剂,称取样品后应预先将溶剂挥发(不得干涸)。加数粒玻璃珠,加入硝酸 10~20ml,放置片刻后,缓慢加热,反应开始后移去热源,稍冷后加入硫酸 2ml。继续加热消解,若消解过程中溶液出现棕色,可加少许硝酸消解,如此反复直至溶液澄清或微黄。放置冷却后加水 20ml,继续加热煮沸至产生白烟,将消解液定量转移至 25ml 容量瓶中,加水定容至刻度,备用。

(2)干灰化法:准确称取混匀试样约 1.00g,置于 50ml 坩埚中,同时做试剂空白。加入氧化镁 1g,六水硝酸镁溶液 2ml,充分搅拌混匀,在水浴或电热板上蒸干水分后微火炭化至不冒烟,移入箱式电炉,在 550℃ 下灰化 4~6 小时取出,向灰分中加入少许水使润湿,然后用盐酸(1+1)20ml 分数次溶解灰分,转移至 25ml 容量瓶中,加水定容,备用。

(3)微波消解法:准确称取混匀试样 0.5~1g,置于清洗好的聚四氟乙烯溶样杯内。含乙醇等挥发性原料的化妆品如香水、摩丝、沐浴液、染发剂、精华素、剃须水、面膜等,则先放入 100℃ 水浴上挥发(不得蒸干),油脂类和膏粉类等干性物质,如唇膏、睫毛膏、眉笔、胭脂、唇线笔、粉饼、眼影、爽身粉、痱子粉等,取样后先加水 1.0ml,润湿摇匀。

根据样品消解难易程度,样品或经预处理的样品,先加入硝酸 2.0~3.0ml,静置过夜,充分作用。然后再加入过氧化氢 1.0~2.0ml,将溶样杯晃动几次,使样品充分浸没。放入沸水浴或电热板上加热 20 分钟取下,冷却。如溶液的体积不到 3ml 则补充水。同时严格按照微波溶样系统操作手册进行操作。

把装有样品的溶样杯放进预先准备好的干净的高压密闭溶样罐中,拧上罐盖(注意不要拧得过紧)。

表 3-13 为一般化妆品消解时压力-时间的程序。如果化妆品是油脂类、中草药类、洗涤类,可适当提高防爆系统灵敏度,以增加安全性。

表 3-13 微波消解压力-时间程序

压力挡	压力(MPa)	保压累加时间(分钟)
1	0.5	1.5
2	1.0	3.0
3	1.5	5.0

根据样品消解难易程度可在5~20分钟内消解完毕,取出冷却,开罐,将消解好的含样品的溶样杯放入沸水浴中数分钟,驱除样品中多余的氮氧化物,以免干扰测定。

将样品移至10ml容量瓶中,用水洗涤溶样杯数次,合并洗涤液,用水定容至10ml,备用。

2. 仪器参考条件　蠕动泵顺序注射;灯电流:45mA;光电倍增管负高压:340V;原子化器高度:8.5mm;氩气气压:0.03MPa;载气(Ar)流量:300ml/min;屏蔽气(Ar)流量:600ml/min;测量方式:校准曲线法;读数时间:12秒;读数延迟时间1秒;硼氢化钠加液时间:10秒;进样体积:2.0ml。

3. 标准曲线的配制及测定　吸取砷标准应用液[ρ(As) = 1mg/L]0,0.10,0.30,0.50,1.00,1.50和2.00ml于25ml容量瓶中,加水至5ml,加入盐酸溶液(1+1)5.0ml,再加入硫脲-抗坏血酸溶液2.0ml,混匀,按测定砷的仪器条件,逐个吸取标准系列溶液2.0ml,注入氢化物发生器中,加入2.0ml硼氢化钠溶液,测定其荧光强度,以荧光强度为纵坐标、砷浓度(μg/L)为横坐标,绘制校准曲线,求得回归方程。

4. 样品消解液的测定　取预处理样品溶液及试剂空白溶液10.0ml于25ml容量瓶中,加入硫脲-抗坏血酸溶液2.0ml,混匀,吸取2.0ml,按制备校准曲线的操作步骤测定样品荧光强度,由砷回归方程求出测试溶液中砷的浓度。

【数据处理】

样品中砷含量按下式计算:

$$\omega(\text{As}) = \frac{(\rho_1 - \rho_0) \times V}{m \times 1000}$$

式中:

ω(As)——样品中砷的质量分数,μg/g;

ρ_1——测试溶液中砷的质量浓度,μg/L;

ρ_0——空白溶液中砷的质量浓度,μg/L;

V——样品消化液总体积,ml;

m——样品取样量,g。

（二）汞

【实验原理】

经消解处理后样品中的汞被溶出。汞离子与硼氢化钾反应生成原子态汞,由氩气载入原子化器中,在特制汞空心阴极灯的照射下,基态汞原子被激发至高能态,去活化回到基态后发射出特征波长的荧光,在一定浓度范围内,其强度与汞含量成正比,与标准系列比较定量。

【仪器和试剂】

1. 仪器　原子荧光光度计;容量瓶;圆底烧瓶,250ml;回流冷凝装置;锥形瓶,100ml。

2. 试剂

（1）硝酸(HNO_3):优级纯。

（2）硫酸(H_2SO_4):优级纯。

（3）五氧化二钒(V_2O_5)。

（4）盐酸羟胺溶液(120g/L):取盐酸羟胺($HONH_3Cl$)12.0g和氯化钠(NaCl)12.0g溶于100ml水中。

(5)氢氧化钾溶液(5g/L):称取氢氧化钾(KOH)5g溶于1L水中。

(6)硼氢化钾溶液(20g/L):称取硼氢化钾(KBH₄,纯度≥95%)20g溶于1L氢氧化钾溶液(5g/L)中。

(7)盐酸溶液[$\varphi(HCl)=10\%$]:取盐酸($\rho_{20}=1.19g/ml$)10ml,加水90ml,混匀。

(8)重铬酸钾溶液(100g/L):称取重铬酸钾($K_2Cr_2O_7$,优级纯)10g,溶于100ml水中。

(9)重铬酸钾-硝酸溶液:取重铬酸钾溶液(100g/L)10ml,加入硝酸100ml,用水稀释至2L。

(10)汞标准储备液[$\rho(Hg)=100mg/L$]:称取氯化汞($HgCl_2$,优级纯)0.1354g置于100ml烧杯中,加入重铬酸钾-硝酸溶液溶解。移入1000ml容量瓶,用重铬酸钾-硝酸溶液稀释至刻度。临用前用重铬酸钾-硝酸溶液逐级稀释为$\rho(Hg)=0.01mg/L$的汞标准应用液。

(11)实验用水:二级水。

【实验步骤】

1. 样品处理(可选择一种)

(1)微波消解法:消解步骤同砷的微波消解法。将消解后的样品转移至10ml容量瓶中,用水洗涤溶样杯数次,合并洗涤液,加入0.5ml盐酸羟胺溶液,用水定容,备用。

(2)湿式回流消解法:准确称取混匀试样约1.00g,置于250ml圆底烧瓶中。同时作试样空白。样品如含有乙醇等有机溶剂,先在水浴或电热板上低温挥发(不得干涸)。加入硝酸30ml、水5ml、硫酸5ml及数粒玻璃珠。置于电炉上,接上球形冷凝管,通冷凝水循环,加热回流消解液2小时。消解液一般呈微黄色或黄色。从冷凝管上口注入水10ml,继续加热10分钟,放置冷却,用以水润湿过的滤纸过滤消解液,除去固形物。对于含油脂蜡质多的试样,可预先将消解液冷冻使油脂蜡质凝固。用蒸馏水洗滤纸数次,合并洗涤液于滤液中,加入盐酸羟胺溶液1.0ml,转移至50ml容量瓶中,以水定容,备用。

(3)湿式催化消解法:准确称取混匀试样约1.00g,置于100ml锥形瓶中。随同试样做试剂空白。样品如含有乙醇等有机溶剂,先在水浴上低温挥发(不得干涸)。加入五氧化二钒50mg、浓硝酸7ml,置电热板上用微火加热至微沸。取下放冷,加浓硫酸5.0ml,于锥形瓶口放一小玻璃漏斗,在135~140℃下继续消解并于必要时补加少量浓硝酸,消解至溶液呈现透明蓝绿色或橘红色。冷却后,加少量水继续加热煮沸约2分钟以驱赶二氧化氮。加入盐酸羟胺溶液1.0ml,将消解液定量转移至50ml容量瓶中,用水定容,备用。

(4)浸提法:准确称取混合试样约1.00g,置于50ml具塞比色管中。同时做试剂空白。样品中如含有乙醇等有机溶剂,先在水浴或电热板上低温挥发(不要干涸)。加入硝酸5.0ml、过氧化氢2.0ml,混匀。如样品产生大量泡沫,可滴加数滴辛醇。于沸水浴中加热2小时,取出,加入盐酸羟胺溶液1.0ml,放置15~20分钟,加水定容至25ml,备用。

2. 仪器参考条件 蠕动泵顺序注射;光电倍增管负高压:300V;汞元素灯电流:15mA;原子化器温度:300℃;原子化器高度:8.0mm;氩气流速:载气300ml/min、屏蔽气700ml/min;测量方式:标准曲线法;读数方式:峰面积;读数延迟时间2秒,读数时间为12秒;测试样品进样量与硼氢化钾溶液加液量(两者比例为1:1)可设定在0.5~0.8ml。

3. 标准曲线的配制及测定 吸取汞标准应用液[$\rho(Hg)=0.01mg/L$]0,0.50,1.25,2.50和5.00ml于25ml容量瓶中,加入盐酸[$\varphi(HCl)=10\%$]2.5ml,加水至刻度。加盖摇匀后(相应浓度为0,0.20,0.50,1.00和2.00μg/L),按测定汞的仪器条件进行原子荧光测定,以汞的荧光峰面积对汞的浓度(μg/L)进行线性回归,求出回归方程。

4. 样品消解液的测定 按照原子荧光法测定汞的仪器条件,输入相关的参数包括样品稀释倍数和浓度单位,待仪器稳定后,取适量消解定容样品(2～5ml),用盐酸[$\varphi(HCl)$ = 10%]稀释至10ml摇匀,编号后放入仪器进样架上,按制备汞校准曲线的仪器条件和操作步骤测定样品荧光,由汞的回归方程求出测试溶液中汞的浓度。

【数据处理】

样品中汞含量按下式计算:

$$\omega(Hg) = \frac{(\rho_1 - \rho_0) \times V}{m \times 1000}$$

式中:

$\omega(Hg)$ ——样品中汞的质量分数,$\mu g/g$;

ρ_1 ——测试溶液中汞的质量浓度,$\mu g/L$;

ρ_0 ——空白溶液中汞的质量浓度,$\mu g/L$;

V ——样品消化液总体积,ml;

m ——样品取样量,g。

【注意事项】

1. 使用微波高压密闭消解罐时,一定要擦干罐的表面,若罐内、外表面有溶剂污渍时,应更换消解罐。

2. 样品中含有碳酸盐类粉剂,在加酸时应缓慢加入,以防止二氧化碳气体产生过于猛烈。

3. 使用微波消解仪进行实验前一定要仔细阅读仪器的使用说明书和使用注意事项。

4. 所用玻璃器皿均需用稀硝酸浸泡过夜,冲洗干净,试管105℃烘2小时备用。

【思考题】

1. 砷和汞的标准应用液配制时应如何稀释,为什么?

2. 在样品中砷的 HNO_3-H_2SO_4 湿式消解法中向锥形瓶中加入了玻璃珠,在进行样品中汞的湿式催化消解法时为什么没加玻璃珠?

(刘国良)

实验二 化妆品中氢醌和苯酚的测定
—— 高效液相色谱法

氢醌和苯酚被用于化妆品中作为调色剂和消毒防腐剂。经常接触氢醌和苯酚会对人产生健康损害,甚至诱发癌症。我国2007年《化妆品卫生规范》规定:氢醌在指甲油中的质量分数不得大于0.02%,染发剂中的用量不得大于0.3%;祛斑美白等其他化妆品中禁用氢醌;苯酚被列入禁用物质。

【实验目的】

掌握测定化妆品中氢醌和苯酚的样品处理过程;熟悉 HPLC-DAD 的操作使用;了解测定结果超出国家限量标准的确证方法。

【实验原理】

以甲醇提取化妆品中氢醌、苯酚,用高效液相色谱仪进行分析,以保留时间及紫外吸收光谱图定性,以峰高或峰面积进行定量。

【仪器和试剂】

1. 仪器 高效液相色谱仪,配有二极管阵列检测器;超声波清洗器;微孔滤膜, $0.45\mu m$,有机系;一次性针头过滤器, $0.45\mu m$;液相色谱手动进样针, $100\mu l$;分析天平。

2. 试剂

(1)甲醇(CH_3OH):色谱纯。

(2)氢醌标准储备液[ρ(氢醌) $= 1g/L$]:准确称取色谱纯氢醌(HOC_6H_4OH)0.1g,置于烧杯中,用少量甲醇溶解后,移至100ml 容量瓶中,用甲醇稀释至刻度;4℃暗处保存,备用。

(3)苯酚标准储备溶液[ρ(苯酚) $= 1g/L$]:准确称取色谱纯苯酚(C_6H_5OH)0.1g,置于烧杯中,用少量甲醇溶解后,移至100ml 容量瓶中,用甲醇稀释至刻度;4℃暗处保存,备用。

(4)实验用水:一级水。

【实验步骤】

1. 样品处理 准确称取样品约 1.0g 于具塞比色管中,必要时在水浴上馏除乙醇等挥发性有机溶剂。用甲醇定容至10ml,常温超声提取 15 分钟,取上清液过 $0.45\mu m$ 滤膜后备用。

2. 色谱参考条件 色谱柱:C_{18}柱,150mm×4.6mm,5μm;流动相:甲醇 + 水 = 60 + 40;流速:1.0ml/min;柱温:室温;检测器:二极管阵列检测器;检测波长:280nm;进样量:20μl。

3. 样品测定

(1)定性分析:分别取苯酚和氢醌标准溶液进样 20μl,根据保留时间和紫外光谱图定性。

(2)标准曲线的配制及测定:用氢醌和苯酚的标准储备液配成含氢醌、苯酚为 10.0, 50.0,100,200$\mu g/ml$ 的混合标准溶液。依次从混合标准溶液中取 20μl 注入高效液相色谱仪,记录各次色谱峰面积,以相应的峰面积分别对氢醌、苯酚的浓度(mg/L)进行线性回归,求回归方程。

(3)样品测定:取 20μl 待测溶液注入高效液相色谱仪,根据峰面积从回归方程计算出待测溶液中氢醌、苯酚的浓度。

【数据处理】

化妆品中苯酚或氢醌的含量按照下式计算:

$$\omega(氢醌或苯酚) = \frac{\rho \times V}{m}$$

式中:

ω(氢醌或苯酚)——样品中氢醌或苯酚的质量分数,$\mu g/g$;

ρ ——测试溶液中氢醌、苯酚的质量浓度,$\mu g/ml$;

V ——样品定容体积,ml;

m ——样品取样量,g。

【注意事项】

苯氧乙醇和对羟基苯甲酸酯是化妆品中常用的防腐剂,由于分子中含有苯氧基,故与氢醌、苯酚的紫外吸收光谱位置非常接近,且在 C_{18}柱中的保留行为也和氢醌、苯酚相似。如果用本法测定样品中氢醌、苯酚的含量超出限值,必须用气相色谱-质谱法进行确认。

【思考题】

1. 用甲醇提取氢醌和苯酚时,样品若发生乳化作用,应如何处理?

2. 在本实验的样品预处理过程中,如果样品中含有乙醇,为什么必须馏除乙醇?

(刘国良)

实验三　化妆品中防晒剂的测定
—— 高效液相色谱法

化学性防晒剂具有较高紫外线吸收性能,但容易引起人体的过敏反应和刺激反应。国际上对使用化学性防晒剂有严格的管理和限制。我国 2007 年《化妆品卫生规范》明确规定了 22 种防晒剂的使用限量。

【实验目的】

掌握对化妆品中有机物进行色谱分析的取样和样品处理方法;熟悉液相色谱-二极管阵列检测器的操作;了解梯度洗脱对改善液相色谱分离度作用。

【实验原理】

化妆品中各种防晒剂由于其结构上的微小差异可被反相高效液相色谱分离。根据其保留时间和紫外吸收光谱图定性,根据峰面积定量。

【仪器和试剂】

1. 仪器　高效液相色谱仪,具三元泵、二极管阵列检测器及色谱工作站;超声波清洗器;微量进样器,100μl;0.45μm 滤膜,水系和有机系;分析天平;低压抽滤装置。

2. 试剂

(1)甲醇(CH_3OH):色谱纯。

(2)四氢呋喃(C_4H_8O):色谱纯。

(3)高氯酸[$\omega(HClO_4)=70\% \sim 72\%$]:优级纯。

(4)混合溶液:甲醇 + 四氢呋喃 + 水 + 高氯酸 = 250 + 450 + 300 + 0.2。

(5)防晒剂标准储备溶液:按表 3-14 称取各紫外吸收剂,分别用表中所示的溶剂溶解稀释到 100ml,配成各紫外吸收剂的标准储备液,其浓度如表 3-14 所示。

(6)紫外吸收剂混合标准溶液:移取各紫外吸收剂标准储备溶液 1.00ml 至 100ml 容量瓶中,用混合溶液定容至 100ml,配制成混合标准溶液。此混合标准溶液所含各紫外吸收剂的浓度如表 3-14 所示。

表 3-14　防晒剂单标准储备液和混合标准溶液的配制

序号	防晒剂名称	称取量(g)	定容溶剂	储备液浓度(g/L)	混合标准溶液浓度(mg/L)
1	苯基苯并咪唑磺酸(先加入少量 NaOH 溶解)	0.300	混合溶液	3	30
2	二苯酮-4 和二苯酮-5	1.000	混合溶液	10	100
3	对氨基苯甲酸	0.300	混合溶液	3	30
4	二苯酮-3	1.000	混合溶液	10	100
5	p-甲氧基肉桂酸异戊酯	1.000	混合溶液	10	100
6	4-甲基苄亚基樟脑	0.600	混合溶液	6	60
7	PABA 乙基己酯	1.000	混合溶液	10	100

续表

序号	防晒剂名称	称取量 (g)	定容溶剂	储备液浓度 (g/L)	混合标准溶液 浓度(mg/L)
8	丁基甲氧基二苯酰基甲烷	3.000	四氢呋喃	30	300
9	奥克立林	1.450	四氢呋喃	14.5	100(由酯折 算为酸)
10	甲氧基肉桂酸乙基己酯	1.000	四氢呋喃	10	100
11	水杨酸乙基己酯	5.000	四氢呋喃	50	500
12	胡莫柳酯	5.000	四氢呋喃	50	500
13	乙基己基三嗪酮	0.500	四氢呋喃	5	50
14	亚甲基双-苯并三唑基四甲基丁基酚	1.000	四氢呋喃	10	100
15	双-乙基己氧苯酚甲氧苯基三嗪	1.000	四氢呋喃	10	100

【实验步骤】

1. 样品处理

(1)不含蜡质的化妆品如护肤类、香波、粉等:准确称取防晒化妆品约0.250g于25ml容量瓶中,加入混合溶液(甲醇 + 四氢呋喃 + 水 + 高氯酸 = 250 + 450 + 300 + 0.2),定容,混匀,超声振荡20~30分钟。取此振荡液1.00ml,再用混合溶液稀释至10.0ml,混匀后,经0.45μm滤膜过滤,滤液备用。

(2)含蜡质的化妆品如唇膏、口红等:准确称取防晒化妆品约0.250g于25ml容量瓶中,加入四氢呋喃,定容,混匀,超声提取20~30分钟。取此振荡液1.00ml,再用四氢呋喃稀释至10.0ml,混匀后,经0.45μm滤膜过滤,滤液备用。

2. 参考色谱条件 色谱柱:C_{18}柱,250mm × 4.6mm,5μm;检测波长:311nm;流速:1.0ml/min。流动相:①溶液 A:甲醇,使用前经0.45μm滤膜过滤及真空脱气;②溶液 B:四氢呋喃,使用前经0.45μm滤膜过滤及真空脱气;③溶液 C:水 + 高氯酸(300 + 0.2),3 种流动相使用前均需经0.45μm滤膜过滤及真空脱气;④梯度程序见表3-15。

表3-15 流动相的梯度程序

时间(分钟)	溶液 A(%)	溶液 B(%)	溶液 C(%)
0.00	25	45	30
13.00	25	45	30
14.00	45	50	5
20.00	45	50	5
22.00	25	45	30

3. 样品测定

(1)定性分析:吸取各物质的单标液和样品液进样,根据保留时间定性(必要时用二极管阵列检测器的紫外吸收光谱定性)。

(2)标准曲线的配制及测定:移取防晒剂混合标准溶液0,0.20,1.00,5.00,10.0ml 于

10ml 容量瓶中,用混合溶液稀释至刻度。取 25μl 进行高效液相色谱分析,以相应的峰面积分别对各防晒剂的浓度进行线性回归,求回归方程。

(3)样品测定:用微量进样器量取 25μl 样品溶液,注入高效液相色谱仪,得到样品溶液色谱图。将样品峰面积代入回归方程,计算得测定试液中各待测物的浓度。

【数据处理】

样品中各种防晒剂的含量按照下式计算:

$$\omega(\text{防晒剂}) = \frac{\rho \times V \times 10^{-4}}{m}$$

式中:

ω(防晒剂)——样品中某种防晒剂的质量分数,%;

ρ——从标准曲线及方程中得到的样品液中该防晒剂的质量浓度,mg/L;

V——样品定容体积,ml;

m——样品的取样量,g。

【注意事项】

1. 四氢呋喃和甲醇毒性较大,且易挥发、易燃,使用时要注意通风。

2. 用流动相起始配比来提取样品中的防晒剂一方面可以在色谱分析时不产生溶剂峰,另一方面是对样品有良好的溶解力。不易溶解的蜡状化妆品可用纯的四氢呋喃溶解样品。

【思考题】

1. 本实验中色谱分离时使用了泵后三元高压梯度,若使用二元泵,是否可以达到同样的效果?

2. 本实验中流动相溶液 C 中的高氯酸在分离防晒剂时的作用是什么?

(刘国良)

实验四 染发剂中对苯二胺的测定
—— 高效液相色谱法

对苯二胺(p-phenylenediamine)在化妆品中是一种广泛使用的氧化型染发剂,具有致敏性和致癌性,国家化妆品卫生标准规定其限量为6%。

【实验目的】

掌握高效液相色谱法测定化妆品中对苯二胺的原理与方法;熟悉实验操作步骤和高效液相色谱仪的使用;了解高效液相色谱法测定化妆品中对苯二胺的注意事项。

【实验原理】

以 95% 乙醇和水(1+1)提取化妆品中对苯二胺染料成分,用高效液相色谱仪进行分析,以保留时间和紫外吸收光谱定性,以峰面积定量。

【仪器与试剂】

1. 仪器 高效液相色谱仪,具二极管阵列检测器;超声波清洗器;0.45μm 滤膜,水系;一次性针头过滤器,0.45μm,有机系。

2. 试剂

(1)95% 乙醇(优级纯) + 水 = 1 + 1。

（2）三乙醇胺$[(HOCH_2CH_2)_3N]$。

（3）磷酸(H_3PO_4)：优级纯。

（4）乙腈(CH_3CN)：色谱纯。

（5）亚硫酸钠(Na_2SO_3)。

（6）流动相：将 10ml 三乙醇胺加至 980ml 水中，加入磷酸调溶液 pH 至 7.7，加水至 1000ml。取此溶液 950ml 与 50ml 乙腈混合组成含 5%乙腈的磷酸缓冲液。

（7）对苯二胺标准溶液（5mg/ml）：称取对苯二胺标准品$(C_6H_8N_2)$500.0mg，加入亚硫酸钠 0.1g，加入 95%乙醇使之溶解，定容至 100ml。

（8）实验用水：一级水。

【实验步骤】

1. 样品处理 准确称取样品约 0.50g 于已加入 1.0ml 1%亚硫酸钠溶液的 25ml 容量瓶中，加 95%乙醇+水（1+1）定容，超声提取 15 分钟，离心，经 0.45μm 滤膜过滤，滤液作为待测样液。

2. 参考色谱条件 色谱柱：C_{18}柱：250mm×4.6mm，5μm；流速：1.0ml/min；柱温：室温；检测波长：240nm。

3. 样品测定

（1）标准曲线的绘制：用 95%乙醇+水（1+1）将对苯二胺标准溶液配成浓度为 0、10.0、20.0、40.0、80μg/ml 的标准系列。用定量环依次进 20μl 标准样品于液相色谱仪，记录各次色谱峰面积。以平行样峰面积的平均值对浓度进行线性回归，求回归方程。

（2）样品测定：取步骤 1 中制得的样品溶液 20μl 进样，得样品溶液色谱图，将样品峰面积代入回归方程，计算出测定试液中对苯二胺的浓度。

【数据处理】

样品中对苯二胺的含量按下式计算：

$$\omega(对苯二胺) = \frac{\rho \times V}{m}$$

式中：

ω（对苯二胺）——对苯二胺的质量分数，μg/g；

ρ——测试液中对苯二胺的质量浓度，μg/ml；

V——样品定容体积，ml；

m——样品质量，g。

【注意事项】

1. 本法可同时测定对苯二胺、对苯二酚、盐酸间氨基酚、对氨基酚等多种染发剂中的氧化性染料。

2. 染发剂成分在空气中易氧化，因此在测定时需加入抗氧化剂，本实验选择亚硫酸钠作为抗氧化剂。

3. 有些粉剂样品中某些染料成分的含量可能很高，测定时需多次稀释，在能保证样品良好均匀性的条件下，可适当减少称样量。

4. 称量膏体样品时可用玻璃棒将其较为均匀地涂布于试管壁上再称量，这样有利于被测成分的超声提取。

5. 超声萃取时间可根据不同样品灵活掌握，液体或粉剂样品适当超声提取即可，膏体样品应以膏体被完全超声破碎为宜。因为染料组分易于氧化分解,所以超声时应注意观察,达到效果即可,时间不宜过长,超声时水浴温度室温即可,不要加热,提取后的样品应尽快测定。

【思考题】

1. 亚硫酸钠在实验中的作用是什么? 还可以用什么物质来代替?

2. 测定化妆品中的对苯二胺的方法还有哪些?

（高　蓉）

实验五　脱毛剂中巯基乙酸及其盐类的测定

巯基乙酸(thioglycolic acid,TGA)及其盐类是美白类脱毛剂和化学烫发剂的重要组成部分。该类化合物有一定的皮肤毒性和生殖毒性,并可产生致突变效应。我国 2007 年的《化妆品卫生规范》规定:巯基乙酸及其盐在脱毛剂中的用量不得大于 5% ,在头发烫卷剂或烫直剂中的用量不得大于 8% 。

【实验目的】

掌握测定脱毛剂和烫发剂类化妆品中巯基乙酸及其盐的原理及样品处理方法;熟悉操作步骤;了解注意事项及巯基乙酸的作用。

（一）离子色谱法

【实验原理】

用水溶解提取化妆品中的巯基乙酸,经离子交换柱将巯基乙酸根与无机离子分开,电导检测器测定即时的电导值,以保留时间定性,峰面积定量。

【仪器和试剂】

1. 仪器　离子色谱仪,具有抑制型电导检测器;涡旋振荡器;超声波清洗器;高速离心机,转速≥150 00r/min;色谱微量进样针,100μl,平头;微孔滤膜,0.45μm,水系;一次性针头过滤器,0.45μm,有机系;分析天平。

2. 试剂

(1)巯基乙酸($HSCH_2COOH$):优级纯。

(2)甲醇(CH_3OH):优级纯。

(3)三氯甲烷($CHCl_3$)。

(4)甲醛(HCOH)。

(5)氢氧化钠溶液(500g/L):称取圆颗粒状(非片状)的优级纯氢氧化钠(NaOH)50g,溶于水中,加水到 100ml。再吸取此溶液 2ml 用经超声脱气的水稀释到 1000ml 配成淋洗液。

(6)碘标准溶液[$c(1/2I_2)=0.1mol/L$]:配制与标定方法见附录2。

(7)巯基乙酸标准储备液($\rho(HSCH_2COOH)=1000mg/L$):称取优级纯巯基乙酸($HSCH_2COOH$)0.5g,用水稀释转移至 500ml 容量瓶中,加入甲醛 1ml,加水定容得标准储备液,临用时采用碘量法标定其准确浓度。

标定方法如下:准确吸取巯基乙酸标准储备液 25.00ml,置于 250ml 碘量瓶中,加水25ml,10% 盐酸 20ml,再加入淀粉溶液 2ml,用碘标准溶液[$c(1/2I_2)=0.1mol/L$]滴定,溶液颜色由无色变为浅蓝色即为终点。同时做空白试验。

$$c(\text{HSCH}_2\text{COOH}) = \frac{92.1 \times c \times (V_1 - V_0) \times 2 \times 1000}{V}$$

式中:

$c(\text{HSCH}_2\text{COOH})$——巯基乙酸标准储备液的浓度,$\mu$g/ml;

c——碘标准溶液的浓度,mol/L;

V_1——碘标准溶液的用量,ml;

V_0——空白试验碘标准溶液的用量,ml;

V——巯基乙酸标准溶液体积,ml;

92.1——巯基乙酸的摩尔质量,g/mol;

2——碘与巯基乙酸反应的分子系数。

【实验步骤】

1. 样品处理 称取样品0.5000g于100ml容量瓶中,加水至刻度,膏状样品用旋涡振荡器振摇均匀,超声波清洗器提取20分钟,加入三氯甲烷2ml,轻轻振荡,静置。浑浊样品,取适量样品在14000r/min转速下高速离心15分钟,取上清液经0.45μm滤膜(有机系)过滤后作待测样液。

2. 参考色谱条件 色谱柱:AS11-HC(250mm×4mm),AG11-HC(50mm×4mm),柱填料为强碱性离子交换树脂,烷醇季铵功能基;抑制器:ASRS-ULTRA;淋洗液:25mmol/L NaOH+1%甲醇混合液;淋洗液流速:0.85ml/min;抑制模式:外接水1.0ml/min,自动抑制电流50mA;氮气压力:35kPa;柱温:室温;进样量:25μl;检测器:抑制型电导检测器。

3. 样品测定

(1)标准曲线绘制:在8个100ml容量瓶中,将新标定的巯基乙酸标准储备液稀释成浓度分别为0.50,1.00,2.00,5.00,10.0,20.0,50.0和80.0μg/ml的标准系列工作溶液,分别取25μl巯基乙酸标准系列工作溶液注入离子色谱仪的进样管中,进样后,色谱工作站记录、计算色谱峰的保留时间和峰面积。以巯基乙酸峰面积对浓度进行线性回归,求回归方程。

(2)样品测定:吸取25μl待测样液注入离子色谱仪中进样,得到样品溶液色谱图,将样品峰面积代入回归方程,计算出待测试液中巯基乙酸的浓度。

【数据处理】

样品中巯基乙酸及其盐的含量(以巯基乙酸计)按下式计算:

$$\omega(\text{巯基乙酸}) = \frac{\rho \times V}{m}$$

式中:

$\omega(\text{巯基乙酸})$——样品中巯基乙酸的含量,μg/g;

ρ——测试样品溶液中巯基乙酸的质量浓度,μg/ml;

V——样品定容体积,ml;

m——样品取样量,g。

(二)化学滴定法

【实验原理】

含有巯基乙酸及其盐类和酯类的化妆品经预处理后,用碘标准溶液滴定定量,反应方程式如下:

$$2HSCH_2COOH + I_2 \longrightarrow HOOCH_2C\text{-}S\text{-}S\text{-}CH_2COOH + 2HI$$

【仪器和试剂】

1. 仪器　酸式滴定管;电磁搅拌器,搅拌棒外表不包覆塑料套。

2. 试剂

(1)盐酸$[\varphi(HCl) = 10\%]$:取浓盐酸10ml,加水至100ml,混匀。

(2)三氯甲烷$(CHCl_3)$。

(3)淀粉溶液$(10g/L)$:称取可溶性淀粉1g用水5ml调成溶液后加入沸水95ml,煮沸,并加水杨酸0.1g防腐。

(4)碘标准溶液$[c(1/2I_2) = 0.1mol/L]$:配制与标定见附录2。

【实验步骤】

1. 样品预处理　准确称取约2.00g样品于锥形瓶中,加盐酸$[\varphi(HCl) = 10\%]$20ml,水50ml,缓慢加热至沸腾,冷却后加三氯甲烷5ml,用电磁搅拌器搅拌5分钟后作为待测液备用。对于有机物干扰少的烫发类产品,可以加酸及水后直接滴定。

2. 样品测定　向样品待测液中加入淀粉溶液2ml作指示剂,用碘标准溶液滴定待测溶液,至溶液颜色突变或呈现的蓝色在1分钟内不消失即为终点。

【数据处理】

样品中巯基乙酸及其盐的含量(以巯基乙酸计)按下式计算:

$$\omega(\text{巯基乙酸}) = \frac{92.1 \times c \times V \times 2 \times 100}{m \times 1000}$$

式中:

$\omega(\text{巯基乙酸})$——样品中巯基乙酸的质量分数,%;

c——碘标准溶液的浓度,mol/L;

V——滴定中碘标准溶液的用量,ml;

m——样品取样量,g;

92.1——巯基乙酸的摩尔质量,g/mol;

2——碘与巯基乙酸反应的分子系数。

【注意事项】

1. 含有巯基的化合物,如半胱氨酸、还原型谷胱甘肽等均可与碘发生反应,因此当用滴定分析法测定的结果值比较大时,必须要用离子色谱法进行确证。

2. 巯基乙酸标准储备液不稳定,其中的溶质易被空气中氧气氧化,因此稀释巯基乙酸标准储备液时必须现用现标定。

【思考题】

1. 离子色谱方法样品前处理过程中为什么要加入三氯甲烷?

2. 化学滴定法中加入盐酸的目的是什么? 为什么要加热煮沸?

(刘国良)

实验六　化妆品中甲硝唑的测定
—— 高效液相色谱法

甲硝唑是临床常用的硝基咪唑类抗生素,具有抗炎的作用。在祛痘除螨类化妆品中违法添加甲硝唑,能起到祛痘、除螨的作用,但长期使用会刺激皮肤,导致皮肤出现皮疹、接触性皮炎、速发性过敏等不良反应,更严重的是导致对甲硝唑的耐药,造成健康隐患。我国(2007)《化妆品卫生规范》中明确规定,在化妆品中禁止使用甲硝唑。

【实验目的】

掌握高效液相色谱法测定化妆品中甲硝唑的原理和方法;熟悉高效液相色谱仪的基本操作和工作流程;了解高效液相色谱法测定化妆品中甲硝唑的样品处理方法。

【实验原理】

化妆品中的甲硝唑用甲酸水溶液-乙腈提取,经超声提取、离心、过滤后,采用高效液相色谱法,以 C_{18} 色谱柱分离,紫外检测器检测,以保留时间定性,峰面积定量。

【仪器与试剂】

1. 仪器　高效液相色谱仪,配二极管阵列检测器,C_{18} 色谱柱;液相色谱微量进样针(或自动进样装置),50μl;超声波清洗器;高速离心机;微孔滤膜,0.45μm,有机系;针筒式微孔滤膜,0.45μm,有机系。

2. 试剂

(1)乙腈(C_2H_3N):色谱纯。

(2)甲醇(CH_3OH):色谱纯。

(3)0.1%甲酸水溶液:吸取 1.00ml 甲酸(HCOOH)用超纯水稀释至1000ml。

(4)甲硝唑标准储备液($\rho = 5.00mg/ml$):准确称取甲硝唑标准品 0.0500g,用少量乙腈溶解,转移至 10ml 容量瓶中,用乙腈定容。临用前,稀释为 500μg/ml 的应用液。

【实验步骤】

1. 样品处理　准确称取 0.25~0.50g 样品于 5ml 塑料刻度离心管中,加提取液(0.1%甲酸水溶液 + 乙腈 = 80 + 20)至 4.00ml,振摇,超声振荡提取 20~30 分钟,离心 4 分钟(11 000r/min),取上清液经 0.22μm 滤膜过滤到样品管中,待上机测定。

2. 参考色谱条件　色谱柱:C_{18} 柱(250mm × 4.6mm,5μm);流动相:0.1%甲酸水溶液 + 乙腈 = 80 + 20,经 0.45μm 滤膜过滤及超声脱气;流速:1.0ml/min;进样量:20μl;检测波长:310nm;柱温:室温。

3. 样品测定

(1)定性分析:取甲硝唑标准应用液进样 20μl,根据保留时间进行定性。

(2)标准曲线的绘制:分别吸取甲硝唑标准应用液 0,1.00,2.00,3.00,4.00,5.00ml 于 6 个 10ml 容量瓶中,用流动相稀释至刻度,摇匀。得到浓度分别为 0,50,100,150,200,250μg/ml 的标准系列,经 0.45μm 滤膜过滤备用。进样 20μl 测定标准系列。以标准系列的峰面积对甲硝唑浓度进行线性回归,求回归方程。

(3)样品测定:取上述处理好的样品进样 20μl 测定,得样品溶液色谱图,将样品峰面积代入回归方程,计算得测定试液中甲硝唑的浓度。

【数据处理】

样品中甲硝唑的含量按照下式计算:

$$\omega(甲硝唑) = \frac{\rho \times V}{m}$$

式中:

$\omega(甲硝唑)$——样品中甲硝唑的含量,μg/g;

ρ ——从回归方程算出的样品管中甲硝唑的浓度,$\mu g/ml$;

V——样品溶液体积,ml;

m——样品取样量,g。

【注意事项】

1. 若样品中甲硝唑含量过高,超过线性范围,则用流动相稀释后测定。

2. 实验所用的乙腈、甲酸等有机溶剂均为有毒、易燃物质,应在通风柜中操作。

3. 实验结束后,要用适当的溶剂冲洗色谱柱,清洗干净后,使用色谱柱说明书中指明的溶剂保存。

【思考题】

1. 如果样品甲硝唑含量超过线性范围,应如何解决?

2. 为什么高效液相色谱流动相在使用前必须经过脱气处理?

（陈漫霞）

第四部分　设计性实验

§1　设计性实验基础知识

设计性实验是指学生在教师的指导下,根据给定的实验目的(或自选题目)和实验条件,自行设计实验方案、选择实验方法、拟定实验操作步骤并自行实施的实验,完成分析后,对实验结果进行数据处理。以下对设计性实验的实施过程做简单介绍。

一、选题

设计性实验的选题可以由教师给定题目,也可以由学生根据自己的兴趣来选择。选题应有一定的深度。难度太小,学生不需要付出很多就能完成,则达不到训练效果;难度太大,学生很难完成,会挫伤学生对实验的积极性。因此,教师应根据学生的基础,选择合适的题目。学生自行选择的题目最好经过教师的评估。

二、设计性实验方案设计

1. 资料查询与检索　根据确定的实验内容进行主题词检索是进行设计性实验的一个非常重要的步骤。对文献进行全面的收集和阅览能够保证设计方案的科学性。通常,卫生检验专业检索的文献包括发表文章、相关标准(国家标准、行业标准、地方标准和相关企业标准)、专利、硕博士论文和药典等。中文文献可以在中国知网、万方数据库、维普期刊网这三大数据库中检索。国家标准可以在国家标准化管理委员会网站(http://www.sac.gov.cn/)、相关行业官方网站(如环保部官网 http://www.zhb.gov.cn/和卫生和计划生育委员会官网 http://www.nhfpc.gov.cn/)和一些专业性网站(如食品伙伴网 http://www.foodmate.net/、仪器信息网 http://www.instrument.com.cn/)上查询。外文数据库有美国化学会志(http://pubs.acs.org/, ACS), Sciencedirect, Wiley, Springer, Blackwell, Nature, Science 等。还可以通过搜索引擎 google、google scholar(http://scholar.google.com/)、美国国立医学图书馆网站(http://www.ncbi.nlm.nih.gov/pubmed/)等进行检索。

另外,还需要通过查阅试剂手册等,了解实验所涉及的相关化合物的基本理化性质。

2. 资料整理与分析　对以上查询的资料进行仔细阅读、分类和整理。例如,可以按照不同的分析方法整理资料,比较不同分析方法的样品前处理方法、仪器条件、灵敏度、准确度、注意事项及操作的难易程度。在比较分析的基础上写出文献综述,可以加深对文献的理解,为方案设计打下基础。

3. 方案初稿的设计与撰写　根据对文献的理解,结合实验室的实际情况,分组讨论,各组进行实验方案的设计与撰写。撰写的内容包括实验内容、实验原理、实验方法、技术路线、所需器材和仪器、可行性分析、时间安排和预期结果等。

4. 设计方案的讨论与进一步修改　展示各组设计方案,阐述方案的科学性和可行性,与指导教师和全班同学进行讨论。可以组织答辩会的形式进行,学生根据答辩会上教师和其他同学提出的建议,对设计方案进一步修改,形成最终可以实施的方案定稿。在此过程中,学生不仅需要修改自己的方案,还需要思考其他同学对方案提出的问题或修改意见,以及在实验过程中容易产生误差的地方和可能遇到的困难。

5. 方案实施　按照设计方案做好准备工作并进行预试验,比如购置和配制相关的试剂、检查仪器的各项性能指标、观察标准曲线线性是否良好等,在此基础上还可以对设计方案进行修改。预试成功后,进行设计方案的正式实施,记录实验现象和实验结果,在规定时间内完成实验。

6. 结果分析与讨论及撰写实验报告　结合查阅的文献,对实验结果进行分析整理和评价,讨论实验中出现的各种问题,包括条件的选择及实验中出现的各种现象,撰写实验报告。设计性实验报告的撰写可以参考检测机构正式报告或论文的撰写格式。正式报告包括样品名称(编号)、样品生产单位、样品数量、样品规格、检测项目、检测依据、检测结果、检测日期、出具报告日期;论文撰写模式包括摘要、前言、实验器材、实验方法、实验结果与讨论、参考文献等。

(高　蓉)

§2　设计性实验题目示例

实验一　空气中甲醛测定的设计性实验

甲醛是室内空气主要污染物之一,室内空气和工作场所的国家标准均规定了甲醛的容许浓度卫生限量。选择一种场所,通过方法的选择、设计和实施,对空气中的甲醛进行检测。

【实验目的】

掌握如何科学地选择检测方法和主要的方法性能指标;熟悉空气中甲醛测定的主要方法;了解方法性能指标的评价方法,以及检测报告的格式和内容。

【设计思路】

1. 根据所选场所,分组分析样品的性质和可能的干扰,并确定甲醛相应的卫生限量(表4-1)。

2. 查阅文献和相关标准,列出国内外测定甲醛的主要方法(包括标准方法),并总结各方法的主要性能指标。分析各方法性能指标(灵敏度和特异性),选择自己认为最合适的检测方法。

3. 根据相关国家标准和选定的检测方法,确定采样方法,包括采样点、采样设备、吸收液、采样流量和时间等。用选定的检测方法分析采集的样品的甲醛含量。

4. 选择1~2个方法的主要性能指标如灵敏度、准确度和精密度等进行考察,设计出指标考察的方法,并进行相关实验。

5. 通过比较不同方法测得的结果和方法性能指标参数,分析测定结果的可靠性;总结实验成败的原因和注意事项,以及各方法的优缺点;用实验数据反过来再次确证何种方法最适合测定该场所空气中的甲醛。

6. 查阅相关标准,了解如何出具一份正式的空气检测报告,包括格式、要素和内容。

表 4-1　不同场所空气中甲醛的最高容许浓度

场所	甲醛最高容许浓度
室内空气	$0.1mg/m^3$(1h 均值)
工作场所空气	$0.5mg/m^3$
公共场所空气	$0.12mg/m^3$
民用建筑工程验收室内环境空气	Ⅰ类民用建筑工程 $\leq 0.08mg/m^3$
	Ⅱ类民用建筑工程 $\leq 0.1mg/m^3$

【仪器与试剂】

1. 仪器　高效液相色谱仪,配紫外检测器;气相色谱仪,配火焰离子化检测器;微量进样器;气泡吸收管(多孔玻板吸收管);气体采样器;学生实验设计中所需仪器和设备。

2. 试剂　甲醛标准品;学生实验中所需试剂。

【实验步骤】

1. 根据案例,确定样品甲醛的卫生限量和分析样品时可能的干扰。分组查阅资料,总结空气中甲醛的测定方法,列出各方法的性能指标参数。

2. 根据查阅的文献,分组讨论并选出所用的测定方法,并阐明该方法是否能满足检测需要。

3. 根据所选方法,列出所需的仪器设备和试剂,并进行仪器的调试和试剂的配制。确定需要考察的方法指标,并给出考察的具体方法和步骤。

4. 分组采样,并按照所选方法进行样品处理和检测。

5. 比较检测结果,讨论各组结果的可靠性,总结所选方法的优劣。

6. 每组根据检测结果,出具一份正式的空气检测报告。

【结果分析】

从方法的灵敏度(检测下限和标准曲线的线性范围)、精密度(高、中、低浓度的重复测定的变异系数)和准确度(高、中、低浓度的加标回收率)入手,考察各组的方法性能,分析测定结果的可靠性。各组结果可能不同,可以从采样方法、样品处理方法和测定方法三个环节着手分析原因,必要时进行溯源。

【注意事项】

1. 不同的场所空气中甲醛的卫生限量不同。利用卫生限量可以衡量方法灵敏度是否满足分析要求,但同时要考虑采样体积和样品处理中可能的浓缩或稀释步骤。

2. 设计实验受实验室条件限制,比如分析仪器、采样设备等,因此在选择方法之前,要详细了解方法所需的条件,在现有实验室条件范围内进行选择。

【思考题】

1. 什么是方法的灵敏度? 通常有哪些指标可以表示方法的灵敏度?

2. 除了加标回收实验外,评价准确度的方法有哪些? 加标回收率好,是否方法的准确性高? 为什么?

3. 做加标回收实验时,加标物的体积/样品体积的比值控制在多少比较合适?

(邹晓莉)

实验二　高效液相色谱法测定尿中马尿酸和甲基马尿酸

在高效液相色谱测定尿中马尿酸和甲基马尿酸时,尿样要经过多个前处理步骤,最后制得样品分析液,进色谱仪分析。其中有加盐酸和氯化钠、乙酸乙酯萃取、乙酸乙酯挥干和水溶解残渣等步骤,每个步骤的作用是什么呢? 可以利用所学的理论知识进行分析,并在此基础上,进一步设计相关实验进行验证和评价。

【实验目的】

掌握尿中马尿酸和甲基马尿酸的样品前处理方式,并能利用所学知识,分析和验证前处理中所涉及的每个步骤的作用,以及评价前处理方式是否合适或最优;熟悉影响有机物萃取的因素;了解对比实验的注意事项。

【设计思路】

1. 根据所学知识,分组讨论并分析样品前处理每一步骤的作用,提出问题。

(1)乙酸乙酯提取前,加入盐酸溶液的作用:样液的 pH 不同可能导致待测物存在形式不同,从而影响萃取效率。盐酸的加入是否会改变萃取效率以及如何改变?

(2)氯化钠的作用:氯化钠的加入是否能改变萃取效率以及如何改变? 此外,还有其他作用吗?

(3)提取时的旋涡混匀:1 分钟是否能达到完全萃取的要求? 还能采用别的方式进行混匀吗? 这些方式和旋涡混匀比较哪个更好?

(4)离心分层:机械方式促进分层。有什么别的方式可促进分层? 这些方法是否也能满足马尿酸和甲基马尿酸的色谱分析?

(5)乙酸乙酯的挥干:萃取完成后,挥干有机溶剂的作用是什么? 在该实验中,是否达到了此目的? 除此之外还要考虑什么因素? 此外,要低于 70℃挥干的原因是什么? 除了水浴,还有别的方式挥干乙酸乙酯吗? 效果如何?

(6)马尿酸和甲基马尿酸的理化性质:为什么选用乙酸乙酯萃取尿样中的马尿酸和甲基马尿酸? 还可以选用什么溶剂? 萃取的目的是什么? 如何提高萃取效率?

2. 分组设计相关实验,验证前面推导得出的样品前处理步骤的作用是否正确,以及这些样品前处理步骤是否适合尿中马尿酸和甲基马尿酸的 HPLC 测定,寻求是否有更合适的样品前处理方式,解决问题。

3. 选择 1~2 个问题进行验证。可考虑采用对比实验方法进行设计,在设计时注意只需改变要考察的问题,其余步骤和方式保持不变,通过比较改变前后的实验结果,分析得出答案和结论。

【仪器与试剂】

1. 仪器　高效液相色谱仪,配紫外检测器;微量进样器,10μl;离心机;恒温水浴锅;氮吹仪;旋涡混合器;离心管,10ml;聚乙烯塑料瓶,100ml;学生设计中所需设备。

2. 试剂　马尿酸和甲基马尿酸标准品;冰乙酸;甲醇(CH_3OH,色谱纯);学生设计中所需试剂。

【实验步骤】

1. 根据所学知识,查找资料,引导学生分析样品前处理中各相关步骤的作用。

2. 分组讨论,设计相关实验,验证 1~2 个问题或提出 1~2 个改进并验证效果。

3. 根据设计,准备相关仪器设备和试剂。

4. 按照设计步骤,进行分组实验。

5. 根据实验结果,分析得出结论和答案以及结论是否正确合理。

【结果分析】

根据实验结果,从色谱分离效果、色谱峰形和萃取效率(回收率)等方面进行分析,得出结论。若理论分析和实验结果存在差异,分析探讨下一步如何继续进行,不断修正设计方案并实施,直至得到满意的结果。

【注意事项】

若采用对比实验进行验证,注意需严格固定其余样品处理步骤不变,只改变要考察的步骤和问题所涉及的条件,才能得出正确的结论。

【思考题】

1. 如何利用科学的思维和方法去设计实验并解决相关问题?

2. 萃取效率和回收率如何计算?

（邹晓莉）

附录1 常用酸的密度和浓度

常用酸的密度和浓度

试剂名称	分子量	质量百分浓度 $\omega(\%)$	相对密度 ρ_{20}(g/ml)	物质的量浓度 c(mol/L)	制备 1L 1mol/L 溶液所需体积(ml)
冰乙酸	60.05	99.5	1.05	17(CH_3COOH)	58
乙酸	60.05	36	1.04	6.3(CH_3COOH)	156.5
盐酸	36.5	36~38	1.18~1.19	11.6~12.4(HCl)	84
硝酸	63.02	65~68	1.39~1.40	14.4~15.2(HNO_3)	63
高氯酸	100.5	70~72	1.67	11.7~12.0($HClO_4$)	86
磷酸	98.0	85	1.70	15(H_3PO_4)	67
硫酸	98.1	96~98	1.84	18(H_2SO_4)	56
氨水	17.0	25~28	0.88~0.90	13.3~14.8($NH_3 \cdot H_2O$)	70

附录 2　标准溶液的配制与标定

一、 硫代硫酸钠标准溶液 ［c（$Na_2S_2O_3$）=0.1mol/L］ 的配制与标定

（1）配制：称取 26g 硫代硫酸钠（$Na_2S_2O_3 \cdot 5H_2O$）（或 16g 无水硫代硫酸钠），加入 0.2g 无水碳酸钠，溶于 1000ml 水中，缓缓煮沸 10 分钟，冷却。放置 2 周后过滤。

（2）标定

1）方法一：准确称取 0.1800g 于（120±2）℃ 干燥至恒重的基准试剂重铬酸钾（$K_2Cr_2O_7$），置于碘量瓶中，溶于 25ml 水，加 2g 碘化钾及 20ml 硫酸溶液（20%），摇匀，于暗处放置 10 分钟，加 150ml 水，用配制好的硫代硫酸钠溶液滴定，近终点时加 2ml 淀粉指示剂（10g/L），继续滴定至溶液由蓝色变为亮绿色。同时做空白试验。按下式计算硫代硫酸钠标准滴定溶液的浓度：

$$c_{Na_2S_2O_3} = \frac{6 \times m \times 1000}{(V_1 - V_0)M}$$

式中：

$c_{Na_2S_2O_3}$——硫代硫酸钠标准溶液的浓度，mol/L；

m——重铬酸钾质量的准确数值，g；

V_1——硫代硫酸钠溶液的用量，ml；

V_0——空白试验硫代硫酸钠溶液的用量，ml；

M——重铬酸钾的摩尔质量，294.18。

2）方法二：准确称取 0.3000g 基准试剂碘酸钾（KIO_3）于 250ml 锥形瓶中，加 100ml 蒸馏水，微热使其溶解，加约 3gKI 及 10ml 冰乙酸，暗处放置 5 分钟。用硫代硫酸钠溶液滴定，至溶液变浅黄色，加 2ml 淀粉指示剂（10g/L），继续滴定至溶液蓝色刚好褪去为止，记录滴定液用量。同时做空白试验。按下式计算硫代硫酸钠标准滴定溶液的浓度：

$$c_{Na_2S_2O_3} = \frac{6 \times m \times 1000}{M \times (V_1 - V_0)}$$

式中：

$c_{Na_2S_2O_3}$——硫代硫酸钠标准溶液的浓度，mol/L；

m——碘酸钾的准确质量，g；

M——碘酸钾的摩尔质量，214.01；

V_1——硫代硫酸钠溶液的用量，ml；

V_0——空白试验硫代硫酸钠溶液的用量，ml。

二、 碘标准溶液 ［c（$1/2I_2$）=0.1mol/L］ 的标定方法

（1）配制：称取 13g 碘（I_2）和 35g 碘化钾（KI），溶于 100ml 水中，稀释至 1000ml，摇匀，

储存于棕色瓶中。

（2）标定：准确吸取碘标准溶液20.00ml，置于500ml碘量瓶中，加水150ml，用硫代硫酸钠标准溶液[$c(Na_2S_2O_3) = 0.1mol/L$]滴定，近终点时加2ml淀粉指示剂（10g/L），继续滴定至蓝色消失。

同时做水所消耗碘的空白试验：取250ml蒸馏水，加0.05 ~ 0.20ml配制好的碘溶液及2ml淀粉指示液（10g/L），用硫代硫酸钠标准溶液[$c(Na_2S_2O_3) = 0.1mol/L$]滴定至蓝色消失。按下式计算碘标准溶液的浓度。

$$c(1/2\ I_2) = \frac{(V_1 - V_2) \times c_1}{V_3 - V_4}$$

式中：

$c(1/2\ I_2)$——碘标准溶液的浓度，mol/L；

c_1——硫代硫酸钠标准溶液的浓度，mol/L；

V_1——硫代硫酸钠标准溶液的用量，ml；

V_2——空白试验硫代硫酸钠标准溶液的用量，ml；

V_3——碘标准溶液的体积，ml；

V_4——空白试验中加入的碘标准溶液体积的准确数值，ml。

附录3 常见有机溶剂理化常数

常见有机溶剂理化常数

溶剂名称	熔点(℃)	沸点(℃)	介电常数	紫外截止波长(nm)
甲酸	8.6	100.8	58.5	215
乙酸	16.6	117.9	6.30	230
甲醇	−98	64.7	32.7	205
乙醇	−114.3	78	78.4	210
正丙醇	−127	97.1	20.33	210
苯	5.5	80.1	2.27	278
甲苯	−95	110.6	2.38	284
正己烷	−95.3	68.7	1.88	195
环己烷	6.5	80.7	2.02	200
正戊烷	−129.8	36.1	1.84	200
正庚烷	−90.5	98.5	1.92	218
异辛烷	−107.4	99.3	1.94	210
乙醚	−116.3	34.6	4.33	218
二氯甲烷	−95.1	39.8	8.93	233
三氯甲烷	−63.5	61.3	4.81	245
四氯化碳	−22.6	76.8	2.24	263
乙腈	−45.7	82	37.5	190
丙酮	−94.7	56.0	20.7	330
四氢呋喃	−108.4	65.5	7.58	212
乙酸乙酯	−83	77	6.02	256
二甲亚砜	18.45	189	4.70	260
二氧杂环乙烷	11	101.1	2.25	215
二甲基甲酰胺	−61	152.8	36.7	268
二甲基乙酰胺	−20	166.1	37.78	268
二硫化碳	−110.8	46.5	2.64	380

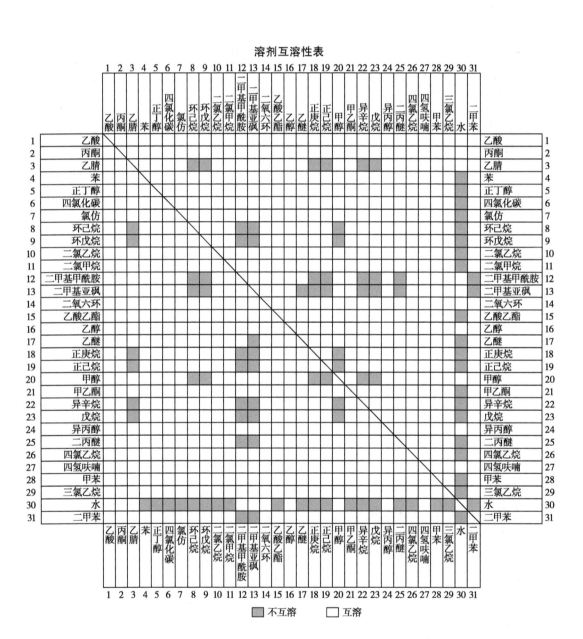

溶剂互溶性表

附录5　滤膜材料选择表

滤膜材料选择表

类别	溶剂	PTFE	PVDF	PES	CA/CN	RC	PP	GMF	Nylon 6
酸类	乙酸	R	R	R	NR	R	R	R	NR
	90%乙酸	R	R	R	*	*	R	R	*
	25%乙酸	R	R	R	*	R	R	R	R
	10%乙酸	R	R	R	LR	*	R	R	*
	浓盐酸	R	R	R	NR	NR	R	R	NR
	25%盐酸	R	R	R	*	NR	R	R	NR
	1mol/L 盐酸	R	R	R	*	*	R	R	NR
	浓硫酸	R	NR	NR	NR	NR	R	R	NR
	25%硫酸	R	NR	NR	NR	NR	R	R	NR
	浓硝酸	R	NR	NR	NR	R	R	LR	NR
	25%硝酸	R	R	NR	NR	R	R	LR	NR
	25%磷酸	R	*	*	R	LR	R	*	NR
	25%甲酸	R	*	*	LR	R	R	R	NR
	10%三氯乙酸	R	*	*	R	R	R	*	NR
	柠檬酸	R	R	R	R	R	*	R	LR
	氢氟酸	R	R	*	*	NR	LR	NR	NR
	硼酸	R	R	R	R	R	R	R	LR
醇类	98%甲醇	R	R	R	NR	R	R	R	R
	98%乙醇	R	R	R	NR	R	R	R	R
	70%乙醇	R	R	R	R	R	R	R	LR
	异丙醇	R	R	R	R	R	R	R	R
	正丙醇	R	R	R	R	R	R	R	R
	戊醇/丁醇	R	R	R	LR	R	R	R	R
	苯甲醇	R	R	NR	NR	R	R	NR	LR
	乙二醇	R	R	R	R	R	R	R	R
	丙二醇	R	R	R	LR	R	R	R	NR
	丙三醇	R	R	R	R	R	R	R	R

类别	溶剂	PTFE	PVDF	PES	CA/CN	RC	PP	GMF	Nylon 6
	异丁醇	R	R	*	R	R	R	R	R
碱类	25% 氨水	R	LR	R	R	LR	R	R	R
	3mol/L 氢氧化钠	R	*	R	NR	LR	R	NR	LR
	6mol/L 氢氧化钠	R	*	R	NR	NR	R	NR	NR
	3mol/L 氢氧化钾	R	*	R	NR	*	R	NR	NR
胺类	二甲基甲酰胺	R	NR	NR	NR	LR	R	R	R
	二乙基乙酰胺	R	*	*	NR	R	*	R	LR
	三乙醇胺	R	*	*	R	R	*	*	R
	苯胺	R	*	*	NR	R	*	*	R
	吡啶	R	NR	NR	NR	R	NR	R	*
	乙腈	R	R	LR	NR	R	R	R	R
酯类	乙酸乙酯/甲酸乙酯	R	R	NR	NR	R	LR	R	R
	乙酸戊酯/乙酸丁酯	R	NR	NR	LR	R	LR	R	R
	乙酸丙酯	R	NR	NR	LR	R	LR	*	R
	乙酸丙二醇酯	R	*	NR	LR	R	R	*	*
	乙二醇乙醚乙酸酯	R	*	NR	LR	R	*	*	*
	乙二醇单甲酯	R	*	NR	NR	R	R	R	*
	苯甲酸苄酯	R	*	NR	R	R	*	*	R
	肉豆蔻酸异丙酯	R	*	NR	R	R	*	*	R
	三甲酚磷酸酯	R	*	NR	R	R	*	*	*
卤代烃	二氯甲烷	R	R	NR	NR	R	NR	R	LR
	氯仿	R	R	NR	NR	R	NR	R	R
	三氯乙烯	R	R	R	R	R	R	R	R
	氯苯	R	R	LR	R	R	R	R	R
	氟利昂	R	R	LR	R	R	R	R	R
	四氯化碳	R	R	NR	NR	R	LR	R	R
	氯丁烷	R	R	*	R	*	NR	R	NR
烃类	正己烷/二甲苯	R	R	NR	R	R	NR	R	R
	甲苯/苯	R	R	NR	R	R	NR	R	R
	煤油/汽油	R	R	LR	R	R	LR	*	R
	四氢萘/十氢萘	R	R	*	R	R	*	*	*
	硝基苯	R	R	NR	R	R	R	R	LR
	环己烷	R	R	NR	R	R	R	R	LR
	三氯乙烷	R	R	R	R	R	R	R	R

续表

类别	溶剂	PTFE	PVDF	PES	CA/CN	RC	PP	GMF	Nylon 6
	三氯乙烯	R	R	NR	R	R	R	R	NR
	四氯乙烯	R	R	NR	R	R	R	R	R
酮类	丙酮	R	NR	NR	NR	R	R	R	R
	环己酮	R	NR	NR	NR	R	R	R	R
	甲乙酮	R	LR	NR	NR	R	LR	R	R
	异丙基丙酮	R	NR	NR	R	R	*	R	R
有机氧化物	甲基异丁基酮	R	LR	NR	*	R	LR	R	*
	乙醚	R	R	R	R	R	LR	*	R
	二氧六烷	R	LR	NR	NR	R	R	R	R
	四氢呋喃	R	LR	NR	NR	R	R	R	R
	四乙基铵	R	*	*	R	R	*	*	R
	二甲基亚砜	R	NR	NR	NR	R	R	R	R
	异丙醚	R	R	R	R	R	*	*	*
混合溶剂	10%苯酚水溶液	R	LR	NR	NR	NR	R	R	*
	30%甲醛水溶液	R	R	R	R	LR	R	R	R
	30%过氧化氢	R	*	*	R	R	*	*	R
	硅油/矿物油	R	R	R	R	R	R	R	*

PTFE:聚四氟乙烯;PVDF:聚偏氟乙烯;PES:聚醚砜;CA/CN:混合纤维素酯;RC:再生纤维素;PP:聚丙烯;GMF:玻璃纤维;Nylon 6:尼龙6;R:耐受;LR:有限耐受;NR:不耐受;*:未知

附录6 压力单位换算表

压力单位换算表

单位	帕斯卡 Pa	千帕 kPa	兆帕 MPa	巴 bar	毫巴 mbar	千克力/cm² kgf/cm²	毫米汞柱 mmHg	磅/英寸² p.s.i	标准大气压 atm
Pa	1	1×10^{-3}	1×10^{-6}	1×10^{-5}	1×10^{-2}	1.020×10^{-5}	7.501×10^{-3}	1.450×10^{-4}	9.869×10^{-6}
kPa	1×10^{3}	1	1×10^{-3}	1×10^{-2}	10	1.020×10^{-2}	7.501	1.450×10^{-1}	9.869×10^{-3}
MPa	1×10^{6}	1×10^{3}	1	10	1×10^{4}	10.20	7.501×10^{3}	1.450×10^{2}	9.869
bar	1×10^{5}	1×10^{2}	0.1	1	1×10^{3}	1.020	7.501×10^{2}	14.50	9.869×10^{-1}
mbar	1×10^{2}	0.1	1×10^{-4}	1×10^{-3}	1	1.020×10^{-3}	7.501×10^{-1}	1.450×10^{-2}	9.869×10^{-4}
kgf/cm²	9.807×10^{4}	9.807×10^{1}	9.807×10^{-2}	9.807×10^{-1}	9.807×10^{2}	1	7.356×10^{2}	14.22	9.678×10^{-1}
mmHg	1.333×10^{2}	1.333×10^{-1}	1.333×10^{-4}	1.333×10^{-3}	1.333	1.360×10^{-3}	1	1.934×10^{-2}	1.316×10^{-3}
p.s.i	6.895×10^{3}	6.895	6.895×10^{-3}	6.895×10^{-2}	6.895×10^{1}	7.031×10^{-2}	5.171×10^{1}	1	6.805×10^{-2}
atm	1.013×10^{5}	1.013×10^{2}	1.013×10^{-1}	1.013	1.013×10^{3}	1.033	7.600×10^{2}	1.470×10^{1}	1

注:在压力单位中有时会用到托(Torr),1 Torr=1mmHg

参 考 文 献

1. 陈小华,汪群杰. 固相萃取技术与应用[M]. 北京:科学出版社,2010.

2. 陈忆文,彭谦,赵飞蓉. 微波消解-原子吸收光谱法测定头发中多种金属元素[J]. 中国卫生检验杂志,2007,17(10):1807-1808.

3. 高宏航,勾艳玲. 杀鼠剂敌鼠钠的快速检验[J]. 中国公共卫生,2005,21(5):603.

4. 顾国平,王森,周亚莲,等. 固相萃取高效液相色谱法测定猪肉中盐酸克伦特罗残留[J]. 浙江农业科学,2008,(5):624-626.

5. 国家环境保护局. GB/T 15516—1995. 空气质量 甲醛的测定 乙酰丙酮分光光度法[S]. 北京:中国标准出版社,1995.

6. 国家环境保护总局,国家质量监督检验检疫总局. GB 3838—2002. 地表水环境质量标准[S]. 北京:中国环境科学出版社,2002.

7. 国家技术监督局. GB 9667—1996. 游泳场所卫生标准[S]. 北京:中国标准出版社,1996.

8. 国家质量技术监督局. GB 18204.29—2000. 游泳水中尿素测定方法[S]. 北京:中国标准出版社,2000.

9. 国家质量监督检验检疫总局,卫生部,环境保护总局. GB/T 18883—2002. 室内空气质量标准[S]. 北京:中国标准出版社,2003.

10. 环境保护部,国家质量监督检验检疫总局. GB 3095—2012. 环境空气质量标准[S]. 北京:中国标准出版社,2012.

11. 环境保护部. HJ 639—2012. 国家环境保护标准 水质 挥发性有机物的测定 吹扫捕集/气相色谱-质谱法[S]. 北京:中国环境出版社,2013.

12. 环境保护部. HJ 479—2009. 环境空气 氮氧化物(一氧化氮和二氧化氮)的测定 盐酸萘乙二胺分光光度法[S]. 北京:中国环境科学出版社,2009.

13. 环境保护部. HJ 482—2009. 环境空气二氧化硫的测定甲醛吸收-副玫瑰苯胺分光光度法[S]. 北京:中国环境科学出版社,2009.

14. 环境保护部. HJ 504—2009. 环境空气 臭氧的测定[S]. 北京:中国环境科学出版社,2009.

15. 环境保护部. HJ 618—2011. 环境空气 PM_{10} 和 $PM_{2.5}$ 的测定 重量法[S]. 北京:中国环境科学出版社,2011.

16. 环境保护总局. HJ/T 167—2004. 室内环境空气质量监测技术规范[S]. 北京:中国环境出版社,2004.

17. 黄仕稳,曾婷,马丽. 气相色谱-质谱法测定动物类食品中盐酸克伦特罗[J]. 理化检验-化学分册,2014,50(6):763-765.

18. 黎源倩. 食品理化检验[M]. 北京:人民卫生出版社,2006.

19. 李彩均,奉夏平,唐丽娜,等. 气相色谱-质谱法测定酒类产品中的塑化剂含量[J]. 科技传播,2013,(4):115-116.

20. 刘平年. HPLC-DAD 法测定猪肝中的盐酸克伦特罗[J]. 化学分析计量,2005,14(5):33-35.

21. 吕昌银. 空气理化检验[M]. 北京:人民卫生出版社,2006.

22. 孟莉莉,徐广志. 固相萃取法高效液相仪测定水中痕量酚类化合物的研究[J]. 现代仪器,2005,11(3):31.

23. 宁正祥. 食品成分分析手册[M]. 北京:中国轻工业出版社,1998.

24. 彭荣飞,侯建荣,黄聪. ICP-MS 直接测定血清中 Li、Mg、Ca、Fe、Cu 和 Zn[J]. 中国卫生检验杂志,2010,20(6):1360-1362.

25. 孙成均. 生物材料检验[M]. 北京:人民卫生出版社,2006.

26. 王萍,李洁,郑和辉. 高效液相色谱法同时测定化妆品中的 7 种磺胺及甲硝唑和氯霉素[J]. 色谱,2007,25(5):743-746.

27. 王琴,杨静,任远庆. 应用高效液相色谱法检测液态乳中三聚氰胺的含量及常见问题分析[J]. 中国乳业,2011,(119):40-43.

28. 王永生. 卫生检验实验教程[M]. 北京:人民卫生出版社,2011

29. 王余萍. 误食中毒检样中毒鼠强比色微量检测法[J]. 职业与健康,2003,19(8):50-51.

30. 王竹天. 食品卫生检验方法注解[M]. 北京:中国标准出版社,2008.

31. 邬堂春. 职业卫生与职业医学实习指导[M]. 北京:人民卫生出版社,2013.

32. 吴采樱. 固相微萃取[M]. 北京:化学工业出版社,2012.

33. 徐向阳. 测定游泳池水中尿素方法的改进[J]. 中国卫生检验杂志,2006,16(2):235-236.

34. 王簃兰. 劳动卫生学[M]. 第 3 版. 北京:人民卫生出版社,1996.

35. 尹立红,浦跃朴,韩运双. 巯基乙酸皮肤毒性的实验研究[J]. 卫生毒理学杂志,2003,17(4):237-238.

36. 张海霞,朱彭龄. 固相萃取[J]. 分析化学. 2000,28(9):1172-1180.

37. 张克荣. 水质理化检验[M]. 北京:人民卫生出版社,2006.

38. 郑星泉,周淑玉,周世伟. 化妆品卫生检验手册[M]. 北京:化学工业出版社,2003.

39. 中国人民共和国卫生部. GBZ 159—2004. 国家职业卫生标准工作场所空气中有害物质监测的采样规范[S]. 北京:人民卫生出版社,2006.

40. 中国人民共和国卫生部. GBZ 2.1—2007. 工作场所有害因素职业接触限值[S]. 北京:人民卫生出版社,2007.

41. 中国人民共和国卫生部. GBZ/T 192.3—2007. 国家职业卫生标准工作场所空气中粉尘测定[S]. 北京:人民卫生出版社,2008.

42. 中国人民共和国卫生部. GBZ/T 192.4—2007. 国家职业卫生标准工作场所空气中粉尘测定 第 4 部分:游离二氧化硅含量[S]. 北京:人民卫生出版社,2007.

43. 中华人民共和国公安部. GA/T842—2009. 血液酒精含量的检测方法[S]. 北京:中国标准出版社,2009.

44. 中华人民共和国国家质量监督检验检疫总局,中国国家标准化管理委员会. GB 8537—2008. 饮用天然矿泉水[S]. 北京:中国标准出版社,2008.

45. 中华人民共和国国家质量监督检验检疫总局,中国国家标准化管理委员会. GB/T 14772—2008. 食品中粗脂肪的测定[S]. 北京:中国标准出版社,2009.

46. 中华人民共和国国家质量监督检验检疫总局,中国国家标准化管理委员会. GB/T 21911—2008. 食品中邻苯二甲酸酯的测定[S]. 北京:中国标准出版社,2008.

47. 中华人民共和国国家质量监督检验检疫总局,中国国家标准化管理委员会. GB/T 22388—2008. 原料乳与乳制品中三聚氰胺检测方法[S]. 北京:中国标准出版社,2008.

48. 中华人民共和国国家质量监督检验检疫总局,中国国家标准化管理委员会. GB/T 3495—2009. 食品中苯甲酸、山梨酸和糖精钠的测定高效液相色谱法[S]. 北京:中国标准出版社,2009.

49. 中华人民共和国国家质量监督检验检疫总局,中国国家标准化管理委员会. GB/T 5530—2005. 动植物油脂酸值和酸度测定[S]. 北京:中国标准出版社,2006.

50. 中华人民共和国国家质量监督检验检疫总局,中国国家标准化管理委员会. GB/T5538—2005. 动植物油脂过氧化值测定[S]. 北京:中国标准出版社,2005.

51. 中华人民共和国农业部. NY/T 1712—2009. 绿色食品[S]. 北京:中国农业出版社,2009.

52. 中华人民共和国农业部. NY/T 761—2008. 蔬菜和水果中有机磷、有机氯、拟除虫菊酯和氨基甲酸酯类农药多残留的测定[S]. 北京:中国农业出版社,2008.

53. 中华人民共和国农业部. SC/T 3025—2006. 中华人民共和国水产行业标准水产品中甲醛的测定[S]. 北京:农业出版社,2006.

54. 中华人民共和国卫生部,国家标准化管理委员会. GB/T 5750—2006. 生活饮用水标准检验方法[S]. 北京:中国标准出版社,2006.

55. 中华人民共和国卫生部,中国国家标准化管理委员会. GB/T 5009.192—2003. 动物性食品中克伦特罗残留量的测定[S]. 北京:中国标准出版社,2003.

56. 中华人民共和国卫生部,中国国家标准化管理委员会. GB 2762—2012. 食品污染物限量[S]. 北京:中国标准出版社,2005.

57. 中华人民共和国卫生部,中国国家标准化管理委员会. GB 5009.15—2003. 食品中镉测定[S]. 北京:中国标准出版社,2003.

58. 中华人民共和国卫生部,中国国家标准化管理委员会. GB 5009.85—2003. 食品中核黄素的测定[S]. 北京:中国标准出版社,2003.

59. 中华人民共和国卫生部,中国国家标准化管理委员会. GB 5009.86—2003. 蔬菜、水果及其制品中总抗坏血酸的测定(荧光法和 2,4-二硝基苯肼法)[S]. 北京:中国标准出版社,2003.

60. 中华人民共和国卫生部,中国国家标准化管理委员会. GB 5749—2006. 生活饮用水卫生标准[S]. 北京:中国标准出版社,2006.

61. 中华人民共和国卫生部,中国国家标准化管理委员会. GB 9685—2008. 食品容器、包装材料用添加剂使用卫生标准[S]. 北京:中国标准出版社,2008.

62. 中华人民共和国卫生部,中国国家标准化管理委员会. GB/T 5009.11—2003. 食品中总砷及无机砷的测定[S]. 北京:中国标准出版社,2003.

63. 中华人民共和国卫生部,中国国家标准化管理委员会. GB/T 5009.139—2003. 饮料中咖啡因的测定[S]. 北京:中国标准出版社,2003.

64. 中华人民共和国卫生部,中国国家标准化管理委员会. GB/T 5009.146—2008. 植物性食品中有机氯和拟除虫菊酯类农药多种残留量的测定[S]. 北京:中国标准出版社,2008.

65. 中华人民共和国卫生部,中国国家标准化管理委员会. GB/T 5009.170—2003. 保健食品中褪黑素含量的测定[S]. 北京:中国标准出版社,2003.

66. 中华人民共和国卫生部,中国国家标准化管理委员会. GB/T 5009.48—2003 蒸馏酒与配制酒卫生标准的分析方法[S]. 北京:中国标准出版社,2003.

67. 中华人民共和国卫生部,中国国家标准化管理委员会. GB/T 5009.7—2008. 食品中还原糖的测定[S]. 北京:中国标准出版社,2008.

68. 中华人民共和国卫生部. GB 2757—2012. 食品安全国家标准 蒸馏酒及其配制酒[S]. 北京:中国标准出版社. 2012.

69. 中华人民共和国卫生部. GB 14880—2012. 食品安全国家标准 食品营养强化剂使用标准[S]. 北京:中国标准出版社,2013.

70. 中华人民共和国卫生部. GB 246—2013. 国家职业卫生标准[S]. 北京:中国标准出版社,2013.

71. 中华人民共和国卫生部. GB 2760—2011. 中华人民共和国食品安全国家标准:食品添加剂使用标准

［S］．北京：中国标准出版社，2011．

72. 中华人民共和国卫生部．GB 5009.3—2010．食品安全国家标准　食品中水分的测定［S］．北京：中国标准出版社，2010．

73. 中华人民共和国卫生部．GB 5009.4—2010．食品安全国家标准　食品中灰分的测定［S］．北京：中国标准出版社，2010．

74. 中华人民共和国卫生部．GB 5009.5—2010．食品安全国家标准　食品中蛋白质的测定［S］．北京：中国标准出版社，2010．

75. 中华人民共和国卫生部．GB 5413.21—2010．食品安全国家标准　婴幼儿食品和乳品中钙、铁、锌、钠、钾、镁、铜和锰的测定［S］．北京：中国标准出版社，2010．

76. 中华人民共和国卫生部．GB 5413.22—2210．食品安全国家标准婴幼儿食品和乳品中磷的测定［S］．北京：中国标准出版社，2010．

77. 中华人民共和国卫生部．GB/T 11742—89．居住区大气中硫化氢卫生检验标准方法　亚甲蓝分光光度法［S］．北京：中国标准出版社，1989．

78. 中华人民共和国卫生部．GB2760—2011．食品添加剂使用标准［S］．北京：中国标准出版社，2011．

79. 中华人民共和国卫生部．GBZ 37—2002．职业性慢性铅中毒诊断标准［S］．北京：人民卫生出版社，2002．

80. 中华人民共和国卫生部．GBZ/T 160.29—2004．工作场所空气有毒物质测定　无机含氮化合物［S］．北京：人民卫生出版社，2004．

81. 中华人民共和国卫生部．GBZ/T 160.33—2004．工作场所空气有毒物质的测定　第 33 部分：二氧化硫［S］．北京：人民卫生出版社，2004．

82. 中华人民共和国卫生部．GBZ/T 160.42—2007．工作场所空气有毒物质测定　芳香烃类化合物［S］．北京：人民卫生出版社，2007．

83. 中华人民共和国卫生部．GBZ/T 160.78—2004．工作场所空气有毒物质测定　有机氮农药［S］．北京：人民卫生出版社，2004．

84. 中华人民共和国卫生部．GBZ/T 192.1—2007．工作场所空气中粉尘测定．北京：人民卫生出版社［S］．2008．

85. 中华人民共和国卫生部．GBZ/T 210—2008．职业卫生标准制定指南［S］．北京：人民卫生出版社，2008．

86. 中华人民共和国卫生部．WS/T 18—1996．中华人民共和国卫生行业标准：尿中铅的石墨炉原子吸收光谱测定方法［S］．北京：中国标准出版社，1996．

87. 中华人民共和国卫生部．WS/T 30—1996．尿中氟的离子选择电极测定方法［S］．北京：中国标准出版社，1996．

88. 中华人民共和国卫生部．WS/T 53—1996．尿中马尿酸、甲基马尿酸的高效液相色谱测定方法［S］．北京：中国标准出版社，1996．

89. 中华人民共和国卫生部．WS/T 97—1996．尿中肌酐分光光度测定方法［S］．北京：中国标准出版社，1997．

90. 中华人民共和国卫生部．保健食品检验与评价技术规范［S］．卫生部卫生法制与监督司编印，2003．

91. 中华人民共和国卫生部．化妆品卫生规范［S］．北京：中华人民共和国卫生部，2007．

92. 中华人民共和国卫生和计划生育委员会、中华人民共和国农业部．GB 2763—2014．食品安全国家标准-食品中农药最大残留限量［S］．北京：中国标准出版社，2014．

93. 中华人民共和国卫生行业标准．WS/T 67—1996．全血胆碱酯酶活性的分光光度测定方法硫代乙酰胆碱-联硫代双硝基苯甲酸法［S］．北京：中国标准出版社，1996．

94. 中华人民共和国住房和城乡建设部、中华人民共和国国家质量监督检验检疫总局. GB 50325—2010. 民用建筑工程室内环境污染控制规范[S]. 北京:中国计划出版社,2010.

95. 邹晓莉,曾红燕,黎源倩,等. 高效液相色谱法同时测定血清中 V_A、V_{D3}、V_E 和 β-胡萝卜素[J]. 四川大学学报:医学版,2007,38(5):879-881.

96. Koichi Inoue,Migaku Kawaguchi,Yukari Funakoshi,et al. Size-exclusion flow extraction of bisphenol A in human urine for liquid chromatography-mass spectrometry[J]. Journal of Chromatography B,2003,798:17-23.